体外生命支持
经典病例诊治与精析

叶金林　张伟文◎主编

Diagnosis, Treatment and Analysis of
Classic Cases of Extracorporeal Life Support

ZHEJIANG UNIVERSITY PRESS
浙江大学出版社
·杭州·

图书在版编目（CIP）数据

体外生命支持经典病例诊治与精析 / 叶金林，张伟
文主编 . -- 杭州 : 浙江大学出版社，2025. 6. -- ISBN
978-7-308-26220-0

Ⅰ . R654.1

中国国家版本馆 CIP 数据核字第 2025GT9887 号

体外生命支持经典病例诊治与精析

叶金林　张伟文　主编

责任编辑	金　蕾	
责任校对	蔡晓欢	
封面设计	雷建军	
出版发行	浙江大学出版社	
	（杭州市天目山路148号　邮政编码310007）	
	（https://www.zjupress.com）	
排　　版	杭州晨特广告有限公司	
印　　刷	浙江省邮电印刷股份有限公司	
开　　本	787mm×1092mm　1/16	
印　　张	17	
字　　数	306千	
版　印　次	2025年6月第1版　2025年6月第1次印刷	
书　　号	ISBN 978-7-308-26220-0	
定　　价	169.00元	

《体外生命支持经典病例诊治与精析》
编委会

主　编：叶金林　张伟文

副主编：方红龙　刘松桥　罗　建　呼邦传

顾　问：孙仁华

主　审：方红龙　罗　建

编　委（按姓氏笔画排序）：

王　希（浙江中医药大学附属第一医院）

王丹琼（衢州市人民医院）

王倩倩（嘉兴市第一医院）

王舜尧（衢州市人民医院）

方红龙（衢州市人民医院）

邓鸿胜（金华市中心医院）

叶　森（浙江省人民医院）

叶　瑞（西湖大学医学院附属杭州市第一人民医院）

叶金林（衢州市人民医院）

田　昕（丽水市中心医院）

冯兴林（衢州市人民医院）

吕　良（衢州市人民医院）

吕晓春（浙江医院）

朱　英（西湖大学医学院附属杭州市第一人民医院）

朱冰楠（湖州市第一人民医院）

朱建刚（嘉兴市第一医院）

朱建华（宁波大学附属第一医院）

刘松桥（东南大学附属中大医院）

刘炳炜（西湖大学医学院附属杭州市第一人民医院）

刘景全（浙江省人民医院）

江荣林（浙江中医药大学附属第一医院）

许秀娟（浙江省立同德医院）

许强宏（浙江医院）

孙　勇（浙江中医药大学）

孙仁华（浙江省人民医院）

李　彤（浙江大学医学院附属第一医院）

i

李　珉(浙江大学医学院附属第四医院)

李　卿(东南大学附属中大医院)

李成恩(浙江中医药大学附属第一医院)

杨江江(湖州市中心医院)

吴　阳(衢州市人民医院)

吴　梦(衢州市人民医院)

吴　锋(浙江省医疗健康集团衢州医院)

吴建华(温州市中心医院)

吴湘军(浙江省医疗健康集团衢州医院)

吴霞云(衢州市人民医院)

邱方方(浙江大学医学院附属第四医院)

汪叶松(浙江大学医学院附属第二医院)

汪永斌(湖州市中心医院)

汪凯昱(衢州市人民医院)

汪晓波(温州市中心医院)

沈　鹏(嘉兴市第一医院)

宋　佳(浙江医院)

张　涛(丽水市中心医院)

张伟文(衢州市人民医院)

张根生(浙江大学医学院附属第二医院)

陈　可(金华市中心医院)

陈　琨(金华市中心医院)

陈福进(温州市中心医院)

陈碧新(宁波市第二医院)

范钊坤(浙江中医药大学附属第一医院)

范雨诗(浙江大学医学院附属第二医院)

范　震(宁波大学附属第一医院)

呼邦传(浙江省人民医院)

罗　建(衢州市人民医院)

周　勐(衢州市人民医院)

孟建标(浙江省立同德医院)

赵俊杰(浙江中医药大学)

胡　炜(西湖大学医学院附属杭州市第一人民医院)

胡马洪(浙江省立同德医院)

胡伟航(浙江医院)

胡建华(衢州市人民医院)

茹晓宇(浙江大学医学院附属第一医院)

洪　军(浙江省人民医院)

钱玲珠(浙江省台州医院)

徐　畅(宁波市第二医院)

徐之鹏(浙江大学医学院附属第一医院)

徐俊龙(丽水市人民医院)

徐颖鹤(浙江省台州医院)

郭兰骐(东南大学附属中大医院)

唐坎凯(湖州市第一人民医院)

姬晓伟(湖州市中心医院)

龚仕金(浙江医院)

章　贤(丽水市人民医院)

屠越兴(浙江省立同德医院)

蒋永泼(浙江省台州医院)

曾小康(西湖大学医学院附属杭州市第一人民医院)

谢　波(湖州市中心医院)

楼天正(丽水市人民医院)

雷　澍(浙江中医药大学附属第一医院)

蔡　斌(衢州市人民医院)

序 一

体外膜氧合（extracorporeal membrane oxygenation，ECMO）是体外生命支持的关键技术之一，自1972年被成功应用于临床以来，已经成为临床呼吸循环衰竭的重要的支持治疗手段。尤其是近20年来，ECMO已经在心肺功能衰竭的重症患者治疗中起到了关键器官功能支持的作用，其在临床上的应用越来越广泛。

在世界范围内，体外生命支持技术的理论和实践取得了迅猛的进展。在全国同道的不懈努力下，我国体外生命支持技术的临床实践也在快速发展。2023年，全国ECMO支持病例数达18486例。越来越多的医院成立ECMO中心，组建了ECMO专业团队。其在重症患者救治中的作用和地位无可替代。这种快速发展对ECMO专业医务人员提出更高的要求，面对不同的病因、不同的病理生理机制、不同的模式、不同阶段的患者管理，需要不断提高理论水平，优化理念，保持专业知识的先进性，在实践中指导医生的ECMO的临床救治工作。基于这样的目的，本书作者组织编撰了《体外生命支持经典病例诊治与精析》，以优化ECMO患者的临床诊治。

本书的作者团队包含了ECMO领域的知名专家，也包含了近年来在ECMO领域崭露头角的中青年专家，他们常年在临床第一线从事ECMO患者的救治工作。本书的作者根据其丰富的临床工作经验，并阅读了大量的文献，从基础理论到临床应用，进行系统性讲解，突出知识的更新，重视临床的实际需要，强调理论与实践的相互结合，针对ECMO救治工作中的重点、难点、疑点，进行了简明实用的阐述。

全书编排新颖，各章节独立又相互关联，由ECMO的典型病例引出，再对疾病的最新临床进展进行概述。其中，病例部分的内容翔实，突出决策性的临床思维与分析、ECMO管理中的主要问题与应对、随访及转归；临床概述的部分包括该类疾病的流行病学、发病机制、ECMO指征、ECMO管理、ECMO撤机等部分。对于参加ECMO临床救治工作的临床医生来说，本书是集理论系统性与实用性一身的参考书，对相关专业的医务工作者了解ECMO也有所帮助。

是为序。

东南大学副校长
国家重症医学科医疗质量控制中心主任
2025年2月

序 二

  在现代医学的变革中，体外生命支持技术的迅速发展为重症医学领域带来了巨大的变革与希望。体外生命支持（extracorporeal life support，ECLS）技术，作为一种有效的救治手段，已广泛应用于重症患者的治疗中，尤其是那些遭遇急性呼吸或循环衰竭的病例。这些技术的应用不仅提高了患者的生存率，也为更复杂的临床病例提供了新的治疗选择。本书的目的在于深入探讨这一领域的经典病例，分享临床经验，以促进对该技术的理解与应用。

  本书汇集了来自多家医疗机构的经典案例，涵盖了不同类型的体外生命支持技术，包括体外膜氧合（ECMO）、体外心肺复苏（ECPR）等。每一个案例都经过精心挑选，详细记录了患者的基本情况、病情发展、体外生命支持的实施过程、管理及监测策略，以及最终的治疗效果与随访情况。这些案例不仅展示了体外生命支持技术的临床应用，还帮助医务人员深入理解针对不同病例的处理思路和决策依据。

  本书不仅关注成功的治疗案例，也对一些具有挑战性与复杂性的病例进行了深入分析，探讨在临床实践中可能遇到的各种困难与应对策略。这种案例的多元化展示，有助于提升读者的临床思维能力，促进对体外生命支持技术相关知识的全面掌握。

  此外，本书的撰稿团队由多位在重症医学和体外生命支持领域具有丰富经验的专家组成，他们的临床实践和研究心得为本书增添了深厚的专业内涵。希望读者通过他们的经验分享，能在实际的工作中获得启发，以更好地应对复杂的临床挑战。

  在这个信息日新月异的时代，体外生命支持技术正不断发展进步。希望本书成为读者在这一领域的有力助手，有助于推动临床实践和科研探索的进一步发展。感谢所有参与本书编写和案例分享的专家及医务工作者，愿我们共同努力，为更多的重症患者带来希望。

2025 年 3 月

目　录

第一部分　总　论

第二部分　VA-ECMO

第1章
体外生命支持系统

体外生命支持(extracorporeal life support,ECLS)是指人体器官系统衰竭时,应用体外膜氧合(ECMO)替代衰竭的肺和/或心功能的治疗。现代的ECLS设备发展始于John Gibbon发明的心肺转流术(cardiopulmonary bypass,CPB)装置。1953年,CPB首次被成功应用于一名有心脏房间隔缺损的18岁患者的心脏修复术中。此后不久,C. Walton Lillehei和Richard DeWall发明了鼓泡式氧合器。然而,这些早期的鼓泡式氧合器会导致严重的溶血,从而限制了其长时间用于气体交换治疗。1957年,可以进行有效气体交换的一种橡胶材料——硅胶的出现,导致"膜氧合器"的产生,此即为"体外膜氧合"(ECMO)。后来,人们认识到,应用ECMO时需要持续予以抗凝,使得长时间ECMO进行ECLS成为可能。

Hill等首次在ICU应用ECMO成功治疗一例24岁创伤后ARDS的患者。然而,现代ECMO是由Robert Bartlett医生率先在新生儿ICU用来治疗心肺衰竭患儿,并于1985年首先发表ECMO与标准治疗的随机对照研究。20世纪末期,在H1N1流感流行其间普遍应用ECMO,因为此时已有许多的ARDS患者应用ECMO治疗获得成功。从那时起,ECMO已经在全球范围内被广泛应用。

广义的体外生命支持手段有主动脉球囊反搏(intra-aortic balloon pump,IABP)、体外膜氧合器、经皮心室辅助装置(percutaneous ventricular assist device,pVAD)、全心人工心脏(total artificial heart,TAH)等。本章主要对ECMO的技术原理、适应证、禁忌证、并发症及研究进展等作概述。

1.1 概 述

ECMO装置是一种短期呼吸替代兼有循环辅助功能的装置,具有双心室辅助的功能。ECMO装置包括肝素涂层的管道、体外的磁悬浮离心泵和模式氧合器及热处理装置。静脉-动脉体外膜氧合(VA-ECMO)的工作模式为流入管道经股静脉插入后送至右心房与腔静脉的入口处,静脉血液由离心泵驱动,经股静脉引出,流经氧合器进行气体交换后再经过温度调整,经动脉管道泵入腹主动脉,可额外增加心输出量达6L/min以上,有效替代患者的自体心泵,维持循环功能,减轻心脏负荷,提高冠脉灌注,改善心肌血供,主要被用于心源性休克等严重的心肺功能不全或心脏完全无做功的患者。静脉-静脉体外膜氧合(VV-ECMO)的工作模式为血液经腔静脉/右心房引出,经体外氧合后再被泵入股静脉,不能提供循环支持,适用于严重的呼吸衰竭和氧合障碍的患者(如急性呼吸窘迫综合征、肺栓塞等)。

1.2 工作原理

1.2.1 VA-ECMO的工作原理

静脉-动脉体外膜氧合(VA-ECMO)的工作原理是为心脏和肺部严重疾病或受损以至于无法再正常运作的患者提供心脏和呼吸支持。血液从静脉系统,如右心房或大静脉(如股静脉或颈内静脉)引出,低氧、高二氧化碳的静脉血随后被引入体外回路,进入膜氧合器。ECMO氧合膜的功能类似于肺部的肺泡,它向血液中添加氧气并去除二氧化碳,有效地为血液"充氧";然后将含氧血液返回给患者,泵入动脉系统。动脉端导管通常被放置在外周动脉(如股动脉或锁骨下动脉),对于正中开胸心脏手术的患者,则直接插入主动脉。

ECMO机器有提供动力的泵(将血液通过氧合器并返回患者的体内)。该泵可以根据患者的需要进行调整以提供不同程度的支持,并且每分钟可输送高达7L的血液,这可以替代患者全部的心输出量。因此,VA-ECMO可起到桥梁作用,维持患者的氧合和循环,直到患者的心脏和肺部恢复,或者桥接到进一步移植治疗或心室辅助装置治疗。

1.2.2 VV-ECMO的工作原理

静脉-静脉体外膜氧合(VV-ECMO)是一种主要用于为严重的急性呼吸衰竭患者提供呼吸支持的方式。静脉引血端由腔静脉引流血液(经股静脉或右侧颈内静脉插管),血液经膜肺进行气体交换后再泵回静脉系统(经股静脉或颈内静脉插管);也可用一根双腔插管插入颈内静脉实现。

VV-ECMO通过确保血液充分氧合和二氧化碳清除来支持患者的肺功能,从而使肺部得到休息和恢复。VV-ECMO的流速可以根据患者的体型和临床状态进行调节,最高可调节到7L/min,以提供全部或部分支持患者的呼吸需求。

1.3 适应证及禁忌证

1.3.1 VA-ECMO的适应证及禁忌证

1.3.1.1 适应证

VA-ECMO的适应证包括对常规的药物及手段治疗(正性肌力支持和主动脉内球囊反搏使用)无效的严重的心源性休克、心脏骤停并持续进行心肺复苏且不能立即恢复自主循环的患者。其他的适应证包括心脏手术后不能脱离体外循环、重症心肌炎伴严重心功能不全、心脏移植或心室辅助装置(VAD)放置的桥接治疗,以及高危经皮冠状动脉介入治疗或电生理操作其间的辅助支持治疗。

1.3.1.2　禁忌证

VA-ECMO 的禁忌证包括绝对禁忌证和相对禁忌证。绝对禁忌证包括不可逆的脑损伤、终末恶性肿瘤以及预计无法恢复的严重的多器官衰竭。相对禁忌证包括高龄、可能引起严重的插管并发症的严重的外周动脉疾病、慢性器官功能障碍和 ECMO 启动前心脏骤停的时间过长,这些患者需要仔细评估风险与收益比。

1.3.2　VV-ECMO 的适应证及禁忌证

1.3.2.1　适应证

VV-ECMO 的适应证包括可逆且对常规的治疗效果不佳的严重的呼吸衰竭和肺移植的桥接治疗。体外生命支持组织指南明确了需要 VV-ECMO 支持的疾病,包括重度急性呼吸窘迫综合征、允许保护性通气和促进瘘管愈合的严重的漏气综合征、严重的弥漫性肺泡出血和哮喘持续状态等。

1.3.2.2　禁忌证

VV-ECMO 的禁忌证包括绝对禁忌证和相对禁忌证。绝对禁忌证包括 ECMO 不会带来任何生存获益的情况,如患者拒绝体外生命支持、癌症晚期、致命的脑出血、脑疝、顽固性颅内压增高、肺实质不可逆的破坏且无法移植,以及存在肺移植的禁忌证。相对禁忌证包括高龄、免疫抑制、长期使用有创呼吸机、右心衰竭、血液系统恶性肿瘤、疾病的严重程度高(如 SAPS Ⅱ 评分≥60 分,SOFA 评分＞12 分)和"不选择进一步复苏"状态。

1.4　并发症

1.4.1　VA-ECMO 的并发症

VA-ECMO 的相关并发症多种多样,严重程度不一。以血管并发症最为常见,总体的发生率为 29.5%,其中,严重出血、肢体缺血和插管部位出血的发生率分别为 15.4%、12.6% 和 12.6%。放置远端的灌注管可以明显降低肢体缺血的发生。

VA-ECMO 患者往往容易并发感染,主要原因是 ECMO 管理的侵入性置入及留置的时间过长,感染并发症的出现会导致患者的 ICU 住院时间延长、住院费用增加及病死率增加等。研究报告称,15.2% 的患者在 ECMO 其间或移除 ECMO 后的前 48h 内发生血流感染,每 1000 次 ECMO 日发生 24.7 例血流感染。ECMO 电路亦有出现技术和机械问题的风险,需要及时关注,以避免严重的不良事件的发生。临床决策时,需要权衡上述风险与 VA-ECMO 的潜在获益,同时在并发症出现时主动管理并发症。

VA-ECMO 患者发生神经系统并发症的风险明显,主要表现为缺血性和出血性卒中等。ELSO 登记的回顾性分析表明,缺血性卒中的发生率随时间的增加而增加,而出血性卒中的发生率保持稳定。缺血性和出血性卒中均与 90 天死亡率增加有关。

急性肾损伤是 VA-ECMO 患者常见的并发症,往往需要肾脏替代治疗。最新的研究调查了 VA-ECMO 难治性心源性休克或心脏骤停急性心肌梗死患者的并发症,发现59.6% 的患者发生不良的临床事件,21.1%～37.2% 的患者需要新的肾脏替代治疗。溶血是由于血液通过ECMO回路的机械应力而发生的并发症。同时,血液与ECMO回路相互作用而引起的全身炎症反应可导致肺血管通透性增加和肺功能障碍。

1.4.2　VV-ECMO的并发症

　　VV-ECMO患者的常见并发症包括出血、血栓形成、感染和神经损伤。出血并发症是最常见的并发症之一,部分患者发生严重的出血事件。主要原因是患者需要抗凝来防止ECMO回路中的血栓形成。插管相关静脉血栓形成的发生率也值得注意,一些研究报告称,在ECMO后进行系统筛查时,血栓形成率高达60%。

　　感染是另一种常见的并发症,尤其是血流感染。在接受VV-ECMO治疗的患者中,血流感染的发生率可高达15.2%。另一项研究报告的血流感染率为每1000天24.7例。神经系统并发症,包括缺血性卒中和出血性卒中。在一项观察性的研究中,大约7.5%的VV-ECMO患者有颅内出血。需要注意的是,这些并发症的发生率可能受到患者的因素、ECMO的持续时间和机构规程的影响。监测和管理策略对于降低并发症的风险和影响至关重要。

1.5　研究进展

1.5.1　VA-ECMO

1.5.1.1　心源性休克

　　VA-ECMO在心源性休克患者中的应用是重症领域研究的热点课题。目前的证据表明,与早期的保守策略相比,在血流动力学状态恶化的情况下可使用VA-ECMO支持,具有改善临床结局的效应。一项荟萃分析发现,在出现急性心肌梗死相关性心源性休克的患者中,早期使用VA-ECMO可显著降低30天的死亡率。然而,在VA-ECMO治疗其间,大出血和外周缺血性血管并发症的发生率更高。

　　针对脓毒症诱发的心源性休克,一项回顾性、多中心、国际队列的研究发现,与未接受 ECMO的对照组相比,接受VA-ECMO治疗的患者的生存率显著提高。然而,作者指出尽管进行了仔细的倾向匹配分析,但他们不能排除未测量的混杂因素,这些也会对临床研究的结果产生一定的影响。

　　目前,正在进行的EURO-SHOCK(NCT03813134)和ECLS-SHOCK(NCT03637205)的临床多中心研究,旨在评估VA-ECMO在心源性休克中的疗效,期待研究结果的预期发布。总之,虽然VA-ECMO可以为心源性休克患者提供关键的支持,但其对死亡率的影响及其实施的最佳时机仍然有待进一步的研究。在临床决策的过程中,对于VA-ECMO在心源性休克中的应用,应仔细考虑益处和风险的平衡,包括潜在的并发症,如大出血和外周缺血性血管并发症。

1.5.1.2　心脏骤停

　　心脏骤停并接受VA-ECMO治疗的患者的生存率和结局各不相同。Vakil等的研究显示,心脏骤停的体外心肺复苏患者的生存率为20%,非心脏骤停的VA-ECMO患者的出院生存率为 46%。Ottolina 等报道,接受 VA-ECMO 治疗的难治性心脏骤停组的 28 天总生存率为 6.1%。Alexy 等发现,在难治性室性心动过速/心室颤动院外心脏骤停后实施 ECPR 的患者中,1 年和 4 年的存活率分别为 79.6% 和 72.2%。Elmelliti 等报道,有 20.8% 的 ECPR 患者存活至出院,其中,初始可进行电击节律和心脏骤停后有针对性的体温管理是重要的预后因素。

这些研究强调,虽然 VA-ECMO 可以成为难治性心脏骤停患者的挽救疗法,为该类患者提供生存获益,但生存率的差异较大。初始心律、心肺复苏(CPR)的质量和持续时间以及 ECMO 的启动时间等因素是预后的重要的决定因素。同样需要注意的是,在管理这些复杂的病例方面具有更多经验的中心的存活率通常更高。

1.5.1.3　心脏移植

VA-ECMO 是管理终末期心脏病患者的宝贵工具,是心脏移植的桥梁。其被用于失代偿性心力衰竭或心源性休克且对常规的药物治疗无反应的患者,如正性肌力支持和主动脉内球囊泵反搏支持。目前,关于使用 VA-ECMO 作为心脏疾病患者决策或进一步治疗的桥梁的研究,尚有待深入研究。然而,在临床的实践中,普遍认为 VA-ECMO 可以作为决策的桥梁,为全面评估患者的病情和潜在的康复提供时间,或作为确定性治疗的桥梁,如心室辅助装置(VAD)植入或心脏移植。

在这种情况下,VA-ECMO 的作用是稳定血流动力学和维持终末器官的功能,同时等待合适的供体心脏。这种策略可以通过在手术前保持足够的灌注来改善移植的结果。启动 VA-ECMO 的决定应由在高级心力衰竭和机械循环支持方面经验丰富的多学科团队合作做出,并应考虑患者的整体状况、接受移植的可能性和恢复的可能性。

使用 VA-ECMO 作为决策或治疗的桥梁较为复杂,需要仔细考虑风险和益处,以及患者的护理目标和预后。必须全面定制这类患者的管理方案,包括如无法恢复或患者不适合进一步移植治疗时,其详细的脱机和停止 ECMO 支持的标准尤为重要。

1.5.2　VV-ECMO

1.5.2.1　呼吸衰竭

目前,关于使用 VV-ECMO 治疗呼吸衰竭的研究一直在扩大。国际心肺移植学会(International Society for Heart and Lung Transplantation)和美国心力衰竭学会(Heart Failure Society of America)提供了指南,指出 VV-ECMO 应考虑用于急性呼吸衰竭的患者,当患者出现严重的急性呼吸衰竭且不适合其他形式的支持,并且仅当该病症被认为是可逆的或者作为合适的人选肺移植的桥梁时,可选择 VV-ECMO 支持。

在 COVID-19 流行其间,VV-ECMO 可以降低 COVID-19 相关呼吸衰竭特定成人的死亡率,尤其是在 65 岁以下和患有严重的低氧血症的人群中的优势明显。拯救脓毒症运动建议,在优化通气和其他的挽救疗法后,对机械通气的 COVID-19 和难治性低氧血症成人患者使用 VV-ECMO。

需要注意的是,VV-ECMO 是一种资源密集型技术,由于其复杂性和对专业中心的需求,应慎重选择有需要的呼吸衰竭的患者。当前的共识是,呼吸衰竭发作后,越早入院治疗,结局更好,严重的低氧性呼吸衰竭患者可以尽早开始 VV-ECMO 的支持。研究将继续侧重于确定最佳的患者的选择标准、启动时间、ECMO支持其间的管理策略和脱机方案。需要进一步的研究来更好地了解接受VV-ECMO治疗的患者的长期结局,并改进ECMO在呼吸衰竭中的应用。

1.5.2.2 急性呼吸窘迫综合征

目前,关于VV-ECMO在急性呼吸窘迫综合征(ARDS)患者中的应用的研究在不断发展,特别是在优化患者预后和最佳的管理实践方面取得了一定的进展。ARDS患者在常规的疗法(包括肺保护性通气和俯卧位等辅助治疗)未能充分支持气体交换时,应考虑使用VV-ECMO。最近的荟萃分析表明,VV-ECMO应用可以降低ARDS患者的长期死亡率。EOLIA试验是一项重要的随机对照试验,与常规的治疗相比,VV-ECMO的60天死亡率尽管没有统计学的意义,但在ECMO组中有获益的趋势。

美国胸科学会更新的临床实践指南建议,VV-ECMO可用于特定的重度ARDS患者,但证据的质量低。该建议强调了个体化评估的重要性,同时需要进一步研究,以便更好地确定可能的从ECMO支持中受益的患者群体。在技术和临床管理方面,正在研究ECMO其间机械通气的优化、抗凝策略、气管切开术的时机和ECMO的撤机。

1.5.2.3 肺移植

目前,关于在肺移植中使用VV-ECMO的研究表明,在肺移植手术中ECMO的应用优于体外循环(CPB)的循环支持方法。最近的队列研究一致表明,与VV-ECMO相比,CPB肺移植导致的结局较差,这表明除特定的适应证外,应首选ECMO。研究表明,术中使用 ECMO可以减少血液制品的输注需求、缩短呼吸机的支持时间和住院时间。此外,术前ECMO支持已被用作危重患者肺移植的桥梁,并取得了良好的效果。

一项评估ECMO作为肺移植桥梁的系统评价发现,虽然大多数等待移植的ECMO患者也接受了有创机械通气,但ECMO支持可以提供可接受的1年生存期。然而,ECMO作为有创机械通气的替代方法是否是一种更好的桥接策略,仍未有结论。一项单中心研究发现,与术后立即脱机相比,肺移植后VV-ECMO延迟脱机与更短的住院时间和更低的并发症发生率相关。

对ECMO桥接肺移植患者的实践模式显示,尽管对年龄越来越大、病情越来越重的患者进行了插管,但移植后的生存率仍在持续改善。这表明ECMO是将危重患者桥接到肺移植的可行选择,随着时间的推移,预后会有所改善。

总之,目前的研究支持将VV-ECMO用作肺移植其间的术中支持和终末期肺病患者移植的桥梁。虽然缺乏随机对照试验,但证据支持常规使用ECMO支持,它可以改善结局和减少并发症。然而,需要进一步的研究来优化患者的选择和管理策略。

1.6　对ICU患者预后的影响

1.6.1　VA-ECMO

Vakil等的研究显示,心源性休克接受VA-ECMO治疗的患者的存活率为46%。Wilson-Smith等研究了难治性心源性休克患者接受VA-ECMO治疗后1年、2年、3年和

5 年的总生存率,分别为 36.7%、34.8%、33.8% 和 29.9%。

Ottolina 等报道,接受 VA-ECMO 治疗的难治性心脏骤停患者的 28 天总生存率为 6.1%,难治性心脏骤停、自主循环恢复后心源性休克和无心脏骤停的心源性休克患者的生存率具有显著的差异。Ouweneel 等发现,在心脏骤停中,与未使用 ECLS 的患者相比,使用 ECLS 的患者的 30 天生存率提高 13%。

使用 VA-ECMO 接受心脏移植的患者的生存率和结果各不相同,移植后的早期死亡率为 18.7%～33.3%,1 年生存率为 44.6%～72.0%。

1.6.2　VV-ECMO

使用 VV-ECMO 的患者的生存率和结局,因患者的群体和基础疾病的不同,具有较大的差异。研究显示,对于有严重的呼吸衰竭的成年癌症患者,VV-ECMO 术后 60 天的总生存率为 26.8%。在一项单中心研究中,接受 VV-ECMO 治疗的患者的 5 年生存率为 36%。另一项针对 VV-ECMO 支持的 ARDS 患者的研究显示,幸存者的 6 个月和 12 个月的生存率分别为 89% 和 85%,9.7 年后的长期生存率为 68.5%。对于接受早期 VV-ECMO 治疗的 COVID-19 的 ARDS 患者,研究期结束时的生存率为 56%。在严重创伤的情况下,需要 ECMO 的患者的合并生存率为 65.9%。

1.7　挑战和局限性

1.7.1　VA-ECMO

研究显示,并非所有的心源性休克或心脏骤停患者都能从 VA-ECMO 中获益。因此,VA-ECMO 面临的主要挑战之一是患者的选择。影响是否启动 VA-ECMO 的因素包括基础疾病的可逆性、是否存在合并症以及终末器官的恢复状态,全面且短时间内快速评估患者存在一定的困难。同时,启动时机是另一个关键因素,需要临床一线医师快速评估和综合判断,在尽早开始和晚期开始 VA-ECMO 中存在微妙的关系,很难掌握理想的时机,导致临床决策困难。

VA-ECMO 患者在置管和管理过程中可能会发生出血、血栓形成、感染和肢体缺血等并发症,严重时可致命,需要仔细监测和管理。此外,逆行主动脉血流使得左心室后负荷增加,可导致左心室扩张和肺水肿出现,需要左心室卸负荷治疗。VA-ECMO 撤机也充满挑战,需要全面评估患者的情况、可能导致血流动力学的变化及对脏器功能的影响。

另外,在涉及生命终结的决定时,以及在原发病没有恢复的情况下需要 ECMO 延长生命时,伦理考量是非常最重要的。这种情况下,与患者和家属共同决策至关重要。尽管存在诸多的挑战,VA-ECMO 仍然是心源性休克患者挽救生命的重要的干预措施,每个医学中心的经验和科学研究将有助于推动对 VA-ECMO 更加深入的认识,并形成最佳的实践。

1.7.2　VV-ECMO

目前,国内外的相关学会组织并未发布与VV-ECMO挑战和局限性有直接相关性的指南,但VV-ECMO在临床实践中的应用挑战和局限性是显而易见的,包括患者的选择、启动时机、抗凝管理和机械并发症等。首先,因为VV-ECMO治疗会带来重大的风险,选择合适的患者至关重要。确定可能从VV-ECMO支持中受益的患者,特别是那些可能有可逆性呼吸衰竭的患者,仍然具有挑战性。

ECMO的启动时机面临很大的挑战,过早启动ECMO可能会使患者面临不必要的风险,而过晚启动可能会由于器官功能障碍的进展而降低潜在的益处,在决策时既要考虑患者的病情因素,同时要综合考虑患者的经济因素。在抗凝治疗方面,需要平衡ECMO回路内的血栓形成风险和患者出血的风险。考虑到患者的异质性和缺乏标准化的抗凝方案,这种平衡好两者之间关系的要求具有挑战性。机械并发症,如回路血栓形成、氧合器故障和与插管相关的问题,均可导致不良的后果。此外,需要重点关注VV-ECMO严重的短期并发症,包括出血、血栓形成和溶血,以及相关的机体、功能和神经系统后遗症相关的长期并发症。

VV-ECMO其间最佳的呼吸机管理,以尽量减少呼吸机引起的肺损伤并促进肺康复,是另一个需要进一步研究和标准化的领域。VV-ECMO回路与患者的心肺系统之间的相互作用相对复杂,最佳的设备和呼吸机的设置仍有待进一步的研究。伦理和情感上的挑战也值得关注,特别是当ECMO作为桥梁作用或患者的原发疾病无法恢复时。在这些情况下,继续或撤销ECMO支持的决策都异常困难。

---·---

参考文献

ABRUZZO A, GORANTLA V, THOMAS S E. Venous thromboembolic events in the setting of extracorporeal membrane oxygenation support in adults: a systematic review. Thrombosis Research, 2022,212:58-71.

ALHAZZANI W, MØLLER M H, ARABI Y M, et al. Surviving sepsis campaign: guidelines on the management of critically ill adults with coronavirus disease 2019 (COVID-19). Intensive Care Medicine,2020,46(5):854-887.

BAUMGARTNER S, LUBNOW M, MALFERTHEINER M V, et al. Major bleeding and thromboembolic events in veno-venous extracorporeal membrane oxygenation-patients with isolated respiratory failure. American Society for Artificial Internal Organs,2022,68(12):1529-1535.

BERNHARDT A M, COPELAND H, DESWAL A, et al. The International Society for Heart and Lung Transplantation/Heart Failure Society of America Guideline on acute mechanical circulatory support.Journal of Cardiac Failure,2023,9(3):304-374.

BERNHARDT A M, SCHRAGE B, SCHROEDER I, et al.Extracorporeal membrane oxygenation. Deutsches Arzteblatt International,2022,119(13):235-244.

BLAKESLEE-CARTER J, SHAO C, LAGRONE R, et al.Vascular complications based on mode of extracorporeal membrane oxygenation.Journal of Vascular Surgery,2022,75(6):2037-2046.

BRÉCHOT N, HAJAGE D, KIMMOUN A, et al.Venoarterial extracorporeal membrane oxygenation to rescue sepsis-induced cardiogenic shock: a retrospective, multicentre, international cohort study.Lancet,2020,396(10250):545-552.

CHIARINI G, CHO S M, WHITMAN G, et al. Brain injury in extracorporeal membrane oxygenation: a multidisciplinary approach.Seminars in Neurology,2021,41(4):422-436.

CHO S M, CANNER J, CATUREGLI G, et al.Risk factors of ischemic and hemorrhagic strokes during venovenous extracorporeal membrane oxygenation: analysis of data from the extracorporeal life support organization registry.Critical Care Medicine,2021,49(1):91-101.

COMBES A, HAJAGE D, CAPELLIER G, et al.Extracorporeal membrane oxygenation for severe acute respiratory distress syndrome.The New England Journal of Medicine,2018,378(21):1965-1975.

DICKSTEIN K, COHEN-SOLAL A, FILIPPATOS G, et al.ESC guidelines for the diagnosis and treatment of acute and chronic heart failure 2008: the task force for the diagnosis and treatment of acute and chronic heart failure 2008 of the European Society of Cardiology. European Journal of Heart Failure,2008,10(10):933-989.

FREUND A, DESCH S, THIELE H.Intra-aortic balloon counterpulsation – does it work? Progress in Cardiovascular Diseases,2020,63(5):623-629.

FUX T, HOLM M, CORBASCIO M, et al.Venoarterial extracorporeal membrane oxygenation for postcardiotomy shock: risk factors for mortality.The Journal of Thoracic and Cardiovascular Surgery,2018,156(5):1894-1902.

HARNISCH L O, MOERER O.Contraindications to the initiation of veno-venous ECMO for severe acute respiratory failure in adults: a systematic review and practical approach based on the current literature.Membranes,2021,11(8):584.

HEIDENREICH P A, BOZKURT B, AGUILAR D, et al.2022 AHA/ACC/HFSA guideline for the management of heart failure: a report of the American college of cardiology/American heart association joint committee on clinical practice guidelines.Circulation,2022,145(18):e895-e1032.

HWANG J, KALRA A, SHOU B L, et al.Epidemiology of ischemic stroke and hemorrhagic stroke in venoarterial extracorporeal membrane oxygenation.Critical Care,2023,27(1):433.

JANNATI M, ATTAR A.Intra-aortic balloon pump postcardiac surgery: a literature review.Journal of Research in Medical Sciences: Official Journal of Isfahan University of Medical Sciences,2019,24:6.

JIA D, YANG I X, LING R R, et al. Vascular complications of extracorporeal membrane oxygenation: a systematic review and meta-regression analysis. Critical Care Medicine, 2020, 48(12): e1269-e1277.

LEE S Y, JEON K H, LEE H J, et al.Complications of veno-arterial extracorporeal membrane oxygenation for refractory cardiogenic shock or cardiac arrest.International Journal of Artificial Organs,2020,43(1):37-44.

LORUSSO R, BARILI F, MAURO M D, et al.In-hospital neurologic complications in adult patients undergoing venoarterial extracorporeal membrane oxygenation: results from the extracorporeal life support organization registry.Critical Care Medicine,2016,44(10):e964-e972.

LÜSEBRINK E, BINZENHÖFER L, KELLNAR A, et al.Venting during venoarterial extracorporeal membrane oxygenation clinical research in cardiology. Official Journal of the German Cardiac Society,2023,112(4):464-505.

LUYT C E, BRÉCHOT N, DEMONDION P, et al.Brain injury during venovenous extracorporeal membrane oxygenation.Intensive Care Medicine,2016,42(5):897-907.

NUNEZ J I, GOSLING A F, O'GARA B, et al.Bleeding and thrombotic events in adults supported with venovenous extracorporeal membrane oxygenation:an ELSO registry analysis.Intensive Care Medicine,2022,48(2):213-224.

OSTADAL P, ROKYTA R, KARASEK J, et al.Extracorporeal membrane oxygenation in the therapy of cardiogenic shock:results of the ECMO-CS randomized clinical trial.Circulation,2023,147(6):454-464.

PAPAIOANNOU T G, STEFANADIS C.Basic principles of the intraaortic balloon pump and mechanisms affecting its performance. American Society for Artificial Internal Organs,2005,51(3):296-300.

PARZY G, DAVIET F, PERSICO N, et al.Prevalence and risk factors for thrombotic complications following venovenous extracorporeal membrane oxygenation:a CT scan study.Critical Care Medicine,2020,48(2):192-199.

PEURA J L, COLVIN-ADAMS M, FRANCIS G S, et al.Recommendations for the use of mechanical circulatory support:device strategies and patient selection:a scientific statement from the American heart association.Circulation,2012,126(22):2648-2667.

RIHAL C S, NAIDU S S, GIVERTZ M M, et al. 2015SCAI/ACC/HFSA/STS clinical expert consensus statement on the use of percutaneous mechanical circulatory support devices in cardiovascular care.Catheterization and Cardiovascular Interventions:Official Journal of the Society for Cardiac Angiography & Interventions,2015,85(7):175-196.

ROUMY A, LIAUDET L, RUSCA M,et al.Pulmonary complications associated with veno-arterial extra-corporeal membrane oxygenation:a comprehensive review.Critical Care,2020,24(1):212.

SHAEFI S, BRENNER S K, GUPTA S, et al.Extracorporeal membrane oxygenation in patients with severe respiratory failure from COVID. Intensive Care Medicine,2021,47(2):208-221.

SIEMS C, VALENTINE R J, WANG Q, et al.Risk factors for lower extremity vascular complications in adult patients on veno-arterial extracorporeal membrane oxygenation.Journal of Vascular Surgery,2023,77(4):1174-1181.

SILVETTI S, RANUCCI M, PISTUDDI V, et al.Bloodstream infections during post-cardiotomy extracorporeal membrane oxygenation:incidence, risk factors, and outcomes. International Journal of Artificial Organs,2019,42(6):299-306.

SILVETTI S, RANUCCI M, PISTUDDI V, et al.Bloodstream infections during post-cardiotomy extracorporeal membrane oxygenation:incidence, risk factors, and outcomes. International Journal of Artificial Organs,2019,42(6):299-306.

TEDFORD R J, LEACCHE M, LORTS A, et al.Durable mechanical circulatory support:JACC scientific statement.Journal of the American College of Cardiology,2023,82(14):1464-1481.

TEIJEIRO-PARADIS R, GANNON W D, FAN E.Complications associated with venovenous extracorporeal membrane oxygenation-what can go wrong? Critical Care Medicine, 2022,50(12):1809-1818.

URNER M, BARNETT A G, BASSI G L, et al. Venovenous extracorporeal membrane oxygenation in patients with acute COVID-19 associated respiratory failure: comparative effectiveness study. BMJ, 2022, 377: e068723.

ZEYMER U, FREUND A, HOCHADEL M, et al. Venoarterial extracorporeal membrane oxygenation in patients with infarct-related cardiogenic shock: an individual patient data meta-analysis of randomised trials. Lancet, 2023, 402(10410): 1338-1346.

（刘景全　孙仁华）

第2章
VA-ECMO的概述

静脉-动脉体外膜氧合(VA-ECMO)是一项广泛应用于危重患者,以提供循环和呼吸支持的体外生命支持技术。

● **VA-ECMO的安全性**

VA-ECMO的安全性是该技术广泛应用的前提,尤其是考虑到其高度侵入性。临床实践中,密切监测并发症的发生是至关重要的,这包括出血、感染和血栓等,而采取积极的监测和预防措施能够显著降低这些并发症的风险。VA-ECMO的成功实施依赖于插管的准确性和操作者的高超技术。操作人员必须具备精湛的技术水平,以降低插管过程中的并发症,确保患者的安全性。在VA-ECMO支持其间,建立完备的监测体系是确保安全性的关键。

● **血流动力学的特点**

VA-ECMO通过在体外将引流出的静脉血经过人工膜氧合后重新灌注到主动脉系统,实现对血液循环的全面支持。因此,其对血流动力学的影响较大。VA-ECMO的血流呈非搏动性。心输出量随体外流量的增加而减少,使全身的血流由搏动转为持续流动。随着动脉血流的增加,左心室的后负荷明显增加。这一特点可能对心肌恢复产生影响,因此需要仔细监测和调整。高氧合血液直接进入脑部,可能引起再灌注损伤。因此,对脑血流的管理至关重要,以平衡充分灌注和避免再灌注损伤。

● **病理生理学**

VA-ECMO的病理生理学效应直接影响其在危重患者中的应用和患者的康复。作为心脏支持装置,VA-ECMO通过提供足够的氧合量和血流量来支持患者在心脏功能受损时维持足够的循环。VA-ECMO通过氧合器实现对氧合和二氧化碳清除的精准控制。这对于维持患者的气体交换功能至关重要,特别是在心源性休克合并急性呼吸衰竭等情况下。通过增加氧含量和血流量,VA-ECMO显著提高了全身的氧输送量。这在处理循环衰竭合并严重缺氧的病例中起到至关重要的作用,例如在心肌梗死后心源性休克合并肺水肿、脓毒症心肌病心源性休克合并急性呼吸窘迫综合征(ARDS)等情况下。

● **循环和呼吸辅助**

VA-ECMO的应用范围不仅涵盖了循环系统的支持,还在处理肺功能不全的情况下展现出独特的优势。VA-ECMO通过提供持续的全身血流,对于处理心源性休克、心脏骤停、急性心肌梗死后心源性休克等病例,提供了迅速且有效的循环支持。这对于患者在等待心脏移植或心脏功能逐渐恢复时至关重要。在处理急性呼吸衰竭或 ARDS 等情况下,VA-ECMO 通过提供额外的氧合和二氧化碳清除,发挥肺循环辅助的作用。这有助于减轻肺部的负担,促进肺功能的康复。

2.1　VA-ECMO 的适应证和禁忌证

2.1.1　VA-ECMO 的适应证

ECMO 由于其自身的特点,近几年被广泛用于因各种原因导致的急性循环衰竭患者的抢救性治疗,并积极促进器官移植和人工器官的发展。ECMO 进行循环辅助时的特点(与主动脉内球囊反搏和心室辅助装置相比):适用于所有年龄段的患者,包括新生儿、儿童和成人;在提供双心室辅助的同时又可以进行呼吸辅助,可用于急性心肺功能同时衰竭的患者;操作简便快捷,无须开胸、外周血管插管,可在 ICU 床旁局部麻醉下完成操作,安装和撤离简单,所需的时间短,更适合在急诊的情况下使用;费用相对低廉。这些特点,使得 ECMO 运用广泛,特别在心源性休克的抢救中,其可以快速辅助急性心力衰竭的患者,使患者有机会进一步治疗。其适应证如下。

(1)心脏术后心源性休克(postcardiotomy cardiogenic shock,PCCS)。据统计,约有 0.5%~1.2% 的心脏手术患者会出现术后不能脱离体外循环机,或脱机后在 ICU 中出现药物和 IABP 辅助治疗仍然无效的低心排现象。此时,患者需要进一步的机械循环辅助治疗。当这部分患者同时合并肺部疾病时,辅助手段首选 VA-ECMO。有报告对术后心脏功能衰竭接受 VA-ECMO 辅助并成功撤机而存活的患者和接受 VA-ECMO 辅助过渡为心室辅助装置或心脏移植后存活的患者做术后 5 年的随访,发现两种治疗途径的生存率基本相同。

(2)对于急性心肌梗死并发心源性休克,尽管早期的血运重建策略被广泛使用,但 6%~10% 的急性冠脉综合征患者会进展为心源性休克(cardiogenic shock,CS)。这占所有 CS 病例的 60%~80%。当心肌梗死向心外膜下扩展时,心肌缺血和坏死可能会在损伤后继续。这会导致心功能进一步下降,充盈压升高,健康残存的心肌耗氧过多。这些因素,再加上冠状动脉灌注压的降低,导致恶性循环,直到 50% 的左心室功能丧失,继而发生 CS。在这种情况下,早期启动 VA-ECMO 可以减少心脏做功、心肌的耗氧量并改善冠脉的血流量。因此,VA-ECMO 可以限制梗死的范围,使冬眠的心肌有时间恢复。

使用血管活性药物和 IABP 等传统的治疗方法,心肌梗死后 CS 患者的住院死亡率接近 70%~80%。一些非随机试验已经证明,VA-ECMO 支持在这一人群中有明显的益处。心肌梗死后 CS 患者早期应用 VA-ECMO 有望进一步改善临床的结果。

(3)急性暴发性心肌炎致心源性休克。急性暴发性心肌炎是一种相对少见但严重的疾病,其特征是心肌有突然而严重的炎症。虽然确切的发病机制通常还不清楚,但心肌细胞的水肿和坏死是在各种感染性和非感染性触发因素的作用下发展起来的。随之而来的低血压可能会在 2 天至 2 周内发展成顽固性心源性休克。由于严重的血流动力学不稳定和双心室衰竭,增加血管活性药物的剂量和 IABP 往往不足以维持足够的器官灌注量。

在这些患者的管理中，VA-ECMO是一个宝贵的设备。它可以通过提供迅速有效的循环支持来限制正在进行的心肌损伤，直到炎症风暴平息。尽管VA-ECMO可能是通往持久的左心室辅助装置或心脏移植的桥梁，但暴发性心肌炎患者通常在7～10天内的心脏完全恢复。除巨细胞心肌炎外，疾病复发并不常见，药物治疗有效。

（4）急性肺栓塞/右心室衰竭。急性肺栓塞（pulmonary embolism，PE）的住院率持续上升，它仍然是美国心血管死亡的主要原因之一。需要机械通气的患者的死亡率达到80%，入院后24h内需要心肺复苏的患者的死亡率为77%，晕厥患者的死亡率为37%。一旦确诊，立即进行风险分层至关重要。高危PE的特征是：①持续全身低血压（收缩压＜90mmHg至少15min，或需要正性肌力支持，但没有其他可识别的潜在原因，如心律失常、脓毒症或低血容量）；②有休克的临床证据；③无脉搏或严重的心动过缓（心率＜40次/分）。30%～50%的肺血管受阻，再加上活化血小板释放的血栓素A2和5-羟色胺引起的血管收缩，导致肺血管的阻力急剧增加。由于在急性发作时右心室（RV）很少能产生＞40mmHg的肺动脉压，每搏量减少，心室扩张，最终导致RV衰竭。冠脉低灌注和心肌缺血导致右心室功能进一步下降。这些变化至关重要，因为短期的死亡率主要是由RV衰竭造成的。由于通气-灌注（V/Q）不匹配的发生，急性高危PE患者除了血流动力学改变外，呼吸衰竭也很常见。大多数的高危PE和休克的患者在出现症状后的第一个小时内死亡。因此，在接触后患者尽早启动血流动力学和呼吸支持是至关重要的。在现有的MCS设备中，外周VA-ECMO是唯一可以同时提供这两种功能的系统，并且可以在几分钟内在经验丰富的医院启动。它可以使患者迅速稳定下来，并进行治疗干预，如溶栓或取栓术。VA-ECMO从静脉-动脉结构的右心房中抽出血液，在充氧和二氧化碳清除后，绕过肺循环直接返回动脉系统。因此，它可以降低右心室的压力，稳定肺动脉压，增加全身灌注量，使气体交换正常化。

2.1.2 VA-ECMO的禁忌证

虽然VA-ECMO对极不稳定的患者来说是一种潜在的挽救生命的干预措施，但绝对和相对的禁忌证都应该被考虑。绝对禁忌证很少，一般来说，包括预期寿命＜1年、与恢复和VA-ECMO脱机（神经损伤、播散性恶性肿瘤）不相关的急性或先前存在的疾病，或者个别患者的治疗目标与这种心肺支持水平不匹配。相对禁忌证包括高龄（＞75岁）、未修复的主动脉夹层（因为逆行的高速血流可能进一步扩散到夹层）、严重的主动脉瓣反流（这可能导致进行性左心室扩张）、进展性的外周血管疾病（当考虑外周插管时）以及全身抗凝的禁忌证。对于有二尖瓣置换术的患者应谨慎，因为VA-ECMO可以显著减少二尖瓣血流量，从而增加血栓形成的风险。

有一个撤离VA-ECMO支持的方案是至关重要的，在插管前应该始终考虑这一点。缺乏这样的方案可能被认为是插管的禁忌证。一般说来，VA-ECMO的目标可以是成为恢复的桥梁或先进的心力衰竭治疗（如左心室辅助装置置入或心脏移植）的桥梁。确定目标是复杂的，有多种因素参与，如血流动力学衰竭的临床原因、终末器官的功能、年龄、患者的意愿和价值观。此外，在插管时，有意义的恢复机会可能还不清楚。在可能的情况下，应该与患者、家属和多学科团队进行讨论，使用最佳的临床判断来尽早确定脱机策略。

2.2　VA-ECMO的置管型号的选择

选择合适口径的动、静脉插管是维持ECMO系统正常运转的基础,具体见表2.1。

表2.1　体重与动、静脉插管的选择关系

体重(kg)	<2	2～<5	5～<10	10～<20	20～<35	35～<70	≥70
静脉插管(F)	8～10	10～16	12～17	17～19	21～23	23	23
动脉插管(F)	8～10	8～14	16～20	17～21	17～21	19～21	21

2.3　VA-ECMO的常见的并发症

VA-ECMO循环支持的主要并发症见表2.2。

表2.2　VA-ECMO循环支持的主要并发症

	并发症	小儿发生率(%)	成人发生率(%)		并发症	小儿发生率(%)	成人发生率(%)
机械并发症	血栓形成	31.2	17.7	患者并发症	溶血	12.4	15.5
	插管问题	11.3	7.2		高胆红素血症	5.0	7.7
	氧合器功能障碍	8.6	21.6		心律失常	17.3	24.3
	空气栓塞	3.5	2.2		心脏骤停	8.0	6.6
	管道破裂	0.7	1.1		心肌顿抑	6.3	2.2
	泵故障	1.0	0.6		心脏压塞	6.1	11.6
	泵管破裂	0.5	0		高血压	12.3	7.2
患者并发症	插管局部出血	17.4	40.0		需要使用血管收缩剂	68.7	84.0
	弥漫性血管内凝血	6.1	2.8		肺部并发症	11.6	10.0
	胃肠道出血	3.2	3.9		pH异常	17.0	30.4
	外科创面出血	16.8	29.3		血糖水平异常	16.1	42.0
	肾功能不全	35.0	33.7				
	感染	9.0	15.5				
	脑损伤	25.7	28.8				
	癫痫	16.7	4.5				

2.3.1　血液相关并发症:出血和血栓形成

出血是接受VA-ECMO支持的患者最常见的并发症。在这一人群中,除了置管部位出血之外,全身多处出血的风险也在不断增加,其中上下消化道出血、心包积血、血胸、腹膜内及腹膜后出血、颅内出血最常见。这可能归因于一系列的因素:①血液暴露在人造MCS表面,从而引起获得性凝血障碍;②用于降低活动性血栓形成风险的抗凝策略;③切应力相关的血小板激活;④消耗性凝血障碍;⑤纤溶系统的持续激活;⑥CS和心脏骤停时的全身炎症反应;⑦感染和脓毒症,特别是在长期支持的情况下;⑧与心肺复苏术和侵入性手术相关的创伤。

对于VA-ECMO的抗凝策略,目前还没有明确的共识,在中心和患者个体之间的使用和实践也有很大的不同。血栓形成和出血性并发症的风险必须在临床环境中平衡。与我们中心相似,最常见的报道策略是在VA-ECMO支持其间使用肝素。然而,无抗凝剂或者使用新型抗凝剂比伐卢定和奈莫司他也已被采用。雪上加霜的是,最佳抗凝剂的剂量仍不清楚,需要个体化预防与治疗。也有新的证据表明,在使用VA-ECMO的同时保持低水平抗凝可能是安全的,可以减少出血性并发症和输血的需求,而不会增加死亡率。无论选择何种策略和剂量,在VA-ECMO支持其间都必须仔细监测凝血状态。各种实验室检查可根据机构方案和选择的抗凝剂进行,如活化凝血时间(ACT)、肝素抗Ⅹa水平、活化部分凝血活酶时间(APTT)、整体血栓弹性图(TEG)和凝血酶原时间(PT)。保持血小板计数在50×10^9/L以上,并根据需要输注凝血因子也能显著降低出血风险。

尽管近年来随着生物相容性材料的引入,血栓栓塞并发症有所减少,但仍然很常见,其可能会造成毁灭性的临床后果,如中风和下肢栓塞坏死等。事实上,据报道,栓塞性脑梗死的患病率为1.7%～15%,与发病率和死亡率显著相关。因此,定期检查管路(包括所有的连接器)至关重要。持续监测氧合器上的压力梯度是必须的,氧合器是血栓形成的最常见的部位。泵头血栓形成很少见,但可能会导致明显的溶血,最终导致离心泵失效。当血液直接返回动脉循环时,氧合器以外的任何血栓都可能导致全身性栓塞。因此,发现血块可能需要立即更换受影响的部件。血栓形成最常见的病因是血液非内皮化体外循环的相互作用。这种相互作用不仅激活凝血途径,而且启动补体介导的炎症反应。因此,所有的患者都要小心地使用肝素抗凝,或者偶尔使用比伐卢定来平衡出血和凝血的风险。肝素诱导的血小板减少症(HIT)是一种相对罕见但高凝的血栓前状态。定期监测血小板计数是必要的,如果怀疑HIT,应进一步开展实验室检测。

2.3.2　血管并发症

据报道,置管部位血管并发症的发生率约为20%,主要与建立大口径外周血管入路的迫切需要有关。并发症包括血管后壁穿孔、血管夹层、假性动脉瘤的形成和血栓形成/栓塞。即使在轻微血管损伤的情况下,患者也容易形成大的血肿(肌肉内、腹膜后),这是因为VA-ECMO回路采用了全身抗凝。这些并发症中的大多数可以保守处理,而其他的则需要紧急血管内修复或手术修复。外周动脉疾病的存在增加了风险。在获得血管通路的同时,推荐常规使用超声引导,因为它可以精确地显示目标血管,降低损伤的风险。

另一个与使用外周VA-ECMO相关的严重的血管并发症是同侧下肢缺血。临床表现通常包括皮肤苍白、肢体发凉和坏疽。患者在接受VA-ECMO时,由于镇静作用,疼痛和神经功能缺损可能难以被评估。对包括1866名接受VA-ECMO支持的CS或心脏骤停患者在内的20项研究的综合分析报告,下肢缺血的发生率为16.9%(12.5%～22.6%);筋膜室综合征或需要筋膜切开术的风险为10.3%(7.3%～14.5%)。有4.7%(2.3%～9.3%)的患者需要截肢。现已确定几个危险因素会增加肢体缺血的风险。这些因素有由于年龄较小导致的股血管较细、女性、存在外周动脉疾病、血管通路困难以及使用较大口径的套管。常规使用小的顺行再灌注导管可以进一步降低肢体缺血的风险。理想的情况下，它应该被放在 VA-ECMO 启动时。在我们中心，肝素通常按照低剂量方案注入导管，以防止血栓形成和远端栓塞。此外，在临床实践中，推荐使用近红外光谱和多普勒超声进行常规监测。

行股动脉 VA-ECMO 支持的患者中有 7%～20% 可能发生入路感染。插管时应仔细注意无菌技术，但考虑到心肺复苏过程中经常进行的紧急操作，有时这可能是具有较大难度的。感染的范围可能从局部蜂窝组织炎到全身性菌血症和脓毒症，需要适当的抗生素治疗。

2.3.3　南北综合征

南北综合征是外周 VA-ECMO 特有的并发症。当自主心功能恢复搏动性，而肺功能仍然不足时，可能会发生这种情况。除非肺部能够进行适当的气体交换，否则未氧合的血液会通过肺循环进入左心室。考虑到左心室自主的收缩性，未氧合的血液随后被射入升主动脉。结果，在顺流的未氧合的血液和由回路提供的完全氧合的逆流之间形成混合云。混合云的位置取决于自主心功能和 ECMO 的血流水平。

顺行血流灌注的所有的器官都有发生缺血的风险，如心肌和脑。因此，动脉血氧饱和度和血气监测应始终使用从右桡动脉获取的样本，因为无名动脉是第一个从主动脉弓近端接受未氧合血的分支。此外，近红外光谱学是最近开发的一种非侵入性的工具，用于检测局部组织氧合和灌注的变化。在接受 VA-ECMO 支持的患者中，常规使用它可能会降低缺氧性脑损伤的风险。如果差别性紫癜不能通过增加血流量来解决，可以在右侧颈内静脉置入额外的导管，以达到混合型的构型 [静脉-动脉-静脉 ECMO（VAV-ECMO）]。在这种情况下，通过在 ECMO 回路的动脉分支中加入"Y"接头，氧合的血液将被引导至右心房。富氧的血液将穿过肺循环，从而改善主动脉近端分支的饱和度。

2.3.4　急性肾功能衰竭

急性肾功能衰竭在接受 VA-ECMO 支持的患者中很常见（55.6%），并且与死亡率增加有关。插管前全身低灌注和低血压、全身炎症反应、溶血时血红蛋白尿、肾血管微栓子和肾素—血管紧张素—醛固酮系统调节失调引起的肾低灌注可能是肾损伤的原因之一。46.0% 的 VA-ECMO 支持的患者需要肾脏替代治疗，可以通过将 CVVH 机器连接到管路中来启动肾脏替代治疗。

2.3.5　感　染

感染是接受 VA-ECMO 支持的患者最常见的并发症之一，据报道，患病率在 9%～65%。部位感染很常见，可能至少部分与患者处于危重症状态时在紧急插管其间很难维持无菌环境有关，也可能与接受心肺复苏有关。其他常见的感染源包括长期留置导尿管的尿路、呼吸系统和手术伤口。几位研究人员描述了 VA-ECMO 支持的持续时间与感染发生之间有明显的相关性。此外，最近的证据表明，VA-ECMO 的使用与先天免疫系统和获得性免疫系统的改变有关,进一步增加了风险。常见的病原体包括金黄色葡萄球菌(通常对甲氧西林耐药)、非发酵革兰氏阴性杆菌和念珠菌。感染,尤其是严重的感染,会显著增加死亡率、发病率、延迟脱机率和管路故障率。除了预防之外,密切监测感染迹象对所有的患者都是至关重要的,因为这些迹象可能是微小的或被 ECMO 系统、血液或代谢变化的影响所掩盖。

2.3.6 其他的并发症

与 VA-ECMO 有关的另一个并发症包括高胆红素血症(12.2%)。对此进行监测,并根据标准的 ICU 治疗进行管理是至关重要的。

参考文献

ABRAMS D, GRASSELLI G, SCHMIDT M, et al. ECLS-associated infections in adults:what we know and what we don't yet know. Intensive Care Med,2020,46(2):182-191.

BRODIE D, CURTIS J R, VINCENT J L, et al. Treatment limitations in the era of ECMO. Lancet Respir Med,2017,5(10):769-770.

BRUNNER S, GUENTHER S P W, LACKERMAIR K,et al. Extracorporeal life support in cardiogenic shock complicating acute myocardial infarction. J Am Coll Cardiol,2019,73(18):2355-2357.

GUGLIN M, ZUCKER M J, BAZAN V M, et al. Venoarterial ECMO for adults:JACC scientific expert panel. J Am Coll Cardiol,2019,19,73(6):698-716.

HADAYA J, BENHARASH P. Extracorporeal membrane oxygenation. JAMA,2020,323(24):2536.

NUNEZ J I, GOSLING A F, O'GARA B, et al. Bleeding and thrombotic events in adults supported with venovenous extracorporeal membrane oxygenation:an ELSO registry analysis. Intensive Care Med,2022,48(2):213-224.

OSTERMANN M, LUMLERTGUL N. Acute kidney injury in ECMO patients. Crit Care,2021,25(1):313.

PEÑA-LÓPEZ Y, MACHADO M C, RELLO J. Infection in ECMO patients:changes in epidemiology, diagnosis and prevention. Anaesth Crit Care Pain Med,2024,43(1):101319.

PRISCO A R, AGUADO-SIERRA J, BUTAKOFF C, et al. Concomitant respiratory failure can impair myocardial oxygenation in patients with acute cardiogenic shock supported by VA-ECMO. J Cardiovasc Transl Res,2022,15(2):217-226.

SHEKAR K, ABDUL-AZIZ M H, CHENG V, et al. Antimicrobial exposures in critically ill patients receiving extracorporeal membrane oxygenation. Am J Respir Crit Care Med,2023,207(6):704-720.

WHITE A, FAN E. What is ECMO? Am J Respir Crit Care Med,2016,193(6):9-10.

(罗　建　张伟文)

第3章
体外心肺复苏术:病例分享

3.1 病例:乌头碱中毒致心脏骤停

3.1.1 病例精析

病史简介

患者,男,55岁,因"被发现意识不清5h"于2023年5月9日入院。患者5h(15:00左右)前饮用药酒(含乌头碱,已送毒物检测明确)后被人发现神志不清、呼之不应,伴呕吐,为胃内容物,无肢体抽搐,无大小便失禁,由120救护车送至当地医院急诊科(16:00)。16:19,患者的心电监护示室性心动过速、无自主呼吸、测不出血压、大动脉搏动消失,立即予"胸外心脏按压,气管插管,机械通气,电除颤,应用艾司洛尔、胺碘酮、利多卡因及硫酸镁针,洗胃,床边CRRT"等处理。经积极治疗,患者仍反复有室性心动过速、室颤,故联系温州市中心医院ECMO团队行ECPR治疗。18:57置管成功,VA-ECMO顺利运行,考虑病情危重,拟"药物中毒、心脏骤停、室性心动过速"转至该院重症医学科。

否认既往心、肝、肾脏等基础疾病、传染性疾病和遗传性疾病家族史。

ICU入科查体

患者呈镇静状态,RASS评分为-4分,气管插管接呼吸机辅助通气(BIPAP模式,PIP 18cmH$_2$O,PEEP 10cmH$_2$O,FiO$_2$ 100%),SpO$_2$ 100%,体温34.0℃,心率153次/分,ECMO治疗中(离心泵转速2500r/min,初始流量3.0L/min),监测不出血压。两侧瞳孔等大、等圆,直径约为2.5mm,对光反射迟钝。两肺听诊呼吸音粗,可闻及湿啰音。心律为室性心律,各瓣膜区未闻及明显的病理性杂音。腹软,肠鸣音减弱,双下肢无浮肿。

辅助检查

床边心脏彩超检查:左心弥漫性收缩功能减退(EF=24%),二尖瓣轻度反流。

床边胸片:考虑两肺水肿,心、膈未见异常的X线征象。

心电图:双向性室性心动过速。

实验室检查。凝血功能常规:凝血酶原时间(PT)13.4s,纤维蛋白原2.5g/L,D-二聚体0.21μg/L。急诊生化+肌钙蛋白+肌红蛋白:肌钙蛋白0.043ng/mL,肌酸激酶4.17ng/mL,肌红蛋白859μg/L。血气分析:pH 7.2,二氧化碳分压44mmHg,碱剩余-11.54mmol/L,标准碳酸氢盐15.4mmol/L,实际碳酸氢盐16.3mmol/L。血常规:白细胞计数12.7×10^9/L,

中性粒细胞百分数58.1%,淋巴细胞百分数4.29%,血红蛋白131g/L,红细胞计数3.88×10^{12}/L,血小板计数193×10^9/L。图3.1为心电图:双向性室性心动过速。

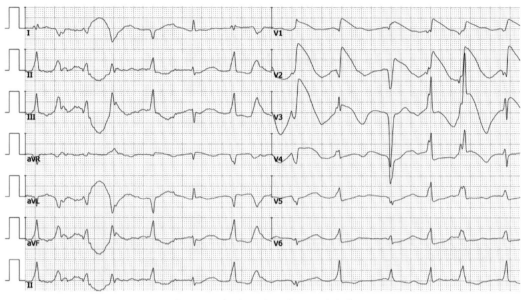

图3.1 心电图:双向性室性心动过速

入ICU诊断

药物中毒:乌头碱中毒。心律失常:室性心动过速,心室颤动,心源性休克,乳酸性酸中毒,急性肾损伤,低钾血症。

ICU诊疗经过

入科后予镇静镇痛、气管插管接呼吸机辅助通气以减少氧耗;去甲肾上腺素联合间羟胺针维持血压;使用VA-ECMO维持循环,设置初始的离心泵转速2500r/min,初始流量3.0L/min,空氧混合器的氧浓度100%;运行其间,予输新鲜冰冻的血浆来改善凝血功能,凝血功能得到改善后给予肝素抗凝以维持活化凝血时间(ACT)在160~180s;患者存在急性肾损伤,为清除毒物、方便容量管理,在ECMO基础上串联连续性静脉-静脉血液滤过治疗以及血液灌流;同时予以(注射用哌拉西林钠/他唑巴坦钠)特治星针抗感染、营养心肌、护肝、护胃、维持水电解质平衡、营养支持等治疗。在ECMO运行的第3天,患者的心脏功能有明显的改善(EF=61%),脉压差>30mmHg,无恶性心律失常发生,血气分析提示内环境正常,降低ECMO的流量至1.5L/min。运行6h后,患者的血压无明显的变化,动态复查血气分析提示乳酸水平正常,外周、中心静脉血氧饱和度无明显的变化,提示自身心脏能够满足全身的血液循环和氧代谢。

根据循环和呼吸的情况,2023年5月11日,撤离ECMO;2023年5月12日,拔除气管插管;2023年5月18日,转入普通病房。

决策性临床思维与分析

乌头碱中毒可导致多种心律失常,且目前尚无特效的解毒剂,治疗上主要是对症支持为主,但合并有恶性心律失常等严重并发症时常规的治疗方法常难以及时改善病情。既往的研究表明由中毒导致的心源性休克、恶性心律失常通常是可逆的,在常规的治疗方案无效或者难以及时起效的情况下,有必要进行生命替代治疗。本例患者服用大量含乌头碱的药酒后出现意识障碍后,快速进展为呼吸循环衰竭、反复恶性心律失常,经过电除颤和心肺复苏等常规治疗后症状无明显的改善,因此,我们立即启动体外心肺复苏,并在ECMO的基础上串联血液灌流以清除毒物。

ECMO管理中的主要问题与应对

该患者在VA-ECMO上机运行后仍反复出现室速、室颤,予硫酸镁联合电复律/除颤治疗可短暂恢复窦性心律。考虑到电复律/除颤可能导致的心肌损伤,对已接受VA-ECMO支持的患者在反复电复律/除颤失败后,是否应持续电复律/除颤直至患者恢复窦性心律尚无定论。在本例患者中,我们采用电复律/除颤、硫酸镁8mL静脉注射,胺碘酮(可达龙针)60mg/h微泵维持,总计电复律/除颤7次后患者恢复窦性心律。我们建议在ECMO支持的情况下,若患者存在难治性恶性心律失常,在反复电复律/除颤的情况下难以改善,可优先治疗原发病、纠正内环境紊乱,在此基础上结合抗心律失常治疗,避免反复电复律/除颤导致的严重的心肌损伤。

治疗结果、随访及转归

2023年5月26日,患者的肾功能好转,复查肌酐好转,尿量增多,予暂停透析。

2023年6月2日,患者的肾功能进一步好转,拔除临时的血透管。

2023年6月6日,患者的各项指标恢复,予带药出院。出院后门诊随访,患者平时的日常生活无明显的不适。

(陈福进　汪晓波)

3.1.2　关于乌头碱中毒的概述

3.1.2.1　乌头碱中毒的流行病学

乌头类生物碱(aconitum alkaloids)是指存在于川乌、草乌、附子、雪上一枝蒿等毛茛科乌头属植物中的一类生物碱。我国含有乌头类生物碱的植物分布广泛,许多地区的居民有使用其酿制药酒的习俗,含有乌头类生物碱的成药也有在售卖,在风湿性关节炎、关节痛、肿瘤等疾病中均有应用。然而,乌头类生物碱治疗的安全窗窄,加工处理不当、过量服用易致急性中毒,导致恶性心律失常和心源性休克,病死率达15.1%。

乌头碱急性中毒的表现主要有神经系统、心血管系统、消化系统三大症候群。多数患者的首发症状为口周及面部麻木,有恶心呕吐、腹痛腹泻、心慌心悸等表现。严重的中毒者可表现出昏迷、心律失常以及循环、呼吸衰竭,甚至死亡。神经系统:轻度的中毒患者表现为口周及面部的感觉异常和麻木,部分患者可出现头晕耳鸣、出汗;重度的患者可表现为全身发麻、肢体僵硬、烦躁、视物模糊、头痛、抽搐,甚至出现昏迷。心血管系统:心悸和胸闷极为常见。出现血压下降和休克时,可表现为面色苍白、肢端湿冷、大汗淋漓。乌头类生物碱中毒可出现各种心律失常,造成心源性休克、心脏骤停。消化系统:恶心、呕吐、腹痛和腹泻等症状。其他:轻度的患者可出现气促、咳嗽等表现,严重者则会出现呼吸困难和呼吸衰竭等。

3.1.2.2　乌头碱中毒的发病机制

乌头类生物碱通过开放钠离子通道,非选择性阻滞钾离子通道而延长动作电位的时程;通过影响钙离子通道,细胞内钙超载并影响心肌兴奋收缩偶联的过程,造成心律失常。其能兴奋心脏迷走神经,降低窦房结的自律性和传导性,部分造成传导阻滞甚至停搏,部分触发异常激动或折返,均会导致心律失常。此外,乌头类生物碱能直接作用于心肌细胞,造成氧化损伤和凋亡。由乌头类生物碱所致的 γ 氨基丁酸(GABA)等神经递质的异常分泌会损伤神经系统。抑制胆碱能神经可出现 M 样症状和 N 样症状,并作用于呼吸中枢,从而导致死亡。

3.1.2.3　乌头碱中毒的 ECMO 指征

乌头类生物碱中毒后严重者出现心律失常、心源性休克、心脏骤停。一旦出现心脏骤停,应立即行心肺复苏。有研究表明,在延长心肺复苏的 15 例乌头类生物碱中毒致心脏骤停的患者中,9 例最终恢复了窦性心律。因此,延长心肺复苏的时间能为血液灌流等的进一步的治疗措施争取时间。对血流动力学不稳定或药物不能控制的心律失常,可考虑使用电复律或心脏起搏治疗。国内有研究报道,电复律联合利多卡因治疗乌头类生物碱中毒室上性心律失常伴血流动力学改变的效果显著。但在国外 30 例乌头类生物碱中毒发生心律失常患者中应用直流电心脏复律,仅 5 例恢复窦性心律。当乌头类生物碱中毒患者并发急性肾功能不全或严重的高钾血症、酸中毒等情况时,早期给予持续床旁肾脏替代治疗联合血液灌流来提高救治的成活率。

体外膜氧合作为心肺功能衰竭恢复的桥梁,可提高中毒后患者的生存率。Schreiber 等报道使用 VA-ECMO 成功抢救 1 例红豆杉中毒致使心律失常和急性心源性休克的患者。Yasuda 等报道 1 例急性咖啡因中毒患者因循环衰竭和顽固性心律失常,通过电除颤和体外膜氧合救治成功。此外,Masson 等在对药物中毒后持续性心脏骤停或严重的休克回顾性研究分析发现,接受体外膜氧合治疗的存活率为 86%,而对照组不接受体外膜氧合治疗的存活率仅为 48%。综上所述,体外膜氧合在特定的难治性休克、心脏骤停或呼吸衰竭中毒患者中有潜在的益处。对于无法纠正的呼吸和循环衰竭,可考虑给予 ECMO 支持。

3.1.2.4　乌头碱中毒在 ECMO 运行其间的管理

连续性肾脏替代治疗(CRRT)、血液灌流可以有效维持机体的水电解质平衡,清除血液中的毒物、药物及大分子物质,被越来越多地用于各种毒物及药物中毒的抢救治疗。ECMO 联合 CRRT/HP 的治疗技术经过多年发展已日趋完善,目前的主流方式多直接将血液净化管路连接到 ECMO 回路之间,但也有额外留置血透管进行 CRRT 的尝试,主要涉及管路的寿命、功效、安全性和复杂性等方面的考虑。

串联 ECMO 治疗时,CRRT 管路不常规使用额外的抗凝治疗,因为 ECMO 治疗其间的患者多常规接受全身抗凝治疗。当 ECMO 治疗其间的患者出血过多、APTT 目标非常低或肝素已暂时停用的异常情况时,需要考虑 CRRT 回路的局部抗凝治疗。此外,当 CRRT 与 ECMO 串联运行时,CRRT 机器入口处将产生接近于零或正的压力。这些压力可能超出机器的默认压力,因此,在 ECMO 上使用 CRRT 时,可能需要更改警报设置。而根据 CRRT 引血端和回血端的连接位置的不同,又衍生出了多种不同的连接方式,包括膜后到膜泵之间、泵前到膜泵之间、膜泵之间到泵前等,各种连接方式各有优缺点,但无论使用哪种类型的连接方式,回血端都应在 ECMO 氧合器之前连接,以确保任何空气或凝块都会被氧合器截留,而不会输入患者的体内。

3.1.2.5　乌头碱中毒的 ECMO 撤机指征

VA-ECMO 可以支持有严重心脏毒性的中毒患者的心脏功能。这些患者有严重的左心室或右心室功能障碍,持续危及生命的心律失常,甚至对常规治疗无反应的心脏骤停。随着有毒物质被代谢或排出体外,大部分患者的心血管功能会开始恢复。ECMO 支持的持续时间取决于毒物的摄入量、毒物代谢的半衰期、心功能不全的严重程度、恶性心律失常的持续时间以及 ECMO 开始时的器官功能障碍等因素。

当患者的中毒症状有改善、心功能基本恢复时,建议尽早撤离 ECMO,以减少相关并发症的发生。目前尚无针对乌头碱中毒患者的 ECMO 的撤机标准,因此,临床上对撤机时机的评估仍采用体外生命支持组织制定的相关指南,主要包括:①无致命性的心律失常;②小剂量的血管活性药物即可维持血流动力学的稳定;③超声心动图显示左室射血分数 >40%;④无酸碱失衡及电解质紊乱;⑤辅助流量减少到正常心排量的 10%~20%,患者的生命体征无明显波动;⑥$PaO_2/FiO_2 > 100$。

●

参考文献

何龙江,宋大宇,罗彦,等.电复律治疗川乌中毒所致阵发性室上性心动过速1例.中华危重病急救医学, 2013,25(9):557.

兰超,吕青.ECMO 救治急性重症中毒患者的治疗进展.中国急救医学,2021,41(7):621-623.

王磊,赵光举,李萌芳,等.急性乌头碱中毒脑损伤机制及黄芩苷的干预作用.中国中西医结合急救杂志,2014,21(4):289-293.

王锐,丁凡,高永军,等.2004—2013 年全国植物性食物中毒事件流行病学分析.中国食品卫生杂志,2016,28(5):580-584.

ASKENAZI D J,SELEWSKI D T,PADEN M L,et al. Renal replacement therapy in critically ill patients receiving extracorporeal membrane oxygenation. Clin J Am Soc Nephrol,2012,7(8):1328-1336.

ASSMANN A,BECKMANN A,SCHMID C,et al. Use of extracorporeal circulation（ECLS/ECMO）for cardiac and circulatory failure – a clinical practice guideline level 3. ESC Heart Fail,2022,9(1):506-518.

CHAN T Y. Aconite poisoning. Clin Toxicol（Phila）,2009,47(4):279-285.

COULSON J M,CAPARROTTA T M,THOMPSON J P. The management of ventricular dysrhythmia in aconite poisoning. Clin Toxicol（Phila）,2017,55(5):313-321.

FU M,WU M,QIAO Y,et al. Toxicological mechanisms of aconitum alkaloids. Pharmazie,2006,61(9):735-741.

MASSON R,COLAS V,PARIENTI J J,et al. A comparison of survival with and without extracorporeal life support treatment for severe poisoning due to drug intoxication. Resuscitation,2012,83

（11）:1413-1417.

NYIRIMIGABO E,XU Y Y,LI Y B,et al. A review on phytochemistry,pharmacology and toxicology studies of Aconitum. J Pharm Pharmacol,2015,67(1):1-19.

SCHETZ M,LEGRAND M. CRRT and ECMO:dialysis catheter or connection to the ECMO circuit? Anaesth Crit Care Pain Med,2018,37(6):519-520.

SCHREIBER N,MANNINGER M,PÄTZOLD S,et al. Cardiogenic shock due to yew poisoning rescued by VA-ECMO:case report and literature review. Channels(Austin),2022,16(1):167-172.

SUN G B,SUN H,MENG X B,et al. Aconitine-induced Ca^{2+} overload causes arrhythmia and triggers apoptosis through p38 MAPK signaling pathway in rats. Toxicol Appl Pharmacol,2014,279 (1):8-22.

VOIGT N,ABU-TAHA I,HEIJMAN J,et al. Constitutive activity of the acetylcholine-activated potassium current IK,ACh in cardiomyocytes. Adv Pharmacol,2014,70:393-409.

YASUDA S,HISAMURA M,HIRANO T,et al. Caffeine poisoning successfully treated by venoarterial extracorporeal membrane oxygenation and emergency hemodialysis. Acute Med Surg,2021,8 (1):e627.

YI M J,PENG W,CHEN X M,et al. Effect of hypaconitine combined with liquiritin on the expression of calmodulin and connexin43 in rat cardiac muscle in vivo. J Pharm Pharmacol,2012,64 (11):1654-1658.

ZHOU W,LIU H,QIU L Z,et al. Cardiac efficacy and toxicity of aconitine:a new frontier for the ancient poison. Med Res Rev,2021,41(3):1798-1811.

（陈福进　汪晓波）

3.2　病例:难治性心室颤动心脏骤停

3.2.1　病例精析

病史简介

患者,男,62岁。因"全身不适2h,突发意识不清1h"于2023年5月17日入院。患者2h前在家中洗澡后出现全身不适,伴大汗淋漓,伴呕吐。患者遂被家人送至我院急诊科（约1:00）,突发意识不清,无四肢抽搐。心电监护未见心率,脉搏血氧饱和度不能被测出,大动脉搏动消失,考虑"心脏骤停"。遂立刻行心肺复苏,经口气管插管、纠酸、肾上腺素推注、补液等抢救治疗,急诊科会诊后,予急诊行VA-ECMO支持处理,于2:30左右ECMO运行顺利上机。患者的自主心律未见恢复,拟"心脏骤停"收住入院。

既往有脑出血的病史,高血压病,慢性肾功能不全,颈动脉斑块形成,2型糖尿病,混合型高脂血症,阻塞性睡眠呼吸暂停低通气综合征病史。

ICU入科查体

患者处于昏迷的状态,GCS评分为E1VTM1,气道内可见大量的粉红色痰液,经口气管插管接呼吸机辅助通气（模式PC-AC:FiO_2 100%,PEEP 12cmH_2O,PiP 25cmH_2O, f　18bpm）中，心电监护仪未见自主心律，持续胸外按压复苏中，测不出脉搏、血氧饱和度。使用 VA-ECMO 运行维持中。双侧瞳孔等大，直径 5mm，对光反应迟钝，两肺呼吸音清，未闻及明显的干湿性啰音，未闻及病理性杂音，腹软，压痛反跳痛无法配合，双下肢无明显的浮肿，两侧病理征阴性。

辅助检查

床边胸片：提示两肺肺水肿。

床边心电图：未见自主心电活动。

血气分析：血液 pH　7.15，二氧化碳分压 4.48kPa，碱剩余 -17.6mmol/L，氧饱和度 95.4%，全血乳酸 14.0mmol/L↑，吸氧浓度 100%。

D-二聚体（急）+凝血功能常规（急）：凝血酶原时间（PT）9.7s，纤维蛋白原 4.91g/L，活化部分凝血活酶时间比值 0.85，D-二聚体 1665μg/L。

急诊血常规+CRP+肝功能+心功能+肌钙蛋白+肾功能：肌钙蛋白 I　0.086ng/mL，其余指标未见明显的异常。

入ICU诊断

考虑心脏骤停：急性冠脉综合征，心脏停搏后综合征，代谢性酸中毒。

ICU诊疗经过

在患者入科其间，AED 监测提示反复出现室颤心律，先后予行 10 余次电除颤处理后仍未能有效控制，与心血管内科医师联系后，送 DSA 室行"局部麻醉监护下行冠状动脉造影术、冠脉 PTCA"，造影过程中患者仍反复出现室颤心律，多次 200J 电除颤后不能转复窦性心律，间断多次可达龙静推、肾上腺素静推，经以上处理后患者多次间断转复交界性室性心律。术中的造影示左主干未见明显的狭窄，前降支近段 70% 狭窄，中段完全闭塞，回旋支远段 50% 狭窄，右冠多发斑块，予前降支行球囊扩张处理后结束治疗。术后返回 ICU，患者经口气管插管接呼吸机辅助通气，使用 VA-ECMO 维持中，使用持续大剂量的去甲肾上腺素针[去甲肾上腺素 1.2μg/（kg·min）]升压，考虑患者的代酸明显，予行 ECMO 联合 CRRT 治疗，患者的右下肢存在发绀现象，予建立右下肢侧支灌注管。患者因考虑存在急性心梗，术后治疗上予阿司匹林联合氯吡格雷抗血小板聚集，阿托伐他汀钙片稳定斑块，艾司奥美拉唑钠针制酸护胃止血，以及哌拉西林他唑巴坦钠针抗感染治疗。在 ECMO 运行的第 4 天，患者的心脏功能明显有改善（EF=43%），无恶性心律失常发生，血气分析提示内环境正常，降低 ECMO 流量至 1.5L/min，运行 6h 后，患者的血压无明显变化，动态复查血气分析提示乳酸正常，考虑自身的心脏能够满足全身的血液循环和氧代谢。

决策性临床思维与分析

该患者在院内出现心脏停搏。对于体外心肺复苏前予实施不间断高质量的心肺复苏，经体外心肺复苏的时间超过 10min 未能恢复自主心律，且初始心律为 VT/VF 的 CA 患者，更推荐使用 ECPR，符合指征。患者在进行高级心脏生命支持复苏的过程中，存在以下各种心律发生：室颤、室性心动过速、无脉搏电活动和交界性室性心律，并在这之间交替。在此其间，共予 10 余次电除颤，共推注肾上腺素针 7mg、胺碘酮针 300mg、硫酸镁针

2g、阿托品针1mg、碳酸氢钠液25g、葡萄糖酸钙针1g、利多卡因针100mg,均未能恢复自主心律。故决定行VA-ECMO支持辅助处理,避免因延迟上机而导致心肺复苏的效果不佳、神经预后不良。图3.2为心肺复苏过程中的心电图改变。

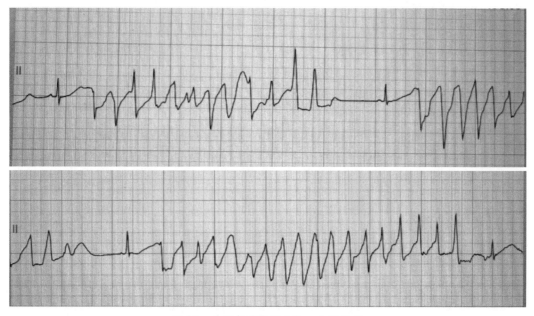

图3.2　心肺复苏过程中的心电图改变

ECMO管理中的主要问题与应对

一方面,ECPR时机的选择是目前临床最大的争议点。该患者在急诊时提示为室颤心律,经反复多次除颤,推注肾上腺素,积极胸外按压仍未能恢复自主心律,其存在ECPR指征。另一方面,ECMO建立完成后,在流量维持良好的情况下反复出现心室颤动,且经药物、除颤等处理后效果不佳,是否需要继续进行除颤治疗。如果患者尽管在ECMO的支持下,但心脏电生理活动仍然不稳定,反复出现室颤或室性心动过速,这可能表明心脏电生理活动异常或心肌受损严重。在这种情况下,除颤可能有助于恢复心脏的正常节律,但反复除颤同样可能增加心肌损伤的风险。因此,对于在ECMO的支持下仍反复室颤的患者,是否进行除颤需要综合考虑患者的具体情况、治疗效果、风险与收益、多学科团队的意见以及预后情况。

治疗结果、随访及转归

2023年5月20日,撤离ECMO。

2023年5月24日,拔除气管插管。

2023年5月31日,肾功能不全难以恢复,转至肾内科行常规的普通的血透治疗,并于2023年6月10日顺利出院。出院后门诊随访,恢复生活自理的能力。

(吴建华　汪晓波)

3.2.2　关于难治性心室颤动心脏骤停的概述

3.2.2.1　难治性心室颤动心脏骤停的流行病学

在美国,每年院外心脏骤停的发生率为 36 万例。即使进行了早期复苏,患者出院时的预后仍然很差,死亡率高达 50%～60%,许多幸存者出现长期的神经功能障碍。在入院患者的各项指标中,最初的休克节律(即心室颤动/室性心动过速)和从基本生命支持到恢复自主循环的时间更短是良好的预后指标。难治性心室颤动心脏骤停的定义为常规行心肺复苏反复尝试除颤(需要 3 次及以上的电击)和使用胺碘酮后仍未能恢复自主循环。虽然对于顽固性室颤还没有正式的定义,但文献将其描述为无脉性室性心律失常,尽管进行了 3 次标准除颤尝试、静脉注射 300mg 胺碘酮及 3 次静脉注射 1mg 肾上腺素,但室颤仍持续存在。

一项对接受体外膜氧合治疗的 OHCA 患者进行的观察性研究的荟萃分析报告了不同的神经功能预后的患者的存活率,其范围为 8%～50%。荟萃分析的数据表明,较短的低流量持续时间、初始休克节律、较高的初始 pH、较低的入院时血清乳酸浓度与更好的神经预后的存活率相关。此外,长时间的心肺复苏(CPR)与严重的代谢紊乱有关,代谢紊乱所致的器官损伤和预后后果不确定。值得注意的是,ECPR 患者获得良好的神经预后的概率高度依赖于 ECMO 开始前标准 CPR 的持续时间。最近的一项大型多中心研究调查了 523 名接受体外循环复苏治疗的患者,发现 CPR 的持续时间＞90min 与极低的住院生存率相关,低至小于 5%。多因素分析表明,ECMO 植入前和院前 ECMO 植入前自主循环的短暂恢复是存活率的独立预测因素。

3.2.2.2　难治性心室颤动心脏骤停的发病机制

心室颤动(室颤)通常继发于冠状动脉疾病。据估计,在 75% 的病例中,冠状动脉疾病是心源性猝死的潜在病因。VF 的发生也可归因于电解质紊乱(低钾/高钾血症、低镁血症)、酸中毒、低温、缺氧、药物毒性、离子通道病(长 QT 综合征、Brugada 综合征)和心肌病。目前还没有公认的 VF 的发生机制。病理生理学的不同观点主要集中在两个中心理论上:在第一个理论中,不规则的脉冲产生于单个病灶,而在第二个理论中,多个小的折返电路或小波在心室内形成兴奋环。这种心室的无序颤动在心电图上表现为混乱、不规则的波形,没有明显的 QRS 波群或 P 波。VF 的进展可分为 3 个不同的时间依赖性阶段:第一阶段,电性阶段;第二阶段,循环阶段;第三阶段,代谢阶段。

顽固性室颤(rVF)被描述是心脏电风暴的一个子集,尽管进行了多次除颤尝试和以美国心脏协会的高级心脏生命支持(ACLS)指南为基础的治疗,但室性心律失常仍持续存在。虽然 rVF 还没有正式的定义,但大多数研究已经将其定义为一种无脉性室性心律失常,尽管进行了 3 次标准除颤尝试、静脉注射 300mg 胺碘酮及 3 次静脉注射 1mg 肾上腺素,但室颤仍持续存在。值得注意的是,利多卡因被排除在这一定义之外,因为在建立这一定义的研究其间,利多卡因不是 ACLS 推荐的抗心律失常药物。随着 2018 年利多卡因再次被纳入治疗方案,我们可以合理地假设接受 3 次标准除颤、3 次静脉注射 1mg 肾上腺素和 1～1.5mg/kg 利多卡因静脉注射的患者也符合 rVF 的标准。当前的 ACLS 指南承认,一些患者的室颤可能被认为是顽固性的,但并不支持偏离常规的治疗方案(包括高质量的心肺复苏、早期除颤、肾上腺素和胺碘酮)。尽管支持性文献仅限于小型回顾性综述和病例报告系列,但新出现的证据表明,改变标准治疗途径或增加替代治疗策略可能会改善这种特定的临床情况下的结果。

3.2.2.3 难治性心室颤动心脏骤停的ECMO指征

难治性心室颤动心脏骤停越来越多地使用ECMO进行循环支持的体外心肺复苏术。多因素提示心脏骤停患者的预后良好。心脏骤停时心脏节律是影响最大的因素。与PEA或心脏停搏的患者相比,伴有可电击性心律失常(包括室颤和无脉性室性心动过速)的患者存活的可能性更高。造成这种差异的原因是多因素的:这些人群中可电击心律除颤的可能性、潜在原因的影响以及胸部按压的血流动力学的效应。患者的年龄小于60岁,有目击的心脏复苏术,旁观者实施的心肺复苏术和短时间的心肺复苏术也有良好的预后。其他因素,如全血乳酸水平低于7mmol/L和ROSC后心电图上的STEMI也与良好的生存率相关。

在ECPR环境下,类似的因素与生存率的提高有关。可电击心律和旁观者实施的心肺复苏与预后改善相关。ECMO开始前,心肺复苏的持续时间与存活率密切相关,随着时间的推移,存活率迅速下降。同样,与无暂时性搏动的难治性心脏骤停的患者相比,间歇性ROSC后再发骤停与预后改善相关。随着心肺复苏时间的延长,进行性代谢紊乱会导致严重的多器官系统衰竭,尤其是神经系统损伤,即使采用ECPR也会限制生存。代谢紊乱的指标,如动脉pH和全血乳酸浓度都与预后有关,因为恶化的代谢紊乱与生存率的降低有关。在这些数据的基础上,经常使用类似的标准来确定是否有资格进行ECPR。然而,为任何ECPR方案选择具体的标准取决于对不良预后的容忍度与拯救每一个可能幸存者的愿望之间的平衡。

VA-ECMO的禁忌证处于持续研究的进展中。对于ECPR,担心VA-ECMO抗凝导致出血加重,严重创伤被视为禁忌证。此外,严重外伤性出血引起的低血容量限制了VA-ECMO泵的流量,就像它降低了自然心输出量一样。关于在创伤中使用ECPR的数据不断出现,这表明如果出血可以控制,ECPR可能是有用的。另一个常见的禁忌证是主动脉夹层。关注的问题包括假腔扩张导致夹层恶化以及血栓从假腔中脱落而导致脑梗死。最近的数据表明,ECPR可能对伴有主动脉夹层的心脏骤停患者有益处,但仍需进一步研究。目前正在进行的辩论质疑这些条件是否应被视为ECPR设置中的禁忌证,而另一种选择是死亡。

3.2.2.4 难治性心室颤动心脏骤停的ECMO过程管理

1.循环管理

患者在启用ECMO后,经历了呼吸、心脏骤停,大剂量的血管活性药物、大量的液体复苏治疗,组织严重缺氧造成水电解质,酸碱平稳紊乱等造成血流动力学障碍,组织灌注不良容易造成肾功能不全、少尿。采用CRRT辅助进行液体管理、炎症调节与毒素清除治疗以维持内环境平衡。早期应当在保证流量的前提下,减少入量,增加出量,通过CRRT精准脱水,不仅可以改善肺功能,也有利于尽快减轻心脏负荷,加快心功能恢复。

血压的管理,ECMO转机前期需维持血管活性药物在较高的水平,优先保证组织器官灌注,偿还氧债。待机体内环境的情况改善后,在保证组织充分灌注(平均压

>60mmHg)的前提下,逐步降低血管活性药物的用量,必要时可增加扩血管药物以降低左心后负荷,降低心肌氧耗以促进心脏功能的恢复。

2.脑保护策略

对于急性呼吸心脏骤停的患者,持续高质量的CPR以及ECMO迅速有效的建立是降低神经系统并发症的关键。该患者的CPR时间较长,加之急性左心衰,肺水肿明显,肺部氧合功能障碍,脑组织缺血缺氧的情况较为严重。ECMO转机初期,患者仍然处于昏迷的状态,检查患者的双侧瞳孔,可见对光反射消失,瞳孔明显散大。通过甘露醇脱水、水箱温度降低等策略进行脑保护,尽可能减轻呼吸心脏骤停引起的脑损伤。转机24h后,患者的瞳孔大小恢复正常,对光反射恢复,呼之有反应。

3.呼吸支持策略

在ECMO支持早期,呼吸机的条件需维持较高的水平,最大程度地利用肺部氧合功能,设置较高的PEEP以减少肺部渗出。待患者的病情稳定、血气恢复正常后,及时调整呼吸机的参数,采用肺保护性通气策略,即低氧浓度、低潮气量、低呼吸频率、保持一定的PEEP,避免呼吸机相关性肺损伤和由肺泡塌陷引起的肺不张。我们团队通常采用的呼吸机的参数为:潮气量$3\sim5$mL/kg,吸呼比$1:(1\sim1.2)$,PEEP $6\sim8$cmH$_2$O,频率$8\sim12$次/分,FiO$_2$ 40%。呼吸机的参数与ECMO参数动态调节,保证充分的氧合和二氧化碳排出。

4.抗凝管理

ECMO上机过程中,需要根据患者术后引流的情况决定是否给予肝素以及肝素的剂量。如果患者的引流量较多,红细胞压积降低较快,可24h内不给予肝素。如果引流量尚可,出血风险不高,则常规给予$3000\sim5000$U肝素。与大多数的中心类似,多数患者采用普通肝素抗凝,抗凝治疗其间通过监测ACT值和APTT值来监测肝素的抗凝效果,维持ACT值$180\sim220$s,APTT $60\sim80$s。对于出血量较多或者出血风险较高的患者,将APTT维持在$50\sim60$s。每日检测血凝全套,动态调整抗凝强度。此外,ECMO辅助其间,血小板被大量消耗,需特别注意血小板的数量、功能和变化趋势,血小板的数量低于50×10^9时可以静脉输注血小板。

5.心理支持

在ECMO辅助其间,排除患者极不配合和病情不稳定的情况,我们都会尽量减少镇静、肌松等精神麻醉类药物的使用。在意识清楚的情况下,绝大多数的患者有焦虑和恐惧心理,因此,心理干预是非常关键的。医护人员应当避免在床旁谈论患者的病情,增加对患者的人文关怀,一方面增强患者的信心,减少"交感风暴"的不良影响;另一方面,也可以提高患者治疗的配合度和治疗效果。

3.2.2.5 难治性心室颤动心脏骤停的ECMO撤机

ECMO是一把双刃剑,它在代替心肺工作促进心肺功能恢复的同时,会给患者带来很多风险,例如感染、出血、栓塞等多种并发症。对于重症患者,应该仔细衡量ECMO的利弊,"见好就收"。患者在ECMO辅助的第6天,血流动力学平稳,全身器官功能良好,血气氧合指标正常,乳酸水平正常,心脏彩超显示左室射血分数约为40%,肌钙蛋白和NT-proBNP明显下降。遂逐步减低ECMO的辅助流量,顺利撤机,撤机后患者的生命体征平稳。

对于急性心跳呼吸骤停的患者,高质量心肺复苏＋ECMO循环辅助是挽救患者生命的重要举措,特别是对于病因可逆的患者,往往可以发挥起死回生的效果。需要注意的是,对于危重症患者,ECMO的救治工作是一项系统工程,必须时刻关注影响患者预后的各个因素,补齐治疗短板,在充分发挥ECMO利处的同时尽可能地减少其弊端,才能最大程度地提高患者的生存率。

---•---

参考文献

ARAS K K,KAY M W,EFIMOV I R. Ventricular Fibrillation:rotors or foci? Both! Circ Arrhythm Electrophysiol,2017,10(12).

BARTOS J A,GRUNAU B,CARLSON C,et al. Improved survival with extracorporeal cardiopulmonary resuscitation despite progressive metabolic derangement associated with prolonged resuscitation. Circulation,2020,141(11):877-886.

BOUGOUIN W,DUMAS F,LAMHAUT L,et al. Extracorporeal cardiopulmonary resuscitation in out-of-hospital cardiac arrest:a registry study. Eur Heart J,2020,41(21):1961-1971.

DEBATY G,BABAZ V,DURAND M,et al. Prognostic factors for extracorporeal cardiopulmonary resuscitation recipients following out-of-hospital refractory cardiac arrest:a systematic review and meta-analysis. Resuscitation,2017,112:1-10.

DEO R,ALBERT C M. Epidemiology and genetics of sudden cardiac death. Circulation,2012,125(4):620-637.

INGLES J,SPINKS C,YEATES L,et al. Posttraumatic stress and prolonged grief after the sudden cardiac death of a young relative. JAMA Intern Med,2016,176(3):402-405.

JABBARI R,ENGSTRøM T,GLINGE C,et al. Incidence and risk factors of ventricular fibrillation before primary angioplasty in patients with first ST-elevation myocardial infarction:a nationwide study in Denmark. J Am Heart Assoc,2015,4(1):e001399.

LANG N W,SCHWIHLA I,WEIHS V,et al. Survival rate and Outcome of extracorporeal life support (ECLS) for treatment of acute cardiorespiratory failure in trauma patients. Sci Rep,2019,9(1):12902.

LINK M S,BERKOW L C,KUDENCHUK P J,et al. Part 7:adult advanced cardiovascular life support:2015 American Heart Association Guidelines Update for cardiopulmonary resuscitation and emergency cardiovascular care. Circulation,2015,132(18 Suppl 2):444-464.

LURIE K,VOELCKEL W,PLAISANCE P,et al. Use of an inspiratory impedance threshold valve during cardiopulmonary resuscitation:a progress report. Resuscitation,2000,44(3):219-230.

MCMICHAEL A B V,RYERSON L M,RATANO D,et al. 2021 ELSO adult and pediatric anticoagulation guidelines. Asaio J,2022,68(3):303-310.

MERCHANT R M,TOPJIAN A A,PANCHAL A R,et al. Part 1:executive summary:2020 American Heart Association Guidelines for cardiopulmonary resuscitation and emergency cardiovascular care. Circulation,2020,142(16 suppl 2):S337-s357.

ORTEGA-DEBALLON I,HORNBY L,SHEMIE S D,et al. Extracorporeal resuscitation for refractory out-of-hospital cardiac arrest in adults:a systematic review of international practices and outcomes. Resuscitation,2016,101:12-20.

PANCHAL A R,BERG K M,KUDENCHUK P J,et al. 2018 American Heart Association focused update on advanced cardiovascular life support use of antiarrhythmic drugs during and immediately after cardiac arrest:an update to the American Heart Association Guidelines for cardiopulmonary resuscitation and emergency cardiovascular care. Circulation,2018,138(23):e740-e749.

REUTER J,PEOC'H K,BOUADMA L,et al. Neuron-specific enolase levels in adults under venoarterial extracorporeal membrane oxygenation. Crit Care Explor,2020,2(10):e0239.

SAUNEUF B,DUPEYRAT J,SOULOY X,et al. The CAHP (cardiac arrest hospital prognosis) score:a tool for risk stratification after out-of-hospital cardiac arrest in elderly patients. Resuscitation,2020,148:200-206.

SAWYER K N,CAMP-ROGERS T R,KOTINI-SHAH P,et al. Sudden cardiac arrest survivorship:a scientific statement from the American Heart Association. Circulation,2020,141(12):e654-e685.

SCATURO N,SHOMO E,FRANK M. Current and investigational therapies for the treatment of refractory ventricular fibrillation. Am J Health Syst Pharm,2022,79(12):935-943.

SHINAR Z. Contraindicated? - Aortic dissection and ECPR. Resuscitation,2020,156:268-269.

STUB D,BERNARD S,PELLEGRINO V,et al. Refractory cardiac arrest treated with mechanical CPR,hypothermia,ECMO and early reperfusion (the CHEER trial). Resuscitation,2015,86:88-94.

TRAVERS A H,REA T D,BOBROW B J,et al. Part 4:CPR overview:2010 American Heart Association Guidelines for cardiopulmonary resuscitation and emergency cardiovascular care. Circulation,2010,122(18 Suppl 3):676-684.

VIRANI S S,ALONSO A,BENJAMIN E J,et al. Heart disease and stroke statistics-2020 update:a report from the American Heart Association. Circulation,2020,141(9):e139-e596.

WEISFELDT M L,BECKER L B. Resuscitation after cardiac arrest:a 3-phase time-sensitive model. Jama,2002,288(23):3035-3038.

WILKINSON D,FRASER J,SUEN J,et al. Ethical withdrawal of ECMO support over the objections of competent patients. Am J Bioeth,2023,23(6):27-30.

YANNOPOULOS D,BARTOS J A,MARTIN C,et al. Minnesota resuscitation consortium's advanced perfusion and reperfusion cardiac life support strategy for out-of-hospital refractory ventricular fibrillation. J Am Heart Assoc,2016,5(6):e003732.

(吴建华 汪晓波)

3.3 病例:扩张型心肌病

3.3.1 病例精析

病史简介

患者,女,41岁,因"突发意识不清1h"于2023年7月1日入院。

患者在1h前(9:20)游玩时突发意识不清,呼之不应,面色发白,嘴唇发绀。家人触摸其颈动脉搏动弱,立即予以心脏按压、AED电除颤(AED由景区提供)。在9:40,120急救人员到场,触摸颈动脉搏动消失,继续行心肺复苏,将其送至我院急诊科,心电监护提示室颤。查体:深昏迷,双侧瞳孔直径4mm,对光反射消失,予以经口气管插管接呼吸机辅助呼吸、持续心脏按压、肾上腺素1mg/3min静注、联合去甲肾上腺素抗休克、碳酸氢钠纠酸等处理。在10:11,自主心律一度恢复。在10:18,再次心脏骤停,继续予以心肺复苏。其间,患者多次出现室颤,予电除颤、胺碘酮及利多卡因、补钾等处理,但难以恢复稳定的自主循环,持续心肺复苏转ICU行VA-ECMO循环支持。

既往有"扩张型心肌病"病史2年余,轻微活动时可有胸闷气喘。2023年2月8日,在外院行心脏彩超:①左心扩大(LA 35,LVs 58,EF 27%,RA 43×37,RV 24),左室壁运动幅度普遍减弱,符合扩张型心肌病超声改变;②左室收缩、舒张功能减退;③二尖瓣反流(中度)。长期服用"诺欣妥、美托洛尔、达比加群酯、可兰特"。其姐亦有"扩张型心肌病"史,家族中其他人无类似的心肌病史。

入ICU查体

持续心肺复苏中,测不出血压、氧饱和度(使用大剂量去甲肾上腺素联合肾上腺素微泵维持),神志深昏迷,GCS 3分,双侧瞳孔等大等圆,直径3mm,对光反射消失,经口气管插管接呼吸机辅助呼吸(PC模式,FiO_2 100%,f 12次/分,PC 20cmH_2O,PEEP 5cmH_2O)。

辅助检查

床旁重症超声:下腔静脉直径2.3cm,明显增宽,心包腔微量积液,无右心室增大和受压,左心室扩大,左室壁弥漫性运动减弱,呈蠕动状态,EF估测<10%。两肺超声弥漫性B线。

动脉血气分析:pH 6.88,PCO_2 111.8mmHg,PO_2 89.6mmHg,BE-14.3mmol,Lac 18.9mmol/L,Ca 0.9mmol/L,BNP 2260ng/L,TNI 0.015ng/mL。

入院诊断

考虑①扩张型心肌病,呼吸、心脏骤停,心肺复苏术后,心源性休克,心室颤动;②缺氧缺血性脑病;③心源性肺水肿,吸入性肺炎,呼吸衰竭;④多器官功能不全;⑤代谢性酸中毒,呼吸性酸中毒,电解质紊乱。

ICU诊疗经过

患者入ICU后即刻在超声引导下行ECPR术(右侧股静脉21Fr+左侧股动脉置管17Fr)。11:13,VA-ECMO成功运行(距离院外心脏骤停发生113min)。初始ECMO转速3465r/min,血流量3L/min,气流量5L/min,FiO_2 100%,很快恢复自主心电;ECMO上机前去甲肾上腺素1.6μg/(kg·min)联合肾上腺素1μg/(kg·min);ECMO运行后血管活性药物逐渐减量,目标的平均动脉压为70～90mmHg。积极予以脑保护(镇痛镇静、亚低温降低脑氧耗48h,多普勒脑血流、脑组织氧、脑电动态监测、丙戊酸钠防治癫痫、甘露醇脱水治疗脑水肿),联合IABP辅助左心减负、机械通气改善肺水肿,CRRT液体管理并维持水电解质平衡,甲泼尼龙减轻心肌水肿,感染防治及对症支持等治疗,并严密监测生命体征、器官灌注和功能、出凝血、内环境、感染等表现。过程中尤其关注左心功能的动态变化，每班进行超声血流动力学的评估，指导液体管理、正性肌力药物的使用、平均动脉压的调整等。患者经 ECMO 循环支持及以上综合治疗后，大循环和微循环稳定，心功能逐渐改善，ECMO 血流逐渐下调。ECMO 运行第 5 天（7 月 5 日），IABP 在 1 : 1 的支持下，ECMO 的血流量 1L/min，BP 120/72mmHg[肾上腺素 0.2μg/（kg·min），已停用去甲肾上腺素]，心脏超声（IABP ON），左心室扩大，前后径 6.8cm，IVC 2.1cm，EF20%，VTI 16cm，E/e'9＋9，CO 3.9L/min。肺部超声：左肺膈肌点 B 线，余 A 线，右肺上下蓝点 A 线，膈肌点积液，P 点 B 线；评估达到 VA-ECMO 的撤离指征，顺利撤离 ECMO；患者的昏迷程度减轻，治疗过程中未出现癫痫的表现。7 月 6 日，查头颅 CT 未见明显的脑水肿、脑梗死、脑出血等异常，动态复查磷酸烯醇化酶（NSE）逐渐回落至正常。7 月 10 日，患者的神志转清，可遵嘱。针对扩张型心肌病这一原发病的治疗，和家属告知了左心室辅助装置（LVAD）或者心脏移植的价值，患者于 7 月 13 日带 IABP 转外院行手术治疗。具体见图 3.3 和图 3.4。

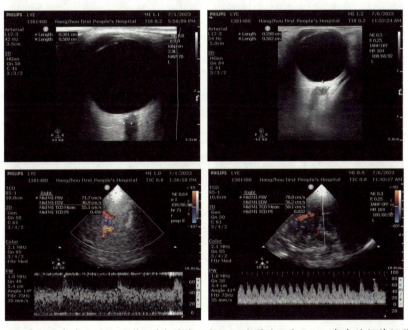

图 3.3　视神经鞘宽度和脑血流监测（左图为 7 月 1 日，右图为 7 月 6 日。患者的视神经鞘宽度的动态测量提示患者存在脑水肿，颅内压力升高；在动态滴定的 MAP 下，大脑中动脉彩色超声多普勒显示脑血流充分，且无明显的高灌注）

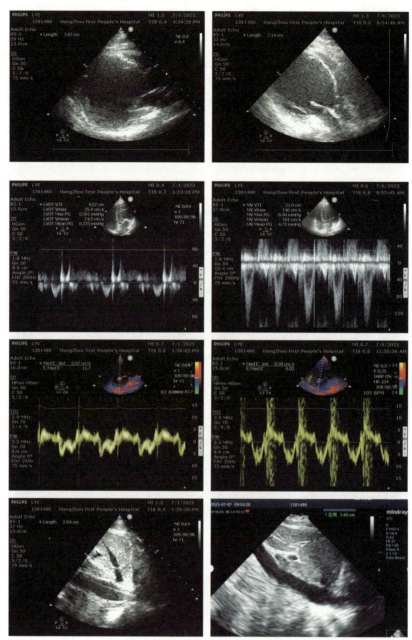

图 3.4　左心室内径、左心室收缩功能 VTI、左心压力 E/e'、容量状态 IVC 的前后对照（左图为
　　　 7月1日，右图为7月6日）。动态监测左心室舒张末内径，提示内径稳定在 7.1cm 左
　　　 右，无进行性扩张表现；心脏收缩能力改善（VTI 从 4.52cm 到 21cm）；左心充盈压力无
　　　 进行性升高

决策性临床思维与分析

关于该患者启动 ECPR 的获益，可能存在一定的困惑。首先，该患者基础存在扩张型心肌病，平时的心脏超声提示 EF 在 25% 左右，已经进展到终末期心脏病阶段；其次，从本次院外心脏骤停至计划启动 ECPR，低灌注时间已超过 1h，根据当前大部分学者的观点，

对于病因不可逆的终末期心脏病或心脏骤停发生后60min内不能有效建立ECMO循环支持的患者，属于相对禁忌。基于①本患者的年纪较轻；②心脏骤停后有旁观者实施CPR，得到了较为高质量的心肺复苏，复苏其间有短暂的自主心律恢复，启动ECMO时存在可电击的心室颤动；③家属的治疗意愿强烈，明确表达如病情允许时愿意行心脏移植等病因治疗；因此，我们决定启动ECPR。最终，该患者尽管从心脏骤停到有效的ECMO运行的间隔时间长达113min，但循环得以恢复，心功能和神经系统恢复良好，为心脏手术赢得了机会；也让我们对心肺复苏时间大于60min的难治性心脏骤停的患者启动ECPR的决策方面积累了一定的经验。

ECMO管理中的主要问题与应对

(1)脑功能管理。患者心脏骤停后的复苏时间长，脑低灌注的时间较长，缺氧缺血性脑损害明显，脑复苏存在很大的挑战。对于心肺复苏后缺氧缺血性脑损伤患者的最佳MAP尚无定论，滴定尚需更多维度的数据的综合评价，我们试图通过各项监测手段，如患者的神志、瞳孔、GCS评分、NSE水平、超声视神经鞘宽度、经颅多普勒超声、脑电图、脑组织氧、头颅CT等动态监测以达到最匹配患者需求的设置。如治疗其间，我们进行了充分的脑灌注维持(MAP 70～90mmHg，通过视神经鞘宽度测量估测颅内压，结合超声多普勒监测脑血流充分并避免高灌注、监测脑组织氧55%～75%达到脑氧供需平衡；镇静镇痛和积极进行亚低温管理(使用冰帽、冰毯维持核心体温32～34℃ 48h，之后缓慢复温，避免发热)以降低脑代谢率和氧消耗率；监测脑电，了解皮层受损的严重程度、镇静深度，以及防治癫痫的发生，用甘露醇及白蛋白减轻脑水肿，维持PCO_2 35～45mmHg以防治脑缺血等，为患者神经功能的恢复创造了条件。

(2)左心功能的监测与保护：外周型VA-ECMO显著增加左心室后负荷，可能使患者扩张的左心室进一步遭受打击，出现灾难性的左心高压，呈现顽固性心肌缺血、肺水肿、心内血栓形成等，因此，在ECMO运行其间，我们始终关注左心功能的监测与保护。这体现在：①避免左心室后负荷过高。通过设置满足重要器官(该患者的为脑)灌注的最低ECMO血流量和MAP以达到第一步的减负，积极联合IABP促进左心射血为第二步的减负，即便在心功能改善后撤离了VA-ECMO，仍保留IABP继续做心辅助和保护。②严密监测左心室的大小和舒缩功能。每班进行超声血流动力学的评估，避免出现左心室内径进行性增大、主动脉瓣开放不良的现象，并在ECMO血流量下调时比较自身心脏输出量能否相应代偿性增加，来共同决策流量的调整方向，达到促进自身射血和心功能改善的目的。③避免前负荷增加：满足循环流量的最低容量状态，将下腔静脉直径作为管理容量的简便窗口。通过以上监测和治疗，患者未发生令人担心的左心室进一步扩张，心功能得以逐渐恢复，在VA-ECMO运行5天后顺利撤离，也为后续手术创造了较好的条件。

治疗结果、随访及转归

患者于2023年8月16日行心脏移植，术后恢复可以。术后1年来我院随访，行动自如，生活自理，说话的速度较慢，已经回归工作岗位。

(叶　瑞　朱　英)

3.3.2 关于扩张型心肌病的概述

3.3.2.1 定义与特征

扩张型心肌病(dilated cardio myopathy,DCM)是一组可以由遗传或获得性因素引起的,临床表现以左心室或双心室扩大伴收缩功能障碍为典型特征的异质性心肌病,主要是心衰表现,包括左心衰和右心衰的症状,常伴随心力衰竭、心律失常和栓塞等临床表现。部分DCM患者以心脏性猝死为首发表现,少部分DCM患者没有任何症状。需除外其他可以引起心脏收缩功能障碍的异常负荷状态(如高血压病、瓣膜性心脏病、先天性心脏病)及缺血性心脏病等。其病理特征包括心肌纤维化、心室壁变薄、心腔附壁血栓形成等,最终导致心脏泵血功能障碍。

3.3.2.2 流行病学

1.发病率、患病率及病死率

发病率:美国调查显示,普通人群DCM的年发病率约为4~8/10万,但实际可能因漏诊而更高。

患病率:美国调查显示,年龄、性别标化的DCM的患病率为36.5/10万。我国的调查提示,DCM的粗患病率为37/10万,根据1995年全国1%人口抽样调查的年龄及性别构成情况标化后的患病率为19/10万。

病死率:早期研究显示,DCM患者的1年病死率为25%~30%,5年病死率接近50%。得益于纠正心衰药物和非药物治疗措施的不断发展。当前DCM患者的预后已经明显有改善,其3年及5年的病死率分别下降至10%和20%。10年无心脏移植的存活率超过60%。男性发病率高于女性(约为2.5:1),发病年龄多见于30~50岁,部分患者有家族史(约20%)。

2.预后

患者的5年生存率约为60%,死亡原因多为心力衰竭、恶性心律失常或猝死。扩张型心肌病是引起心力衰竭(心衰)的主要病因之一(仅次于冠心病和高血压),也是心脏移植最常见的病因。DCM患者的主要死因是进展性心衰(泵功能衰竭)和心脏性猝死(sudden cardiac death,SCD),前者大约占2/3,后者约占1/3。

不同的发病年龄的DCM患者的预后的差别较大,其中,儿童DCM(年龄<18岁)患者的心血管预后较成人DCM患者差,包括泵功能衰竭和致命性心律失常导致的SCD。

传统的观念认为,DCM患者的病理生理过程不可逆,疾病会逐渐进展,最终需要心脏移植或发生死亡。但是,新近的越来越多的研究发现,部分DCM患者自发地或者在抗衰药物治疗或器械治疗后,实现左心室逆重构(left ventricular reverse remodelig,LVRR),表现为左心室功能和(或)结构明显改善,甚至恢复正常。实现LVRR患者的预后明显优于未实现LVRR患者,其10年无心脏移植存活率超过80%。

3.3.2.3 发病机制

1.遗传因素

DCM为家族性,目前已经报道超过50个DCM相关的基因突变,遗传模式主要是常染色体显性遗传(autosomal dominant inheritance,AD),此外,还包括常染色体隐性遗传（autosomal recessive inheritance，AR）、X 连锁隐性遗传（X-linked recessive inheritance，XR）及母系遗传等。致病基因可以分为以下几个。

（1）编码肌小节（sarcomere）结构蛋白基因

最常见的是编码肌联蛋白（titin）的 *TTN* 基因，*TTN* 基因截断变异（TTN-truncating variant，TTNtv）是家族性 DCM 最常见的致病基因突变，约占 DCM 的 20%～25%。其遗传模式主要为 AD。

此外，编码 β 肌球蛋白重链的 *MYH7* 基因、α 肌球蛋白重链的 *MYH6* 基因、心脏 α 肌动蛋白（cardiac α-actin）的 *ACT C1* 基因、心脏肌钙蛋白 T（cardiac troponin T）的 *TNNT2* 基因、心脏型肌球蛋白结合蛋白 C（cardiac myosin binding protein C 3）的 *MYBPC3* 基因，以及 α 原肌球蛋白（α-tropomyosin）的 *TPM1* 基因等，也是家族性 DCM 常见的肌小节结构蛋白基因变异。

（2）编码细胞核膜蛋白基因

编码细胞核膜蛋白基因主要是编码核纤层蛋白 A/C（lamin A/C）的 *LMNA* 基因，约占家族性 DCM 的 5%～10%，其遗传模式也是 AD。此外，还有与 Emery-Dreifuss 肌营养不良（emery dreif uss muscular dystrophy，EDMD）发病相关的编码核包膜蛋白 emerin 的 *EMD*（又称 STA）基因突变，其遗传模式为 XR，以及跨膜蛋白 43（transmembrane protein 43）的 *TMEM43* 基因等。

（3）编码细胞骨架蛋白基因

编码细胞骨架蛋白基因主要包括编码抗肌萎缩蛋白（dystrophin）的 *DMD* 基因、结蛋白（desmin）的 DES 基因及细丝蛋白 C（filamin-C）的 *FLNC* 基因等。其中，*DMD* 基因主要参与 Duchenne 型肌营养不良（duchenne muscular dystrophy，DMD）和 Becker 型肌营养不良（becker muscular dystrophy，BMD）相关的 DCM，其遗传模式为 XR。

（4）其他基因

其他基因包括编码细胞膜上心脏钠离子通道 5α 亚型（cardiac sodium channel type-5 alpha subunit）的 *SCN5A* 基因、桥粒斑蛋白的 *DSP* 基因、受磷蛋白（phospholamban）的 *PLN* 基因、抗凋亡蛋白的 Bcl 2 相关永生基因 3（Bcl2 associated athanogene 3）的 *BAG3* 基因、tafazin 蛋白的 *TAZ/G4.5* 基因及细胞核内的 RNA 结合基序蛋白 20（RNA binding motif protein 20）的 *RBM20* 基因等。

2.获得性/非遗传因素

（1）药物

药物包括抗肿瘤药（如单克隆抗体、酪氨酸激酶抑制剂等）、精神科药物（如氯氮平、奥氮平、锂剂等）、氯喹等。

（2）酒精

酒精因素为酒精性心肌病（alcoholic cardiomyopathy，ACM）。

（3）免疫性或炎症性

免疫性或炎症性因素为炎症性心肌病（inflammatory cardiomyopathy），主要包括以下三种。

• 与自身免疫相关的，如巨细胞心肌炎（giant cell myocarditis，GCM）、心脏结节病

（sarcoidosis）以及嗜酸粒细胞性心肌炎（eosinophilic myocarditis，EM）等。

· 与毒性药物相关的，如免疫检查点抑制剂（immune checkpoint inhibitors，ICIs）。

· 与病原微生物感染相关的，如淋巴细胞性病毒性心肌炎和Chagas病（美洲锥虫病）等。

（4）电解质紊乱

电解质紊乱，会导致低钙血症等。

（5）铁过量

铁过量，会导致血色病或血色素沉积症等。

（6）内分泌疾病

内分泌疾病有甲状腺功能减退（甲减）或甲状腺功能亢进（甲亢）、甲状旁腺功能减退、嗜铬细胞瘤、肢端肥大症等。

（7）其他

如心动过速诱导的心肌病（tachycardia induced cardiomyopathy，TICM）、围生期心肌病（peripartum cardiomyopathy，PPCM）等。

3.病因——混合性效应

病因之间不是互相排斥的。

携带致病基因突变的易感个体在生活方式和环境因素的影响下发病。

未携带致病基因的个体由于多种非遗传性因素相互作用而发病。

扩张型心肌病的发生和发展过程是由基因突变和（或）环境因素的共同作用而使心肌的收缩和（或）舒张功能异常，伴有心脏的前后负荷异常，早期机体可以通过多种心脏本身的储备机制和心脏外的代偿机制进行代偿，出现适应性重构；后期出现失代偿时，机体出现神经内分泌系统的异常激活，包括交感神经系统（sympathetic nervous system，SNS）、肾素—血管紧张素—醛固酮系统（renin angiotensin aldosterone system，RAAS）、利钠肽、内皮素、血管加压素等，共同促进和维持病理性心脏重构的发生和发展。此外，细胞死亡（包括坏死、凋亡、自噬等形式）、心肌纤维化、慢性炎症及免疫反应、心肌能量代谢异常等也参与了DCM的发生和发展过程，最终导致心脏扩大伴收缩功能降低，并出现相应的临床表现。

3.3.2.4 ECMO指征

1.适应证

（1）难治性心源性休克

· 表现为持续低血压（收缩压<90mmHg）或需要大剂量的血管活性药物维持血压[如去甲肾上腺素>0.2μg/（kg·min）]。

· 终末器官灌注不足：乳酸持续升高（>4mmol/L）、少尿/无尿、意识障碍等。

· 血流动力学指标：心脏指数（CI）<1.8L/（min·m²），混合静脉血氧饱和度（SvO_2）<50%。

（2）心脏骤停

心肺复苏超过10min仍未恢复自主循环，且病因可逆。

（3）急性失代偿性心力衰竭

- 药物治疗（利尿剂、正性肌力药）、IABP等无效，或快速进展为多器官功能衰竭。
- 合并严重肺水肿或低氧血症（$PaO_2/FiO_2 < 100mmHg$）。

（4）过渡到终末期治疗

- 作为心脏移植或心室辅助装置的"桥梁"，维持患者的血流动力学稳定，等待供体或手术。
- 需满足条件：年龄较轻、无严重的合并症、社会心理支持良好。

（5）高危操作的围术期支持

高危操作的围术期支持，如心导管检查、心肌活检、射频消融术等术中可能出现循环崩溃的高危患者。

2. 禁忌证

有严重的脑损伤、不可逆多器官衰竭、乳酸 $> 10mmol/L$ 持续10h以上；伴晚期肿瘤或不可逆终末期疾病；伴严重的凝血功能障碍，如活动性大出血、DIC等。

3.3.2.5 ECMO的过程管理

1. 血流动力学管理

- 目标：维持 $MAP \geq 65mmHg$，$SvO_2 > 60\%$，乳酸下降至正常。
- ECMO流量：初始流量为 $2.5 \sim 4.0L/(min \cdot m^2)$，逐步降低正性肌力药的剂量。
- 左室卸载：若左室膨胀（超声见左室扩张、主动脉瓣未开放），需联合IABP、Impella或房间隔造瘘（降低左室前负荷）。避免左室血栓形成（超声监测左室收缩及血栓风险）。

2. 抗凝管理

- 目标ACT：肝素维持活化凝血时间（ACT）$180 \sim 200s$，监测血红蛋白尿及溶血迹象（VA-ECMO）并调整；或根据APTT调整（维持APTT $50 \sim 70s$）。
- 抗凝药物：普通肝素（常用）或比伐卢定（肝素诱导血小板减少症时）等。
- 监测：每 $4 \sim 6h$ 检测ACT/APTT、血小板、纤维蛋白原、D-二聚体。
- 出血时的处理：局部压迫止血，必要时输注血小板、冷沉淀或新鲜冰冻血浆。严重出血时，暂停抗凝，权衡血栓风险。

3. 器官支持与监测

- 呼吸管理

使用保护性肺通气（潮气量 $4 \sim 6mL/kg$，PEEP $5 \sim 10cmH_2O$），避免呼吸机相关性肺损伤。

定期评估肺水肿的改善情况（胸部X线、氧合指数、肺部超声等）。

- 肾脏保护

定期评估肾脏功能（包括肌酐、尿素氮、尿量等），必要时连续性肾脏替代治疗与ECMO串联，纠正电解质紊乱及液体过负荷。

- 神经系统监测

每日评估意识状态，定期进行头颅CT（排除脑出血/梗死）及血NSE、脑组织氧、脑电图、脑血流、视神经鞘测量、事件诱发电位等评估。

4.感染防控

• 严格无菌操作,每日评估导管穿刺的部位(红肿、渗液)。

• 使用经验性广谱抗生素(如怀疑导管相关性感染或脓毒症)。

3.3.2.6 ECMO撤机

1.撤机指征

• 心功能恢复:超声示LVEF改善(>25%)、左室舒张末径缩小。

• 血流动力学稳定:ECMO流量降至1.0~1.5L/min时,MAP≥65mmHg,乳酸正常,SvO_2>65%。

• 器官功能改善:尿量恢复,肝肾功能好转。

2.撤机流程

(1)撤机试验

逐步降低流量至基线水平的1/3(1.0~1.5L/min),结合超声评估心功能恢复(如LVEF≥20%、三尖瓣环收缩期的峰值速度≥6cm/s)予以撤机。持续监测血流动力学及超声。

(2)过渡治疗

若撤机失败,如在撤机实验其间血压下降、乳酸升高,需恢复ECMO的支持,需考虑主动脉内球囊反搏、心室辅助装置或心脏移植。

3.3.2.7 总 结

DCM是一组可由遗传或获得性因素引起的,临床表现以左心室或双心室扩大伴收缩功能障碍为典型特征的心肌病,死亡原因多为心力衰竭、恶性心律失常或猝死。DCM患者的ECMO管理需动态评估心功能、精细调整支持参数、预防并发症,并尽早制订过渡计划(恢复、VAD或移植)。团队协作、个体化策略和及时干预是改善预后的关键。

●

参考文献

邵梦娇,石佳,王欢,等.系统免疫炎症指数对扩张型心肌病合并射血分数降低的心力衰竭患者左心室逆重构的预测价值.中国循环杂志,2024,39(3):695-702.

王本臻,毛成刚.儿童扩张型心肌病诊断与治疗专家共识.中华儿科杂志,2024,62(9):811-825.

王志民,邹玉宝,宋雷,等.超声心动图检查调查8080例成人肥厚型心肌病患病率.中华心血管病杂志,2004,32(12):1090-1094.

吴鹏,张海波,任平,等.射血分数降低的扩张型心肌病患者左心室逆重构的预测因素及预后研究.中国循环杂志,2023,38:421-426.

张猛,沈捷.儿童扩张型心肌病的遗传学研究.国际儿科学杂志,2023,50(7):431-434.

赵庆有,马根山.扩张型心肌病预后因素研究进展.中华心力衰竭和心肌病杂志,2021,5(4):260-265.

中国扩张型心肌病诊断和治疗指南.临床心血管病杂志,2018,34(5):421-434.

CODD M B,SUGRUE D D,GERSH B J,et al. Epidemiology of idiopathic dilated and hypertrophic cardiomyopathy.Circulation,1989,80(3):564-572.

KOMAJDA M,JAIS J P,REEVES F,et al. Factors predicting mortrality in idiopathic dilated cardio-myopathy.Eur Heart J,1990,11(9):824-831.

LIU X,YU H,PEI J,et al. Clinical characteristics and long-term prognosis in patients with chronic heart hai-lure and reduced ejection fraction in China.Heart Lung Circ,2014,23(9):818-826.

RICHARDSON P,MCKENNA W,BRISTOW M,et al. Report of the 1995 World Health Organiza-tion/international society and federation of cardiology task force on the definition and classifica-tion of cardiomyopathies.Circulation,1996,93(5):841-842.

（叶　瑞　朱　英）

第4章
急性心肌梗死并发心源性休克：病例分享

4.1 病例精析一

病史简介

患者，男，55岁，因"突发胸痛4h"于2023年1月15日15时入院，患者于4h前无明显诱因下出现胸痛，位于心前区、胸骨后，呈压榨性，伴胸闷、大汗淋漓，无放射痛，无黑矇、晕厥，无恶心、呕吐，无畏寒、发热等不适，症状持续不缓解。16:39时，由患者家属送至当地医院，查心电图提示"Ⅰ、aVL、V5～V6导联ST段抬高，V1～V4导联r波递增不良"，急诊心肌酶谱阴性，诊断"急性ST段抬高型心肌梗死（广泛前壁、侧壁）"，予"阿司匹林＋氯比格雷双抗负荷、阿托伐他汀钙片稳定斑块、肝素钠针抗凝"等对症治疗。16:47时，用铭复乐16mg溶栓，于18:18转至本院的急诊科，患者突发心脏骤停，立即予以心肺复苏、电除颤、气管插管等积极抢救的措施后恢复自主心律，急诊查"血气分析：pH 7.253↓；CK 297U/L，CK-MB 9.72U/L，cTnI 0.812ng/mL，proBNP 95pg/mL"。急诊行冠脉造影提示"左冠主干末段30%狭窄；前降支近中段弥漫性狭窄，中段完全闭塞，回旋支细小，无明显狭窄；右冠脉开口30%狭窄，中段30%狭窄"，急诊行PTCA、IVUS及支架植入术，术后转入ICU进一步诊治。

既往史：否认肝炎、肺结核等传染病病史，否认高血压、糖尿病、心脏病、脑血管病、肺病、肾病史，否认恶性肿瘤史，否认药物、食物过敏史，否认输血、不良反应史。

ICU入科查体

患者处于药物镇静的状态，双侧瞳孔等大等圆，对光反应迟钝，气管插管接呼吸机辅助通气，呼吸20次/分，心率120次/分，氧浓度60%，血氧饱和度98%，去甲肾上腺素$[0.6\mu g/(kg \cdot min)]$维持下血压波动在110/80mmHg左右，两肺呼吸音粗，可闻及湿啰音，律齐，未闻及病理性杂音，腹软，无压痛及反跳痛，肝脾肋下未及，双下肢无水肿。

辅助检查

血气分析：pH 7.32，二氧化碳分压42mmHg，氧分压165mmHg，乳酸2.4mmol/L。

急诊肌红蛋白（MYO）＋急诊生化：谷丙转氨酶117U/L↑，肌酸激酶1216U/L↑，CK同工酶94.40ng/mL↑，乳酸脱氢酶539U/L↑，葡萄糖13.68mmol/L↑，肌红蛋白＞2000.0ng/mL↑，肌钙蛋白14.400ng/mL；急诊B型钠尿肽（BNP）333.0pg/mL↑；急诊降钙素原定量0.18ng/mL。

床边胸片:两肺纹理增多,请结合临床。床边超声:左室壁节段性活动异常,有少量的心包积液。EF为53%。

入ICU诊断

诊断为急性ST段抬高型心肌梗死(广泛前壁、侧壁),心源性休克。

ICU诊疗经过

患者入院后给予积极的支持治疗后血压仍旧持续下降,第二天(1月16日)中午使用去甲肾上腺素[0.4μg/(kg·min)]联合肾上腺素静脉[0.2μg/(kg·min)]维持下血压波动在90/45mmHg左右,床边超声提示患者的EF下降至30%,四肢变冷。血气分析提示乳酸4.5mmol/L,经过ECMO小组商议,经过家属同意签署知情同意书后决定行VA-ECMO治疗,通过左侧股静脉(置管直径20F)、右侧股动脉(置管直径16F)置入VA-ECMO技术,设置初始离心泵的转速为2500r/min,初始流量为3.0L/min,空氧混合器的氧浓度为100%,氧流速度为2.5L/min。运行其间,使用肝素抗凝,维持部分凝血活酶时间(APTT)在60～80s。

ECMO运行后发现患者出现尿量少,为方便容量管理,在ECMO的基础上进行连续性静脉-静脉血液滤过治疗,血流速度、置换量、脱水速度视患者的病情随时调整。同时,予以(头孢哌酮舒巴坦)舒普深针抗感染。在ECMO运行的第3天,血管活性药物的使用量明显减少,患者的心脏功能较前也有明显的改善(EF＝45%),脉压＞15mmHg,窦性心律,无明显的肺水肿,血气分析正常。ECMO运行的第4天,患者在ECMO运行的情况下已无须使用血管活性药物,运行6h后,患者的血压无明显的变化,动态复查血气分析提示乳酸水平正常。

根据循环和呼吸情况,2023年1月20日,撤离ECMO;2023年2月6日,拔除气管插管;2023年2月8日,转至普通病房。

决策性临床思维与分析

转患者入院后经过积极的治疗,1天后患者的血压仍旧逐渐下降,大剂量[＞0.2μg/(kg·min)]的去甲肾上腺素和肾上腺素使用下无法维持正常的血压,四肢出现湿冷,尿量减少,心超提示EF明显下降,同时伴有乳酸水平明显升高,提示已经出现心源性休克的早期症状,机体已经出现缺氧。为了避免病情继续加重,而出现休克加重,导致患者全身缺氧,甚至出现心脏骤停,所以积极给予VA-ECMO治疗,患者并没有严重的肺部病变,肺部的通气及弥散功能基本正常,所以并未增加肺功能支持的ECMO模式。

ECMO管理中的主要问题与应对

患者在ECMO运行的初期出现多次流量不稳定的情况,反复出现流量报警,表现为经常抖管或引流端管路被吸扁等情况,主要考虑为容量不足引起,此时根据超声检查下腔静脉来判断,给予适当的补液后好转。出血和血栓是ECMO运行中最容易出现的并发症,而这位患者在治疗过程中出现气道、穿刺点渗血,伴有凝血功能异常和血小板减少,针对这些问题,我们给予调整肝素使用,将APTT控制在要求范围的最低区域(50～60),加强穿刺点的固定以及换药、补充血小板和凝血因子(输血浆),在HGB低于80g/L时适当补充红细胞,对于预防感染的方面主要每日检测患者的炎症指标,对穿刺部位每日换药,并使用中等强度的抗生素预防感染,常规检查血培养和痰培养,指导抗生素的使用,在运行过程中并未出现严重的感染。

治疗结果、随访及转归

2023年3月13日,患者的相关指标恢复正常,心功能明显有改善,带药出院(肾内科出院)。

2023年4月21日,心脏彩超:左室壁节段性活动异常,心功能监测正常,LVEF 61%。心电图:①窦性心律;②顺钟向转位;③电轴左偏;④T波改变。

(张　涛　田　昕)

4.2　病例精析二

病史简介

患者,男,42岁,因"持续胸痛半小时"入院。患者半小时前无明显诱因下出现持续胸痛,位于胸骨中下段,伴出汗,略感胸闷,休息及含服"麝香保心丸"后未有明显缓解,无头晕黑蒙、无意识障碍,无发热、咳嗽,无腹泻、黑便等,为求进一步诊治来我院,120转运途中出现2次室颤,均予电除颤复律及胸外心脏按压心肺复苏成功。入急诊科时患者觉胸闷胸痛明显,体温36.6℃,呼吸30次/分,心率115次/分、血压90/

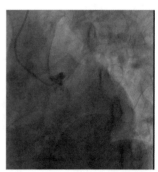

图4.1　冠状动脉造影图像

70mmHg,心电图示前壁ST段抬高。予阿司匹林、阿托伐他汀等药物治疗后行急诊冠脉造影,造影示左主干体部开始闭塞,行"左主干急性闭塞PCI+冠脉内溶栓术",术中再次出现室颤,予电除颤复律成功,术后低血压休克仍需血管活性药物去甲肾上腺素维持,并出现氧饱和度下降,予紧急气管插管后转入重症医学科。图4.1为冠状动脉造影图像。

否认既往有心、肝、肾、糖尿病等基础疾病和遗传性疾病家族史。

ICU入科查体

患者处于气管插管机械通气、镇静的状态,双瞳孔等大等圆,直径2.5mm,光反迟钝,体温36.3℃,心率112次/分,血压123/78mmHg[去甲肾上腺素1.0μg/(kg·min)],呼吸16次/分,指氧饱和度95%(PCV模式,PEEP 6cmH_2O,FiO_2 60%),心音低、律不齐,两肺可及少许的湿啰音,双下肢不肿,四肢湿冷。

辅助检查

床旁心脏超声:心尖部及室间隔基底段活动欠佳,二尖瓣、三尖瓣、肺动脉瓣轻度反流,左室收缩功能值降低(LVEF 35%)。

床旁胸片:考虑两肺渗出灶,卧位心影增大。

心电图:窦性心动过速108次/分,室性期前收缩,异常Q波(I、AVL、V1、V2),伴ST段抬高0.05～0.15mV,轻度T波改变,左胸导联QRS低电压。

实验室检查:pH 7.23,Lac 3.5mmol/L,TNI>50.000ng/mL,BNP 13.7pg/mL,K^+ 3.46mmol/L,Glu 6.63mmol/L,GPT 154.0U/L,Cr 73.4μmol/L,PT 11.6s,WBC 21.8×10^9/L,N% 92.1%,PLT 305×10^9/L,Hb 158.0g/L,CRP<0.05mg/L。

图4.2为心电图:窦性心动过速。

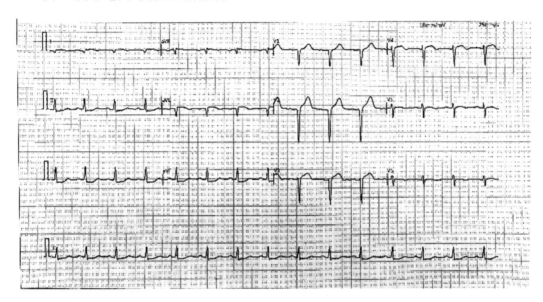

图4.2　心电图:窦性心动过速

入ICU诊断

考虑"冠状动脉粥样硬化性心脏病,急性前壁心肌梗死,室颤室速,心源性休克,急性左心衰、Killip Ⅳ级、心脏骤停心肺复苏术后"。

ICU诊疗经过

入科后继续行机械通气,予血管活性药物去甲肾上腺素升压等抗休克,阿司匹林及替格瑞洛抗血小板、肝素抗凝、胺碘酮及美托洛尔抗心律失常、阿托伐他汀调脂稳定斑块、维持内环境酸碱平衡等治疗。入科后患者持续有心电不稳定,再次出现室速室颤,予电除颤并胸外心脏按压,约5min后复律,考虑患者存在有心脏骤停后休克(postcardiac arrest shock,PCAS)循环衰竭伴电风暴,予右侧股静脉(置管直径21F)、左侧股动脉(置管直径17F)置管行VA-ECMO循环支持治疗,根据患者的体重,设置初始流量3.5L/min,空氧混合器的氧浓度100%,气血比(1:1),运行其间肝素抗凝、目标APTT维持于1.5~2.0倍的正常值,ECMO转机后平均动脉压(MAP)上升至65mmHg,当天逐步撤除血管活性药物,并酌情下调流量维持在3.0~3.2L/min。

ECMO上机后未再发室速室颤,第4天的心超复查EF 39%,随后试下调ECMO流量,至3L/min以下时出现MAP明显下降至60mmHg以下,故继续予ECMO治疗。其间,心超动态复查未见明显的左室扩张及主动脉瓣不开放的表现,同时使用头孢哌酮舒巴坦以预防感染治疗。

ECMO治疗后的第3天起出现反复发热(最高的体温达39.3℃)、PCT升至0.58ng/mL,考虑感染性发热,予停用头孢哌酮舒巴坦,改为亚胺培南-西司他丁钠联合利奈唑胺经验性抗感染治疗,治疗后体温逐步下降。5天后,血培养报告铜绿假单胞菌、鲍曼不动杆菌,痰培养为金黄色葡萄球菌,对上述两种抗生素均敏感。第8天,患者出现血尿,心内科的会诊意见予停替格瑞洛,继予阿司匹林抗血小板及普通肝素抗凝,2天后血尿症状消失。

第9天复查心超EF 45%,再次试下调ECMO流量,至2.5L/min以下时MAP仍下降至60mmHg以下,拟实施IABP联合ECMO双重循环支持下序贯撤离ECMO的策略。床旁行IABP序贯循环辅助支持治疗,予右股动脉穿刺放置IABP反搏导管(40CC),床边摄片定位导管球囊的远端位于胸骨角水平降主动脉起始部,置管成功后予1∶1反搏正常运转,血流动力学稳定。观察1h后逐步下调ECMO流量,每次减少500mL/min,直至降至1L/min,观察病情始终稳定,在双重循环支持3h后予以撤除ECMO。ECMO撤机后观察病情仍持续稳定。此后,患者的心功能有进一步的改善,IABP循环辅助支持5天后心超复查EF 65%,予以撤除IABP,IABP撤除后血流动力学持续稳定。具体见图4.3。

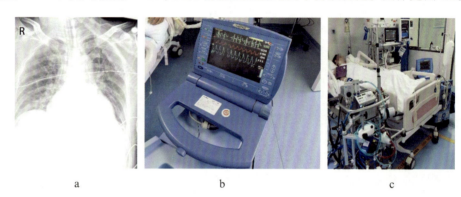

图4.3 a为床边胸片;b为IABP 1∶1支持;c为患者在VA-ECMO上机的情况

决策性临床思维与分析

ECMO上机及联合/序贯IABP如何做到个体化实施,是重症医师在临床上面临的一大难题。在面对AMI后顽固性心源性休克、交感电风暴常规抗心律失常无法及时有效控制的情况下,当机立断行VA-ECMO机械循环辅助支持,避免了因延迟上机而导致反复心脏骤停后不可逆的继发脑损伤及进一步全身多脏器功能的损伤和衰竭,为后续的患者恢复赢得时机。由于目前尚无相应的指南提出该类患者需常规ECMO联合IABP循环支持,同时也为尽可能减少有创操作的风险,因此,本例初始未实施联合IABP治疗。而当患者在ECMO治疗下度过AMI急性期、恶性心律失常得以有效控制且心脏功能有所好转,但尚未达到完全撤机的程度,且ECMO长时间运行又面临血流感染、出血及其他严重的并发症风险,为降低风险及减少并发症,同时也保障冠脉灌注和降低心肌氧耗等,选择在撤除ECMO前短时联合IABP再撤除ECMO进行序贯治疗,更有利于心肌功能的恢复和ECMO的顺利撤离。

如何根据患者的心功能恢复等情况来综合评估ECMO的撤机指征和时机。临床上,对于机械循环辅助支持的管理往往存在"上机容易下机难"的窘境。目前,国内外相关的指南共识推荐LVEF及VTI等心超参数、血管活性药物的依赖程度等指标可作为一定的撤机判断的依据,但具体的阈值尚无统一的标准,且超声检查者的技术差异等主观因素,易影响重症医师的临床判断。我们认为决策的主要依据需结合患者的心脏功能的恢复程度及灌注状况、ECMO循环支持的力度、操作实施相关并发症的风险大小以及原发病和病程时期等来综合评估和判断。

本例急性心肌梗死患者存在左主干病变及心脏骤停后心肌功能障碍、电风暴，在 VA-ECMO 支持 3 天后就相继出现了血流感染、血尿等并发症，为临床管理带来了一定的难度。如何做到既能顺利撤除 ECMO 以减少并发症的风险又兼顾心肌功能恢复的时程需求，且不至于因失去机械循环支持而致全身氧供障碍后前功尽弃？考虑到当时患者的心脏功能虽有一定的恢复（EF 升至 45%），但病程仍较短，心脏功能恢复不足，冠脉灌注仍需保障，故综合评估后采取了 IABP 联合 ECMO 双重循环支持下的 ECMO 序贯撤机，直至病程 2 周后心功能基本恢复后 IABP 撤除的策略。

临床上，还需加强对 PCAS 的认识和关注。该例患者在心脏骤停后行心肺复苏后出现心源性休克，除常规的治疗外，及时有效的 MCS 是避免病情进一步加重而导致全身多脏器功能衰竭的重要措施，尤其当出现交感电风暴时更要积极快速给予 VA-ECMO 的支持，同时经由床旁心超动态观察有无出现左室明显扩张、主瓣不开放等左室后负荷超载表现来优化参数设置，必要时行 IABP 等措施进行左室机械减压（mechanical unloading，MU）。

ECMO 管理中的主要问题与应对

ECMO 运行相关并发症的处理需要 MDT 的协作。对于 ECMO 技术相关并发症的防治，应加强监测和预警及多学科协作，如对 AMI 患者实施 ECMO，可出现出血、感染、凝血功能异常、肢体缺血及栓塞等相关的并发症，其专科处理可涉及心内科、血液科、感染科、神经科、血管外科等，因此，必须发挥 MDT 的协作。

本例患者使用了头孢哌酮舒巴坦来预防感染，在 ECMO 治疗后还是相继出现了血流感染和肺部感染的并发症，在及时调整选择合适的抗生素后得以好转。针对血流感染，国内有学者提出建立相关的风险预测模型可较好地预测其发生风险，包括 ECMO 运行时间、血管内的导管数、血清降钙素原水平等，一旦发生，更要积极谨慎地评估 ECMO 继续应用的必要性，做好下机和应急的准备，同时还要做好医患之间的有效沟通。2024 年新近发布的《成人体外膜氧合辅助其间感染防控专家共识》也指出：当怀疑或确诊血流感染时，建议尽早使用抗生素，并结合当地的细菌学制定抗感染方案。

此外，该例 AMI 患者在经过 ECMO 治疗 8 天后，在常规的双重抗血小板和肝素抗凝下发生了出血并发症。如何在防止环路及机体血栓和出血之间寻求平衡点也是 ECMO 管理的一大难点，临床上应加强凝血指标的动态监测，如 ACT、APTT、D-二聚体、FDP、血小板计数等，以期及早发现和及时处理。当原发专科疾病有抗凝/抗栓需求与 ECMO 治疗中发生出血并存，但目前尚无相关的指南明确指导的情况下，及时组织 MDT 讨论和通过综合评估来决策显得尤为重要，通过制定个体化的策略来对治疗进行动态调整，同时密切加强对原发病的相关监测。必要时，可考虑采取一定的流量（如 > 3L/min）下的无肝素抗凝策略或适当下调 APTT/ACT 的维持目标。

治疗结果、随访及转归

在病程第 9 天撤除 ECMO，在病程 2 周后撤除 IABP，患者的意识逐步恢复。在病程第 3 周撤离呼吸机，复查冠脉造影示前降支轻度狭窄 30%，内见陈旧性血栓。在病程 1 个月后拔除气管，切开导管，患者的意识清楚，生命体征稳定。观察 4 天后将患者转康复医院进行后续的康复治疗,2周后康复出院。目前,患者在心内科门诊常规随诊。

（汪永斌　姬晓伟）

4.3　急性心肌梗死并发心源性休克的概述

4.3.1　急性心肌梗死的分类和流行病学

急性心肌梗死(AMI)是目前发达国家的主要的死亡原因之一,全球的患病率接近300万人,美国每年的死亡人数超过100万人。急性心肌梗死可分为两类:非ST段抬高型心肌梗死(NSTEMI)和ST段抬高型心肌梗死(STEMI)。不稳定型心绞痛与NSTEMI相似,但心脏标志物并未升高。目前,临床使用的5种心肌梗死亚型是依据2018年修订的第四版急性心肌梗死的全球统一的定义,鉴于其临床应用实践的局限性,2023年有学者提出以自发性、继发性和程序性心肌梗死3种更为客观、相对简便的新临床分类作为替代,重点考虑自发性冠脉事件患者诊断的敏感性,以及其他情况继发的氧供需失衡,或冠脉介入治疗(percutaneous coronary intervention,PCI)或心脏手术并发症相关的诊断特异性。

4.3.2　发病机制

AMI下心肌缺血缺氧,会发生心肌不可逆的损伤,可导致心脏收缩和舒张功能受损、泵衰竭心源性休克。心源性休克(cardiogenic shock,CS)是指心脏泵血功能受损而导致心输出量显著减少,心脏无法向全身组织输送足量的血液,引起严重的急性周围循环衰竭,从而无法满足组织代谢的需求的一种综合征,其病因以AMI的占比最高,约为80%。AMI患者发生CS的比例为4%~12%,AMI合并CS(AMI-CS)下的病情进展迅速,尽管早期行PCI血运重建和积极的心血管活性药物治疗能起到一定的作用,但其病死率仍高达50%。

此外,AMI后还可发生严重的致命性心律失常甚至导致心脏骤停(cardiac arrest,CA),从而危及生命。而心脏骤停后即使成功恢复自主循环(return of spontaneous circulation, ROSC),仍可发生休克,称之为心脏骤停后休克(postcardiac arrest shock,PCAS),又称复苏后休克,是指CA后最初几小时内发生的血流动力学不稳定,其机理复杂,包括血管麻痹、毛细血管渗漏综合征和心肌功能障碍多种现象,是ROSC后72h内入住ICU的患者死亡的主要原因。其中,发生的心肌功能障碍称之为心脏骤停后的心肌功能障碍(postcardiac arrest myocardial dysfunction,PCAMD),发病机制与缺血再灌注损伤、全身炎症反应、儿茶酚胺风暴有关,其左室射血分数阈值尚不清楚,范围为40%~55%。Cha等提出分三种类型:全心性运动减退、Takotsubo样、节段性室壁运动异常。

4.3.3　ECMO的上机指征

当AMI患者出现CS或PCAS,临床上的药物治疗或PCI血运重建的效果欠佳,仍持续存在循环衰竭和/或恶性心律失常时,往往机械性循环支持(mechanical circulatory support，MCS)的作用显得尤为重要。VA-ECMO和主动脉内球囊反搏为目前常用于AMI-CS的MCS手段。

ECMO可提供循环和呼吸双重支持,尤其能提供稳定的血液流速、具有强大的心泵替代和支持作用,目前是适合严重的双心室衰竭患者治疗的唯一的短期辅助支持装置,特别是在难治性CS或循环停滞的患者中。一项针对CS患者的荟萃分析显示,与未使用VA-ECMO相比,使用VA-ECMO的患者在30天内的生存率提高了13%;与IABP相比,VA-ECMO的生存率增加。研究表明,有6%~10%的急性冠脉综合征的患者随着梗死面积向心外膜下区域扩展会发展成心源性休克,甚至是室间隔破裂。这种情况下,尽早启动VA-ECMO支持,可改善冠脉血流量,为冬眠心肌的恢复赢得时间,从而可明显降低此类患者的死亡率。难治性心源性休克患者在经历早期液体复苏、血管活性药物等传统治疗后,全身出现低灌注的表现时,应在60min内建立VA-ECMO并有效运转,尽量为残存的亚健康心肌争取更多的存活时间,为最终的多学科介入治疗和外科治疗发挥"桥接"的作用。国际体外生命支持组织指南建议适应证为:收缩压低于90mmHg,尿量＜30mL/h,乳酸超过2mmol/L,混合静脉血氧饱和度低于60%,意识状态改变,传统的药物、液体优化治疗6h仍无明显的改善,则考虑进一步给予VA-ECMO辅助。

4.3.4 在ECMO其间的管理

外周VA-ECMO的主要缺点是缺乏完整的左心室"卸载"能力,不会减轻左心室的工作量,因此需要优化前后负荷、心肌收缩力,以维持通过左心室的正向血流,以防止肺水肿和左心室功能下降。当利尿剂和正性肌力药物的效果不佳时,常使用机械手段来辅助支持。根据ELSO的数据,在2010—2019年间接受VA-ECMO治疗的12734例成年患者中,有3399例患者需要机械卸载左心室负荷,其中,82.9%使用IABP,17.1%使用经瓣经皮心室辅助装置,如Impella。IABP是一种使用心电图、动脉压监测和光纤传感器与收缩和舒张同步的球囊导管,通过利用球囊在心脏舒张期球囊充气和收缩期放气,以增加冠脉舒张压和心肌灌注量、降低左心室后负荷、降低室壁张力、改善心室功能和血流动力学。尽管IABP SHOCK Ⅱ和亚组分析显示,IABP不能降低AMI-CS患者30天和1年、6年的死亡率,以及在血运重建术前后植入IABP并不影响死亡率,但此结论与我们对IABP的实际的临床疗效的印象似乎不符,其便利性、安全性、高普及率和成本效益仍然使其成为临床应用最为广泛的MCS。有荟萃分析表明,IABP可能更有利于接受溶栓治疗或PCI失败的AMI和CS患者。然而,IABP植入的时机至关重要,因为即使血流恢复,延迟植入也会导致不可避免的心肌损伤。当入院后立即诊断出AMI合并泵衰竭时,立即植入IABP可以更好地挽救垂死的心肌,保护剩余的心功能。同时,ECMO治疗其间联合IABP是临床上较为普遍实施的一种左室机械性减压(mechanical unloading,MU)策略,但其是否增加并发症的风险、降低死亡率以及启动的最佳时机等方面仍存在争议。有研究显示,MU的使用降低了接受VA-ECMO的CS患者的死亡率,但也与并发症的发生率较高相关,如出血、肢体缺血、溶血和肾损伤风险增加。目前,大多数的观点支持联合使用IABP和ECMO,ECMO其间联用IABP进行MU,可增加心输出量0.5~1.0L/min,并一定的程度地克服ECMO诱导的左心室后负荷增加的不利的影响,还可降低肺动脉压、缩小左心室的内径。

此外,针对其不同的技术特点和并发症的风险,临床上选择两者联用的同时,还可考虑 VA-ECMO 撤除后 IABP 的序贯性支持策略以在急性期提供不同程度的机械循环辅助治疗的同时,尽可能减少并发症的风险,但目前尚未有相应的国内外的研究报道,故其最终效果、启动的最佳的临床时机等仍需大规模、多地区、多中心的随机对照试验进行评价。

由于在急性心肌梗死其间,需要常规使用抗血小板药物,而 ECMO 和/或 IABP 其间需要使用抗凝剂来防止管路凝血,此时,出血事件就会较其他的单纯的 ECMO 患者多见。插管部位发生出血是最常见的,抗凝治疗也可能导致全身性出血,最常见于上消化道和下消化道、胸肺部和心包。ECMO 回路还可能导致溶血和血小板减少症,增加弥散性血管内凝血和肝素诱导的血小板减少症的风险。出血与凝血在机体内保持平衡,血栓性并发症也经常发生,发生率高达 22%。血液暴露于 VA-ECMO 的人工表面,以及可能的心室内,或主动脉根部血停滞而导致机体产生炎症介质,可能导致患者发生血栓栓塞事件和 VA-ECMO 的泵发生故障。目前,尚无明确的抗凝策略共识和指南,但 ELSO 关于 ECMO 其间抗凝治疗的指南建议初始的肝素输注速率为 7.5~20.0U/(kg·h)。更重要的需要定期监测凝血功能,并使用普通肝素将活化凝血时间目标定为 180~220s,部分凝血活酶时间目标为 60~80s,抗 Xa 水平为 0.3~0.7IU/mL。尽管抗凝被认为是标准的做法,但最近的一份报告证明了无须抗凝的 VA-ECMO 治疗与接受抗凝治疗的患者相比,患者的死亡率和总体并发症的发生率(包括出血)均相当。总体而言,预防出血和血栓形成具有挑战性,因为它需要在抗凝和止血之间找到最佳的平衡。详细的患者用药史和既往史,顺利和细致的手术或穿刺插管技术,密切监测患者的临床表现、用药和实验室检查,以及跨学科合作有助于预防出血或凝血并发症。

肢体缺血也是 VA-ECMO 的一种常见的并发症,据报道,其相关死亡率高达 60%。远端灌注插管可为插管侧腿部提供正向的血流,并降低缺血性肢体损伤的风险,但仍有 13%~35% 的外周 VA-ECMO 患者出现缺血性肢体损伤。一些中心主张积极放置远端灌注导管,而其他中心则采用选择性方法,使用血氧饱和度仪、超声仪等仔细监测肢体缺血。同样重要的是,肢体缺血也可能是由于严重的心源性休克、血管收缩或体温过低而发生的。为了排除急性肢体缺血,体格检查、多普勒脉搏监测和超声检查是需要的。预防 VA-ECMO 的相关的血管并发症至关重要,因为这些不良事件与生存率显著相关。

4.3.5 ECMO 的撤机

当患者的心脏充分恢复后,应考虑撤离 VA-ECMO。具体来说,ELSO 建议在 VA-ECMO 流量为 2~2.5L/min 时,只需要少量的血管活性药物和正性肌力药物,就可以维持脉压差 >10mmHg,当 MAP>65mmHg,就具备了尝试撤离 ECMO 的条件。撤机试验其间,推荐借助超声心动图用于评估双心室的功能、是否存在瓣膜功能障碍以及 LVOT VTI(心输出量的替代指标)。在此阶段,夹住 ECMO 回路,使用 Swan-Ganz 导管可能有助于客观评估左心压力和心输出量。撤机过程中,ECMO 流量每 5~10min 逐渐减少 500mL/min。在停止 ECMO 支持(夹闭管路)或 ECMO 流量低至 1L/min 后 3~5min 对患者进行评估。如果满足以下参数,则可以预期成功撤机:MAP>60mmHg,LVOT VTI>

0.12m/s, 组织多普勒二尖瓣环侧壁峰值的收缩速度 ≥ 6cm/s, CVP ≤ 10mmHg, 以及 LVEF ≥ 25% ～ 30%, 低剂量的 1 ～ 2 种正性肌力药或升压药。

参考文献

黎嘉嘉, 罗小秀, 黄晓波. 静脉 - 动脉体外膜肺氧合上机时机的探讨. 中华医学杂志, 2022, 102(25): 1874-1877.

ALAOUR B, LIEW F, KAIER T E. Cardiac troponin-diagnostic problems and impact on cardiovascular disease. Ann Med, 2018, 50(8): 655-665.

BARBERI C, HONDEL K E. The use of cardiac troponin T (cTnT) in the postmortem diagnosis of acute myocardial infarction and sudden cardiac death: a systematic review. Forensic Sci Int, 2018, 292: 27-38.

CHA K C, KIM H I, KIM O H, et al. Echocardiographic patterns of postresuscitation myocardial dysfunction. Resuscitation, 2018, 124: 90-95.

CHEN Z, GAO Y, LIN Y. Perspectives and considerations of IABP in the era of ECMO for cardiogenic shock. Adv Ther, 2023, 40(10): 4151-4165.

CHUNG S Y, TONG M S, SHEU J J, et al. Short-term and long-term prognostic outcomes of patients with ST-segment elevation myocardial infarction complicated by profound cardiogenic shock undergoing early extracorporeal membrane oxygenator-assisted primary percutaneous coronary intervention. Int Cardiol, 2016, 223: 412-417.

DUDZINSK J E, GNALL E, KOWEY P R. A review of percutaneous mechanical support devices and strategies. Rev Cardiovasc Med, 2018, 19(1): 21-26.

GRANDIN E W, NUNEZ J I, WILLAR B, et al. Mechanical left ventricular unloading in patients undergoing venoarterial extracorporeal membrane oxygenation. J Am Coll Cardiol, 2022, 79: 1239-1250.

IZUMIKAWA T, SAKAMOTO S, TAKESHITA S, et al. Outcomes of primary percutaneous coronary intervention for acute myocardial infarction with unprotected left main coronary artery occlusion. Catheter Cardiovasc Interv, 2012, 79(7): 1111-1116.

KAPUR N K, THAYER K L, ZWECK E. Cardiogenic shock in the setting of acute myocardial infarction. Methodist Debakey Cardiovasc J, 2020, 16(1): 16-21.

KARAGIANNIDIS C, BRODIE D, STRASSMANN S, et al. Extracorporeal membrane oxygenation: evolving epidemiology and mortality. Intensive Care Med, 2016, 42(5): 889-896.

KEEBLER M E, HADDAD E V, CHOI C W, et al. Venoarterial extracorporeal membrane oxygenation in cardiogenic shock. JACC Heart Fail, 2018, 6: 503-516.

KOZIOL K J, ISATH A, RAO S, et al. Extracorporeal membrane oxygenation (VA-ECMO) in management of cardiogenic shock. J Clin Med, 2023, 12(17): 5576.

KRASIVSKYI I, GROSSMANN C, DECHOW M, et al. ECMO retrieval program: what have we learned so far. Life, 2023, 13: 157.

LINDAHL B, MILLS N L. A new clinical classification of acute myocardial infarction. Nat Med,

2023,29(9):2200-2205.

LORUSSO R,SHEKAR K, MACLAREN G,et al. ELSO interim guidelines for venoarterial extracorporeal membrane oxygenation in adult cardiac patients. ASAIO J,2021,67(8):827-844.

NASCIMENTO B R,BRANT L C C, MARINO B C A,et al. Implementing myocardial infarction systems of care in low/middle-income countries. Heart, 2019,105(1):20-26.

ORTUNO S,GERI G,BOUGUOIN W, et al.Myocardial dysfunction after cardiac arrest:tips and pitfalls. Eur J Emerg Med,2022,29(3):188-194.

OUWENEEL D M,SCHOTBORGH J V,LIMPENS J,et al. Extracorporeal life support during cardiac arrest and cardiogenic shock: a systematic review and meta-analysis. Intensive Care Medicine,2016,42(12):1922-1934.

POZZI M, FLAGIELLO M, ARMOIRY X,et al. Extracorporeal life support in the multidisciplinary management of cardiogenic shock complicating acute myocardial infarction. Catheter Cardiovasc Interv, 2020,95(3):E71-E77.

RAJSIC S, BREITKOPF R, BUKUMIRIC Z, et al. ECMO support in refractory cardiogenic shock: risk factors for mortality. J Clin Med,2022, 11: 6821.

RAJSIC S, BREITKOPF R, RUGG C, et al. Thrombotic events develop in 1 out of 5 patients receiving ECMO support:an 11-year referral centre experience. J Clin Med,2023,12:1082.

RAJSIC S,BREITKOPF R,JADZIC D, et al. Anticoagulation strategies during extracorporeal membrane oxygenation:a narrative review. J Clin Med, 2022, 11:5147.

RAJSIC S,BREITKOPF R,TREML B,et al. Association of aPTT-guided anticoagulation monitoring with thromboembolic events in patients receiving VA-ECMO support: a systematic review and meta-analysis. J Clin Med,2023,12:3224.

RAJSIC S, TREML B, JADZIC D,et al. aPTT-guided anticoagulation monitoring during ECMO support:a systematic review and meta-analysis. J Crit Care,2023,77:154332.

RAO P,KHALPEY Z,SMITH R,et al. Venoarterial extracorporeal membrane oxygenation for cardiogenic shock and cardiac arrest. Circ Heart Fail,2018,11:e004905.

REDFORS B, ANGERAS O, RAMUNDDAL T, et al.17-year trends in incidence and prognosis of cardiogenic shock in patients with acute myocardial infarction in western Sweden.Int J Cardiol,2015,185:256-262.

SCHMIDT M,WUNSCH H,BRODIE D. Have we averted deaths using venoarterial ECMO? Intensive Care Med, 2018, 44(12):2219-2221.

SCHRAGE B, BECHER P M, BERNHARDT A, et al. Left ventricular unloading is associated with lower mortality in patients with cardiogenic shock treated with venoarterial extracorporeal membrane oxygenation: results from an international, multicenter cohort study. Circulation, 2020,142(22):2095-2106.

TANAKA D,HIROSE H,CAVAROCCHI N,et al. The impact of vascular complications on survival of patients on venoarterial extracorporeal membrane oxygenation. Ann Thorac Surg, 2016, 101: 1729-1734.

THIELE H,OHMAN E M,WAHA-THIELE S D,et al. Management of cardiogenic shock complicating myocardial infarction: an update 2019. Eur Heart J,2019,40(32):2671-2683.

THYGESEN K, ALPERT J S, JAFFE A S,et al. Fourth universal definition of myocardial infarction (2018). Eur Heart J, 2019,40(3):237-269.

TONNA J,SELZMAN C BARTOS J, et al. Critical care management, hospital case volume, and survival after extracorporeal cardiopulmonary resuscitation. Circulation,2020,142(Suppl 4):117.

TSANGARIS A,ALEXY T,KALRA R,et al. Overview of veno-arterial extracorporeal membrane oxygenation（VA-ECMO）support for the management of cardiogenic shock. Front Cardiovasc Med,2021, 8: 686558.

WOOD K L,AYERS B,GOSEV I,et al. Venoarterial-extracorporeal membrane oxygenation without routine systemic anticoagulation decreases adverse events. Ann Thorac Surg,2020,109:1458-1466.

ZENG P,YANG C J,CHEN J, et al. Comparison of the efficacy of ECMO with or without IABP in patients with cardiogenic shock: a meta-analysis.Front Cardiovasc Med,2022,9:917610.

（杨江江　谢　波）

第5章
暴发性心肌炎:病例分享

5.1　病例精析一

病史简介

患者,女,22岁,因"发热伴恶心呕吐3天"于2022年1月22日入院。患者3天前无明显诱因下出现发热,当时体温达38.8℃,伴畏寒、寒战,进食后恶心、呕吐,呕吐为胃内容物,大便稀水样,伴全身乏力、头晕、胸闷不适,无意识不清,无胸痛、心悸,无呕血、黑便,无尿频、尿急、尿痛等不适。自服"莲花清瘟颗粒"治疗,症状无明显改善,至外院就诊。查急诊生化示"谷丙转氨酶1256.2U/L,肌酐122.6μmol/L,肌酸激酶同工酶 102.2U/L,超敏C反应蛋白18.11mg/L"。心脏彩超示"左心弥漫性收缩功能减退",考虑"病毒性心肌炎,多器官功能不全"。为求进一步治疗转入衢州市人民医院重症医学科诊治。

否认既往有心、肝、肾脏等基础疾病和遗传性疾病家族史。

ICU入科查体

患者的神志清,精神极软,鼻导管吸氧5L/min,测不出SpO$_2$,体温35.5℃,血压103/65mmHg[去甲肾上腺素0.5μg/(kg·min)],心率58次/分,呼吸22次/分。双肺听诊呼吸音粗,双下肺可闻及少许的细湿啰音。心律显著不齐,心音低钝,各瓣膜区未闻及明显的病理性杂音。腹平软,肝脾肋下未及,移动性浊音阴性。四肢肌力正常,双侧巴氏征阴性,四肢末梢湿冷。

辅助检查

床边心脏彩超检查:左心弥漫性收缩功能减退(EF＝28%)。

床边胸片:肺心膈未见异常的X线征象。

心电图:多形性室性心动过速。

实验室检查:白细胞计数21.2×10^9/L,中性粒细胞百分数76.3%,谷丙转氨酶2463.3U/L,肌酐130.7μmol/L,肌酸激酶同工酶274.2U/L,肌钙蛋白Ⅰ 18.91μg/L,B型尿钠肽2280.05pg/mL,血乳酸12.8mmol/L,超敏C反应蛋白21.17mg/L。

入院诊断

考虑"暴发性心肌炎,心源性休克,多器官功能不全"。

ICU诊疗经过

入院后给予气管插管机械通气,减轻心脏氧耗;给予利多卡因对抗室性心律失常;适当补液,抗休克治疗;1h后,患者的血压发生进行性恶化,血气分析提示内环境差,乳酸出现进行性升高;遂决定通过左侧股静脉(置管直径21F)、右侧股动脉(置管直径17F)置入VA-ECMO技术,设置初始离心泵的转速为2200r/min,初始流量为2.8L/min,空氧混合器氧浓度100%,氧流速度2.5L/min。运行其间给予肝素抗凝以维持活化凝血时间(ACT)在180~220s之间。

患者存在急性肾损伤,为方便容量管理,在ECMO的基础上进行连续性静脉-静脉血液滤过治疗,血流速度150mL/min,置换量2L/h。同时予以(注射用哌拉西林钠/他唑巴坦钠)特治星针抗感染、阿昔洛韦抗病毒、静注人免疫球蛋白调节免疫功能、甲泼尼龙注射液抗炎治疗、营养心肌、护肝、护胃、维持水电解质平衡、营养支持治疗等。在ECMO运行的第4天,患者的心脏功能明显有改善(EF=48%),脉压差>20mmHg,无恶性心律失常发生,血气分析提示内环境正常,降低ECMO的流量至1.0L/min。运行6h后,患者的血压无明显的变化,动态复查血气分析提示乳酸正常,中心静脉血氧饱和度无明显的变化,提示自身的心脏能够满足全身血液循环和氧代谢。

根据循环和呼吸情况,2022年1月27日,撤离ECMO;2022年1月29日,拔除气管插管;2022年2月3日,停用连续性血液滤过;2022年2月6日,转入普通病房。

决策性临床思维与分析

患者入院时在中等剂量的去甲肾上腺素维持下尚能达到目标血压,并且无明显的肺水肿表现,但心电图显示多形性室性心动过速,血乳酸升高明显,经过充分镇静、气管插管来减轻氧耗,利多卡因对抗室性心律失常,容量调整等处理后的效果差,心电图仍呈现多形性室性心动过速,动态复查血乳酸进行性升高。这提示患者目前的心排出量并不能满足机体组织灌注的需求,因此,我们决定立即启动VA-ECMO治疗,避免因延迟上机而导致心脏骤停。

ECMO管理中的主要问题与应对

该患者在ECMO上机前无明显的肺水肿表现,以2.8L/min作为初始流量运行30min后气道内吸出粉红色的泡沫样痰液,床边胸片提示肺水肿明显,床边心脏彩超提示主动脉瓣开放不佳、左心室饱满,我们将ECMO的流量下调至2.0L/min,给予CRRT以保证液体适当负平衡。调整治疗方案1h后复查心脏彩超,提示左心室的大小恢复正常、主动脉瓣开放可。此时,患者的血乳酸水平逐步下降,室性心律失常的情况较前明显减少,去甲肾上腺素的剂量逐步下调,说明对该患者而言,2.0L/min流量能满足组织灌注的需求。我们建议ECMO辅助流量以能满足机体组织灌注的较低的流量为宜,这样能尽量避免因左心室后负荷急剧增加而导致左心膨胀,从而影响心脏功能的恢复。

治疗结果、随访及转归

2022年2月27日,患者的相关指标恢复正常,心功能明显有改善,带药出院。出院后门诊随访,患者平时的日常生活无明显的不适,相关的复查结果如下。

2022年3月26日,心脏彩超:心脏各腔室的大小正常,心功能监测正常,LVEF 62%。

2022年7月28日,心脏彩超:心脏各腔室的大小正常,心功能监测正常,LVEF 65%。心电图:窦性心律,完全性右束支传导阻滞,T波改变(下壁、前壁、前侧壁,见低平、倒置改变)。

(孙 勇 方红龙)

5.2 病例精析二

病史简介

患者,女,16岁,既往体健,因"胸痛2天,发热12h"于2021年9月27日入院。患者2天前无明显诱因下出现间歇性胸痛,位于胸骨后,呈隐痛,程度可忍,深呼吸及活动后疼痛加剧,无肩背部放射痛,无头晕、头痛,无腹痛、腹泻,无尿频、尿痛的不适,当时未予重视,未经诊治。1天前自感胸痛加剧,伴头晕心悸,休息后不能缓解,遂至当地医院就诊。辅助检查示:血常规白细胞7.3×10^9/L,血小板309×10^9/L,中性粒细胞65.8%,AST 54U/L,CK-MB 41.3ng/mL,cTnI 8.796ng/mL,ECG窦性心律,ST-T改变,考虑"急性心肌炎"。考虑病情危重,建议至上级医院就诊,遂由家人送至我院急诊科,来院时患者诉胸闷,伴气促,测体温38.6℃,血压91/60mmHg,辅助检查示:cTnI 16.700ng/mL,AST 77U/L,CK-MB亚型 60ng/mL,NT-proBNP 1464pg/mL。心电图:①窦性心律;②ST-T改变(V1~V4导联ST段弓背抬高);③电轴左偏。拟"病毒性心肌炎"收住心内科。2021年9月28日凌晨,患者突发意识不清,阿-斯综合征发作,心电监护提示间歇性三度房室传导阻滞,予临时起搏器置入。植入起搏器后,患者有反复的室速发作,不能触及大动脉搏动。予持续心肺复苏,ECMO团队第一时间赶到病房,保持高质量、高标准的心肺复苏的同时,启动ECPR(左侧股静脉置入直径20F引血管,右侧股静脉置入直径16F灌注管),仅用25min将ECMO顺利上机,心肺复苏的总时间约为2h。VA-ECMO建立后立即将患者转运至ICU。

ICU入科查体

患者的神志昏迷,GCS 1+T+1,气管插管,机械通气,有VA-ECMO支持,体温36.3℃,脉率113次/分,血压72/59mmHg[去甲肾上腺素针2.6μg/(kg·min)及垂体后叶素针持续静脉泵入],双侧瞳孔散大,左侧瞳孔直径5mm,右侧瞳孔8mm,对光反射消失。两肺呼吸音粗,可闻及广泛的湿啰音,心尖搏动减弱,心音低钝,可闻及奔马律。腹平软,压痛及反跳痛不配合。全身湿冷,皮肤散在花斑样改变,双下肢水肿,未触及双侧足背动脉搏动。

辅助检查

动脉血气分析:pH 6.89,$PaCO_2$ 64mmHg,PaO_2 533mmHg,BE −20.1,HCO_3^- 12.3mmol/L,Lac>15mmol/L。

中心静脉血气分析:pH 7.18,$PaCO_2$ 78mmHg,PaO_2 88mmHg,$ScvO_2$ 94%,Lac>15mmol/L。

血常规:白细胞计数16.4×10^9/L,血小板计数141×10^9/L,血红蛋白82g/L;血生化为

ALT　82U/L，AST　311U/L，Scr　144.2μmol/L，超敏C反应蛋白1.62mg/L，CK　974U/L，CK－MB亚型199U/L；NT-proBNP　13423pg/mL；cTnI　40.397ng/mL；降钙素原32.20ng/mL。

床边胸片：两肺散在多发渗出性改变，右侧为显著。

心脏彩超：左心功能显著减低（LVEF　34%），主动脉瓣有微少量反流。

心电图：室性心动过速，ST-T改变。

入ICU诊断

诊断为①暴发性心肌炎；②呼吸心脏骤停；③心源性休克；④多脏器功能衰竭；⑤三度房室传导阻滞。

ICU诊疗经过

● 血流动力学支持：超声实时评估监测心脏功能；VA-ECMO机械辅助（初始参数：转速为4000r/min，初始流量4.0L/min，空氧混合器氧浓度100%，氧流速度4.0L/min），多巴酚丁胺强心，去甲肾上腺素联合垂体后叶素升压。

● 呼吸支持：气管插管接呼吸机肺保护通气＋VA-ECMO。

● 抗感染方案：患者接受ECPR，休克低灌注的时间长，肠道菌群有移位的风险，炎症指标高，予广谱抗生素覆盖。

● 肾脏支持：患者合并急性损伤，无尿，AKI　3期，予ECMO串联CRRT治疗。

● 神经功能保护：目标体温管理（冰帽，将ECMO水箱体温控制在36℃）。

● 镇痛镇静及营养等对症支持治疗。

2021年9月28日晚（ECMO治疗第1天）：患者出现右下肢膝下肢体肿胀。血管外科会诊建议：下肢血管超声见下肢动脉内血流通畅，建议保守治疗。

2021年9月29日（ECMO治疗第2天）：右下肢的肿胀程度加剧，血清肌酸激酶进行性升高（CK　44508U/L），考虑"骨筋膜室综合征、横纹肌溶解症"，骨科会诊后床旁行"右下肢切开减张术"（图5.1）。切开减张术后，患者的右下肢的创面渗血严重，密切监测皮温、皮肤的颜色及肌肉血运的情况，及时对创面进行换药处理。

2021年9月30日：患者出现呼唤睁眼，可按照指令握手。

2021年10月4日：患者的心脏功能有改善，血流动力学有改善，于ECMO　1.0L/min流量下主动脉VTI＞10cm，心律血压稳定，血气分析正常，予撤离ECMO。

2021年10月6日、10月14日：骨科分次行"右小腿清创术"，清理坏死的肌肉组织，保留存活的肌肉，避免截肢。

2021年10月21日：肾功能有改善，尿量大于1000mL/24h，予撤除CRRT。

2021年10月31日：转入心内科继续治疗。

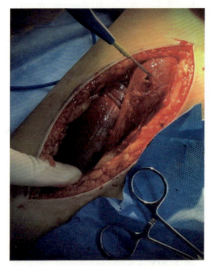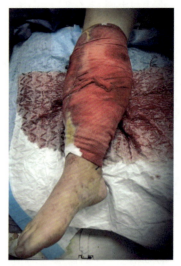

2021年9月29日   2021年10月5日

图5.1 手术照

决策性临床思维与分析

患者的"暴发性心肌炎"的诊断明确,院内突发呼吸心脏骤停,有长达近2h的心肺复苏时间,频发恶性心律失常,存在严重的内环境紊乱。呼吸心脏骤停-CPR-ECPR其间的时间窗可能是预后相关的主要的影响因素。指南和专家共识指出,ECPR的理想治疗窗(即从CPR至ECPR)是60min内,且60min的决策阈值是目前大多数ECMO中心的选择标准。该患者经过近2h的心肺复苏,根据指南的要求不宜上机,但我们认为患者器官的贮备功能良好且心脏骤停发生在院内,第一时间启动了规范高质量的CCPR,此时运用ECMO进行机械辅助,或许存在一线生机。因此,我们当即决定启动VA-ECMO治疗。

ECMO管理中的主要问题与应对

1.复苏后血管麻痹和微循环障碍

该患者在初始4L/min ECMO流量的维持下,平均动脉压仍无法达到65mmHg,乳酸持续大于15mmol/L,ScvO$_2$ 94%,且ECMO频繁发生抖管现象,考虑复苏后血管麻痹,毛细血管渗漏和微循环障碍,给予大量的补液以纠正低血容量及去甲肾上腺素和垂体后叶素来维持血管张力治疗后,ECMO流量逐渐趋于稳定。启动ECPR需要关注复苏后微循环障碍,毛细血管渗漏导致低血容量,ECMO引流不足会无法维持稳定的流量,不能提供有效的氧输送。可以采取的措施包括快速补液、使用缩血管药物以维持血管张力等。

2.下肢缺血再灌注损伤

该患者建立VA-ECMO后,第一时间在超声引导下行右侧股浅动脉侧支灌注管置入(置管直径6F)。然而,ECMO上机第1天的夜间,查体发现右下肢膝关节以下肢体肿胀,下肢血管超声评估下肢动脉内血流通畅,排除了动脉缺血,考虑缺血再灌注损伤;第2天发现右下肢的肿胀程度加剧,血清肌酸激酶进行性升高,考虑"骨筋膜室综合征"。立即行

"右下肢切开减张术"。通过密切监测下肢的皮温、颜色、动脉搏动、血流情况,积极给创面换药,消除坏死的物质,保留存活的肌肉,下肢情况逐渐稳定。

治疗结果、随访及转归

2021年10月31日,患者转出ICU。2021年11月15日,转至康复科治疗。出院后门诊随访,未遗留任何神经系统的后遗症。2023年8月3日,心超示:心内结果及功能未见明显的异常;心电图:窦性心律。

如今,18岁的她,回到正常的学习与生活的轨迹,在这如花绽放的青春岁月,笑着,奔跑着。

(徐　畅　陈碧新)

5.3　病例精析三

病史简介

患者,女,32岁,因"胸闷乏力2天,发热1天"于2023年5月31日入院,患者2天前无明显诱因下出现胸闷乏力(持续性),未诊治。1天前出现发热,最高的体温为38.6℃,就诊于当地医院。查心电图:I、AVL导联ST段抬高,广泛ST压低,心肌酶谱升高,急诊给予冠脉造影,未见明显的异常,考虑"急性心肌炎"。给予营养心肌、抗感染等药物治疗。患者的胸闷乏力无好转,遂转入我院心血管内科行住院治疗。入院后患者突发心室颤动,循环迅速恶化,予气管插管、电除颤等抢救后心电转为持续心室扑动,血流动力学仍然极不稳定,排除禁忌后通过左侧股静脉、左侧股动脉置入VA-ECMO技术,设置初始离心泵转速3800r/min、流量3.6L/min。拟"急性暴发性心肌炎　心室颤动、心源性休克"收住ICU治疗。

否认既往有心脏、肝脏、肾脏等基础疾病和遗传性疾病家族史。

ICU入科查体

患者神志昏迷,呼吸机辅助呼吸(SIMV模式,VT 400mL,FiO$_2$ 40%,PEEP 5cmH$_2$O,PS 12cmH$_2$O),体温37.6℃,血压101/68mmHg[去甲肾上腺素3μg/(kg·min)及ECMO维持],心率127次/分(室上性心动过速),呼吸27次/分;双侧瞳孔等大等圆,对光反应消失;双肺呼吸音稍粗,双肺闻及明显的干湿性啰音;心律齐,未闻及病理性杂音,腹平软,未扪及腹部包块,全腹压痛及反跳痛检查不配合,未闻及肠鸣音,四肢肌力检查不配合,双侧巴氏征阴性。

辅助检查

实验室检查:氨基端B型利钠肽原3876pg/mL,天冬氨酸氨基转移酶183U/L,肌酸激酶1076U/L,乳酸脱氢酶339U/L,肌钙蛋白-T 2.410ng/mL,肌酸激酶同工酶93U/L,葡萄糖10.23mmol/L,血红蛋白111g/L,中性粒细胞百分比85.8%,全血CRP 17.0mg/L。

床边心电图:心室扑动。

心脏多普勒超声＋左心功能测定:左心功能不全(LVEF＜30%),右心功能偏低,心动过速,二尖瓣少-中等量反流,三尖瓣少量反流。

入ICU诊断

考虑"暴发性心肌炎,恶性心律失常,心肺复苏术后,心源性休克,VA-ECMO术后"。

ICU诊疗经过

患者入ICU后出现持续心室扑动,床边心脏彩超提示室间隔中上段心肌活动几乎消失(EF<30%),主动脉瓣无明显开放,脉压差持续小于15mmHg,左心形态呈"O"型心,予以紧急左心房减压术,患者的左下肢因灌注不足而导致肿胀淤血逐渐加重且不能缓解,将ECMO静脉置管换至右下肢后左下肢的肿胀好转。患者持续有心室扑动。早期给予胺碘酮等抗心律失常药物后无效,ECMO支持72h后恢复自主心律,同时予美罗培南控制感染,大剂量的激素冲击联合丙球治疗,外接CRRT超滤以改善内环境。ECMO运行的第13天,患者的心脏功能有明显的改善(EF为30%~39%),无恶性心律失常发生,血气分析提示内环境正常,根据循环和呼吸情况,予ECMO撤机;同时,血NGS提示肺炎克雷伯杆菌感染,继续予抗生素治疗血流感染,气管切开加强管理呼吸道;患者的体温正常,感染指标恢复正常。ECMO撤机后的第14天,患者的白细胞再次升高,左下肢的肿胀明显,局部波动,考虑皮肤软组织感染,行左下肢CT,提示局部肌肉密度减低,考虑部分肌肉坏死。局部抗感染治疗的效果不佳,坏死进行性加重,联系B超医生试穿刺引流失败,后骨科行左下肢皮肤和皮下坏死组织切除清创术。

患者的感染得到控制后,循环稳定,呼吸功能可,予以撤除呼吸机、CRRT治疗,出院行康复治疗。

决策性临床思维与分析

患者入院时暴发性心肌炎的诊断明确,循环迅速恶化,出现心室颤动,予心肺复苏及电除颤治疗后转为持续心室扑动,大剂量的去甲肾上腺素支持下循环难以维持,同时,动态血气分析提示乳酸进行性升高,说明患者目前的心输出量远不能满足机体组织灌注的需求,因此,我们决定立即启动VA-ECMO治疗,尽快恢复机体组织灌注及减少血管活性药物的剂量。ECMO上机后患者的循环有改善,维持血压在100/70mmHg左右波动。此时,ECMO转速4000r/min,流速3.8L/min,高流量运转,去甲肾上腺素下降1μg/(kg·min),但不久后血压再次下降,血乳酸进行性升高,血乳酸最高至26mmol/L,急行床边CRRT脱水治疗,以减轻患者的后负荷,并纠正严重的内环境紊乱。患者的血压较前有所改善,乳酸开始掉头,逐步下降,患者的脉压差持续小于15mmHg,心功能几乎消失,复查动态床旁超声检测提示患者的左室胀满充盈,主动脉瓣几乎不开放。我们当机立断在ECMO维持下至导管室行紧急的左心房减压术,缓解左心室的压力,减轻心脏负担,患者的血压及脉压差明显好转。进一步地,我们使用降压药物将平均动脉压控制在50~55mmHg,减轻心脏的后负荷,给心脏恢复跳动创造更好的条件,才能给患者带来生存的希望。

ECMO管理中的主要问题与应对

在VA-ECMO运行的第2天,床边心脏彩超提示主动脉瓣不开放,左心室高度胀满充盈,紧急予以左心房减压术(经皮房间隔造口),术后复查心超可见房间隔由左向右的血流。VA-ECMO最常见的配置涉及主动脉内的逆行血流,导致左心室的后负荷增加,因此,患者可能发生左心室扩张。若患者无肺水肿或左心室容量超负荷的证据,我们可以通过静脉输液和正性肌力药物增加左心室的收缩和射血,并做好"左心室减压"的准备;或实行措施为左心室卸负荷,包括左心室减压和左心室引流;除此之外,我们建议 ECMO 辅助流量以能满足机体组织灌注的较低的流量为宜,这样能尽量避免出现功能性左心膨胀,从而影响心脏功能的恢复。ECMO 上机的第 3 天,患者置管侧的下肢出现肿胀。CT 提示考虑局部肌肉坏死,为减轻肿胀的情况,改右侧置管,对症处理,肿胀一度有所缓解,后期出现感染肌肉坏死,床边穿刺引流失败,联系骨科行左下肢皮肤和皮下坏死组织切除清创术,这才得以控制病情的进展。血管并发症是经外周置管 ECMO 的常见的并发症,急性肢体缺血(acute limb ischemia,ALI)常见于 VA-ECMO,经血管内置管的 VA-ECMO 可能因巨大的压力和粗大的套管造成闭塞及循环障碍而阻碍远端肢体的灌注,导致缺血坏死。ELSO 指南推荐在不同的肢体分别完成动脉和静脉置管,可以减少血管并发症和便于拔管。通过评估 ECMO 当前的套管及导管与置管动脉的适配性来预防 ALI,或通过频繁查体和灌注压评估,行 B 超检查、诊断性穿刺以及下肢 CTA 等明确诊断血管的并发症,及早行专科处理,避免更严重的截肢可能。

治疗结果、随访及转归

2023 年 5 月 31 日,入 ICU 时的心电图(图 5.2)提示:室性扑动。

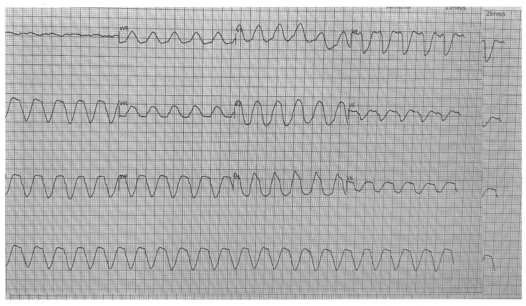

图 5.2　心电图

2023 年 6 月 27 日,左下肢的肿胀情况见图 5.3;左下肢 CT 图(图 5.4):可见低密度影,考虑肌肉坏死。

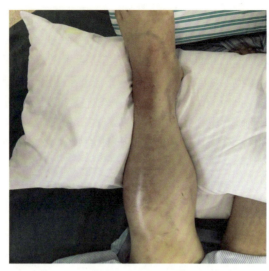

图 5.3　左下肢肿胀

2023 年 8 月 17 日,左下肢 MRI(图 5.5):左下肢坏死肌肉清创术后改变,左下肢小腿肿胀,可见内部低密度影。

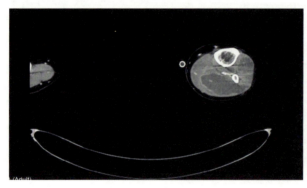

图 5.4　左下肢 CT 图

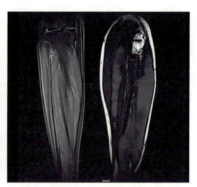

图 5.5　左下肢 MRI

2023 年 12 月 9 日,心超:左室偏大,左室的整体收缩功能处于正常的范围,EF 为 59.9%。

2024 年 5 月 29 日,心超:左室饱满,左室前间隔及前壁中间段活动僵硬,左室的整体收缩功能处于正常的范围,EF 为 61.2%。

(范雨诗　汪叶松　张根生)

5.4　暴发性心肌炎的概述

5.4.1　流行病学

心肌炎是指由各种原因引起的心肌炎性损伤所导致的心脏功能受损,包括收缩、舒张功能减低和心律失常。病因包括感染、自身免疫疾病和毒素/药物毒性 3 类,其中,感染是最主要的致病原因,病原体以病毒最为常见,包括肠道病毒(尤其是柯萨奇 B 病毒)、腺病毒、巨细胞病毒、EB 病毒和流感病毒等。临床上可以分为急性期、亚急性期和慢性期。急性期一般持续 3~5 天,主要以病毒侵袭、复制对心肌造成损害为主;亚急性期以免疫反应为主要的病理生理改变;少数进入慢性期,表现为慢性持续性及突发加重的炎症活动,心肌收缩力减弱,心肌纤维化,心脏扩大。暴发性心肌炎因其病情发展迅速,短时间内即可出现循环衰竭、泵衰竭以及恶性心律失常,同时可伴有呼吸功能衰竭、肝肾功能衰竭等,早期的病死率极高,因此,其是心肌炎中最为严重和特殊的类型。早期的病死率虽高,但一旦度过急性危险期,长期的预后则良好。冬春季发病较多,各年龄段均可发病,但以平时身体健康、无基础器质性疾病的青壮年多见,无明显的性别差异,经历长时间的疲劳后可能易发。

5.4.2　发病机制

心肌炎导致心肌损伤的机制有:1)直接损伤:病毒侵蚀心肌细胞及其他的组织细胞并在细胞内复制,引起心肌变性、坏死和功能失常;细胞裂解释放出的病毒继续感染其他的心肌细胞及组织,同时释放出细胞因子造成损害。2)免疫损伤:病毒侵蚀组织损伤而释放的细胞因子,一方面导致炎症水肿,另一方面趋化炎症细胞(单核巨噬细胞、淋巴细胞和中性粒细胞)在间质中浸润,引起细胞毒性反应、抗原抗体反应以及炎性因子对心肌造成损伤。机体对病毒产生细胞免疫反应和体液免疫反应,浸润的炎症细胞和组织细胞瀑布式释放出的大量的细胞因子和炎症介质(如白细胞介素 1/6、内皮黏附分子、肿瘤坏死因子等)可导致心肌及全身器官组织损伤;细胞因子激活白细胞和血小板而形成复合物,造成血栓、血管内凝血和促进白细胞移行至组织。

对于暴发性心肌炎,病毒对心肌的直接损伤严重,过度的免疫激活和紧随其后的炎症风暴形成是导致患者心脏泵功能衰竭和休克的关键。一旦出现泵衰竭和休克,采用强心或血管活性药物等治疗,会增加心脏负荷和加重心肌与组织缺血,对于严重的损伤和极度衰竭的心脏极其不利,可促进患者死亡。

5.4.3　ECMO 的指征

暴发性心肌炎的早期死亡率高达 50%~70%,因此对于血流动力学不稳定的暴发性心肌炎患者,推荐尽早使用机械循环辅助治疗,以使心脏得到休息,其是首选的治疗方案和救治的中心环节。IABP 和 ECMO 是最为常用的支持手段。IABP 的球囊在舒张早期主动脉瓣关闭后被触发快速充气,使心脏舒张期的主动脉压升高,同时增加心输出量和舒张期冠状动脉灌注,从而增加心肌供血。球囊在下一个心动周期的收缩期来临前迅速排气,产生负压,降低左心室后负荷,减少心肌耗氧量,从而使心输出量增加,改善心功能。IABP操作简单且并发症较少,已在心源性休克患者中得到广泛应用。有研究表明,在急性病毒性心肌炎中早期使用IABP辅助循环可提高治愈率,患者的预后良好。然而,IABP往往只能增加心输出量0.5~1.0L/min,对于严重的血流动力学障碍患者不足以提供充分支持。在使用IABP仍然不能纠正或不足以改善循环时应立即启动或直接启动VA-ECMO治疗。有学者认为对于暴发性心肌炎患者一旦出现以下情况之一,需要考虑紧急启动VA-ECMO支持治疗:1)心脏超声提示泵功能进行性下降,心脏指数<2L/(m²·min);左室射血分数<45%;2)血管活性药物指数进行性增加,大剂量的血管活性药物维持下仍存在低血压3h以上;3)反复出现心室颤动、心搏停止或无脉电活动、短阵室性心动过速、三度房室阻滞等严重的心律失常,不能维持有效循环者;4)组织灌注不足,表现为乳酸进行性升高(>2mmol/L)、中心静脉血氧饱和度<50%等情况。

5.4.4 ECMO的流量管理

研究显示,ECMO的辅助流量越大,左心室后负荷的增加越明显。因此,ECMO辅助的流量以既能保证氧供,又不明显增加左心室后负荷为标准。通常可通过维持ECMO膜前氧饱和度>65%、血乳酸逐步下降来指导流量设置。血流动力学稳定后,考虑维持一定剂量的正性肌力药物,尽快降低血管收缩药物的剂量,以减少心肌耗氧,缓解外周组织和器官缺血。ECMO辅助其间,目标血压设定应结合患者组织器官灌注和氧代谢的情况,通常可以通过增加ECMO辅助流量或使用缩血管药物来实现增加血压的目的。然而,追求过高的血压会增加左心室后负荷和(或)加重远端脏器缺血,有相关的研究提出平均动脉压>60mmHg即可。ECMO运行其间,应每日进行心脏超声监测,主要观察左心室的大小、主动脉瓣瓣上的血流、左心室室壁运动的情况、是否合并二尖瓣中-重度关闭不全和心包积液等。当出现左心室胀满、主动脉处于不能开放的状态、胸片提示肺水肿进行性加重时,应积极行左心减压,措施包括IABP、肺动脉引流、经右上肺静脉或心尖放置左心减压引流管、经皮穿刺房间隔造瘘和联合使用Impella辅助装置等。

5.4.5 ECMO撤机

当患者自身的心脏功能基本恢复时,建议尽早撤离ECMO,撤机前对患者的呼吸系统功能做出准确评估是十分必要的,因为在此过程中会有临床的并发症。撤机前,患者的呼吸系统功能应有部分恢复,当呼吸机参数调到下列标准时可认为恢复较好:潮气量<6mL/kg、气道峰压<30cmH₂O(1cmH₂O=0.098kPa)、呼气终末正压<12cmH₂O,对于心脏功能的评估需要通过超声手段监测LVEF、VTI等参数。目前,关于VA-ECMO撤机并没有统一的流程。有研究认为,当患者的血流动力学稳定,即MAP>60mmHg,且无或低剂量的血管活性药物维持至少24h,则进行撤机试验,在10~15min内,ECMO流量下降到66%,然后继续下降到33%或达到1.0~1.5L/min;若在试验其间,MAP显著下降且持续<60mmHg,则恢复到初始流量,停止试验。若患者未进展到终末期心脏病,心功能部分或完全恢复且耐受完整,撤机试验,并在最低的流量下LVEF>20%、VTI>10cm时,则考虑可以撤机。也有学者报告了另一种撤机策略。首先进行有创血流动力学检查来指导撤机前的评估，如肺动脉导管；目标是心指数＞2.0L/(m²·min)，MAP 65～80mmHg，中心静脉压8～12mmHg，肺毛细血管楔压＜18mmHg。监测动脉血气、肝功能和肾功能以评估器官灌注的情况，同时评估药物影响。撤机前，应满足以下的条件：第一，患者表现为恢复状态；第二，末端器官功能正在恢复；第三，动脉血氧分压/吸入氧浓度(PaO_2/FiO_2)＞100mmHg；第四，血管升压药和肌力药物低水平使用[例如，去甲肾上腺素≤4µg/min或多巴酚丁胺＜5µg·(kg·min)]。当满足上述条件时，则启动撤机，包括3个方面：每日评估、床旁评估和最终评估。首先，每天降低患者的ECMO流量，以评估撤机的适宜性，每次减少0.5L/min；当下降到至少2L/min时，1min后评估MAP和心内压力。如果MAP下降超过10～15mmHg或＜65mmHg，表示患者尚不适合撤机；撤机试验至少每24h进行1次。在患者耐受2L/min试验至少8h且器官功能稳定后，进行床旁评估。1min内降低血流到1L/min，以检测在最低的ECMO支持力度下血流动力学是否稳定；若耐受，则恢复到2L/min并制订拔管计划；如果失败，流量则调整到2L/min，并每24h重新评估1次。最后，当患者的血流维持2L/min达8h，血流动力学和器官功能稳定，并耐受瞬时血流减少到1L/min时，可进行ECMO拔管。此时进行最终评估，减少血流量并夹住套管；检查血流动力学和动脉血气参数。如果可以接受，则进行脱管处理。在具体的撤机过程中，结合各中心的实际情况，制定相应的撤机流程是十分必要的。

总之，对于暴发性心肌炎的救治，临床医师应予以高度重视，尽早识别出危重症，一旦诊断暴发性心肌炎，即采用"以生命支持为依托的综合救治手段"，在尽早给予体外生命支持治疗的同时给予抗病毒、免疫调节、血液净化、抗休克、抗心力衰竭、抗心律失常等综合治疗，以提高患者的救治成功率，挽救患者的生命。

参考文献

黎嘉嘉,罗小秀,黄晓波.静脉-动脉体外膜肺氧合上机时机的探讨.中华医学杂志,2022,102(25):1874-1877.

李凡,赖巍,康焰.静脉-动脉体外膜肺氧合撤机成功的预测及流程.中华医学杂志,2022,102(25):1878-1881.

刘伯毅,罗杰,郑翔,等.主动脉内球囊反搏对血流动力学及临床预后的影响.实用诊断与治疗杂志,2008,22(7):498-499.

汪道文.暴发性心肌炎诊断与治疗.北京:科学出版社,2020:15-20.

叶发民,张晶晶,王伯乐,等.机械循环支持和免疫调节联合治疗爆发性心肌炎合并心源性休克患者的疗效分析.中华心血管病杂志,2021,49(9):894-899.

中国医师协会体外生命支持专业委员会.成人体外膜氧合循环辅助专家共识.中华医学杂志,2018,98(12):886-894.

中华医学会心血管病学分会精准医学学组,中华心血管病杂志编辑委员会,成人暴发性心肌炎工作组.成人暴发性心肌炎诊断与治疗中国专家共识.中华心血管病杂志,2017,45(9):742-752.

HANG W,CHEN C,SEUBERT J M,et al. Fulminant myocarditis：a comprehensive review from etiology to treatments and outcomes. Signal Transduct Target Ther,2020,5(1)：287.

LEONE M,ASFAR P,RADERMACHER P,et al.Optimizing mean arterial pressure in septic shock：a critical reappraisal of the literature.Crit Care,2015,19：101.

LI C L,WANG H,JIA M,et al.The early dynamic behavior of lactate is linked to membrane oxygenation support：a retrospective observational study.J Thorac Cardiovasc Surg,2015,149(5)：1445-1450.

MAISCH B,RUPPERT V,PANKUWEIT S.Management of fulminant myocarditis：a diagnosis in search of its etiology but with therapeutic options.Curr Heart Fail Rep,2014,11(2)：166-177.

MCCARTHY R E,BOEHMER J P,HRUBAN R H,et al.Long-term outcome of fulminant myocarditis as compared with acute (nonfulminant) myocarditis. N Engl J Med,2000,342(10)：690-695.

PAPPALARDO F,MONTISCI A.Veno-arterial extracorporeal membrane oxygenation(VA-ECMO) in postcardiotomy cardiogenic shock：how much pump flow is enough? J Thorac Dis,2016,8(10)：1444-1448.

PARK S J,KIM S P,KIM J B,et al.Blood lactate level during extracorporeal life support as a surrogate marker for survival.J Thorac Cardiovasc Surg,2014,148(2)：714-720.

POLLACK A,KONTOROVICH A R,FUSTER V,et al. Viral myocarditis-diagnosis,treament options,and current controversies.Nat Rev Cardiol,2015,12(11)：670-680.

（孙　勇　方红龙　张伟文）

第6章
心脏术后的低心排血量综合征：病例分享

6.1 病例精析

病史简介

患者，男，46岁，因"胸闷气急半年"入院。患者半年前无明显诱因下出现胸闷气急，休息后好转，无眼前黑蒙，无胸痛，无咳嗽咳痰，无咳血咯血，无头晕，无视物旋转，在当地医院就诊。心超：主动脉窦部呈瘤样扩张，左室心肌松弛性减退，二尖瓣、三尖瓣、主动脉瓣轻度反流。冠脉造影：右冠近段内膜欠光滑，余无殊。予以抗血小板、降脂、抑酸护胃等对症治疗，患者的症状好转。后来我院门诊复查。心超：主动脉窦部瘤形成，主动脉瓣关闭不全，中度反流，二尖瓣瓣叶冗长，部分腱索松弛，黏液样变考虑，二尖瓣轻-中度反流，三尖瓣轻度反流。为手术收住心脏大血管外科。于2022年3月14日行主动脉瓣成形术＋冠状动脉窦成形术＋升主动脉部分切除伴人工血管置换术＋主动脉-冠状动脉搭桥术。术后转入ICU。

否认既往有肺、肝、肾脏等基础疾病和遗传性疾病家族史。

ICU入科查体

患者处于麻醉未醒，T 36.8℃，P 95次/分，R 14次/分，BP 115/71mmHg[去甲肾上腺素0.2μg/(kg·min)，多巴酚丁胺4μg/(kg·min)]，双瞳孔等大同圆，直径约为2mm，光反应迟钝，颈抵抗阴性，气管插管机械通气（VC模式，FiO_2 吸氧40%，VT 450mL，PEEP 5cmH$_2$O，呼吸13次/分），SpO_2 100%，双肺呼吸音清，律齐，右胸有捻发音，右胸腔纵隔引流管通畅，可见少量的血性液体，腹软，肝脾肋下未及，双下肢无水肿。

辅助检查

床边心脏彩超检查：左室收缩运动减弱（EF＝45%）。

床边胸片：双肺渗出。

心电图：窦性心律；ST、T波改变。

实验室检查：WBC 12.42×10^9/L，N 92.9%，Hb 102g/L，PLT 56×10^9/L，谷丙转氨酶5160U/L，总胆红素44.9μmol/L，肌酐86.9μmol/L，TNI 204.9μg/L，BNP 2280pg/mL，血乳酸7.6mmol/L，超敏C反应蛋白51.8mg/L。

入院诊断

考虑①主动脉窦动脉瘤;②主动脉瓣关闭不全;③二尖瓣关闭不全;④三尖瓣关闭不全;⑤肺部结节;⑥慢性胃炎。

ICU诊疗经过

入科后给予重症监护、机械通气,以及常规的心脏围术期抗感染、多巴酚丁胺针强心、小剂量的去甲肾上腺素针维持循环等治疗。2022年3月15日,患者的循环难以维持,血管活性药物的剂量逐步上调,加用垂体后叶素、肾上腺素维持循环。床边B超提示左室整体收缩运动减弱,考虑有术后低心排血量综合征的可能,予IABP辅助支持,IABP参数为1:1反搏。另出现少尿,肌酐升高,考虑急性肾损伤,予CRRT支持。CRRT参数:CVVH,前稀释,无抗凝。2022年3月16日,IABP支持下仍有循环波动,乳酸进一步上升,予VA-ECMO支持。VA-ECMO参数:血流速3.2L/min,气流量5L/min,氧浓度100%。在ECMO+IABP的支持下完善冠脉造影。结果示:左右冠均衡型;左主干未见明显的狭窄;左前降支中段30%狭窄,正向TIMI血流3级;左回旋支未见明显的狭窄,正向TIMI血流3级;右冠近段30%狭窄,正向TIMI血流3级。

2022年3月17日:VA-ECMO+IABP的状态下,逐渐停用去甲肾上腺素、垂体后叶素及肾上腺素。继续予米力农0.25μg/(kg·min)+多巴酚丁胺5μg/(kg·min)强心。余哌拉西林他唑巴坦针4.5g q8h抗感染、抑酸护胃、护肝、营养支持、维持水电解质平衡等治疗。后心功能逐步好转。2022年3月28日,逐渐下调ECMO流量,心率、血压无明显波动,予撤除ECMO。2022年3月31日,循环稳定,逐渐下调反搏至1:4,心率、血压无明显的影响,予撤除IABP。2022年4月6日,切开气管。2022年4月19日,尿量增加至1500mL/d以上,停CRRT。2022年5月14日,呼吸机脱机成功。

决策性临床思维与分析

患者术后使用较大剂量的血管活性药物来维持循环,心脏收缩弥漫减弱,胸片提示有明显的肺水肿表现,且心电图未见ST段的改变,考虑术后低心排血量综合征,经过充分的镇静、气管插管来减轻氧耗、强心药物维持、容量管理等处理后,效果差,复查乳酸进行性升高,遂予IABP支持。IABP上机后循环一度好转,但较快又出现循环波动,同时伴患者的心率逐渐减弱、心脏收缩仍有弥漫减弱,考虑患者的心脏顿抑较重,单纯的IABP难以支持机体的需求,因此,我们立即启动VA-ECMO联合IABP治疗。

ECMO管理中的主要问题与应对

该患者术后怀疑低心排血量综合征(简称低心排),在CRRT治疗优化前负荷、药物增加心肌收缩力治疗后仍有低血压,患者的外周脏器灌注不足,我们选择IABP支持降低心脏后负荷,但灌注改善不明显,乳酸仍有上升的趋势,床边胸片中的肺水肿无明显的改善,考虑IABP对该患者的支持力度不足,启动VA-ECMO后,我们调整流量至3.2L/min。床边超声提示主瓣开放,复查床边胸片逐渐好转,乳酸水平逐步下降。在患者的左心衰竭相对较轻时可选择IABP治疗,效果较差时积极行ECMO辅助。近年来,两者的联合使用率逐年增加,两者联合可抵消ECMO引起的左心室后负荷增加,促进左心功能恢复,同时IABP辅助增加血液搏动灌注,减轻ECMO持续流灌注可能带来的副作用。

治疗结果、随访及转归

2022年6月8日:好转出院。出院后,心胸外科随访良好。

(叶 森 洪 军)

6.2 低心排血量综合征的概述

6.2.1 低心排血量综合征的流行病学

低心排血量综合征(简称低心排)是一组以心排血量下降、外周脏器灌注不足为特点的临床综合征,心脏外科术后多见,且在各种疾病导致心功能障碍时均可出现。低心排的定义为心脏指数<2.0L/(min·m²),常伴以下的表现:低血压(平均动脉压<60mmHg);心动过速(心率>90/min);少尿[尿量<1mL/(kg·h)];代谢性酸中毒(pH<7.4,乳酸>3.0mol/L,碱剩余<−2mmol/L);混合静脉血氧饱和度SvO_2<65%;皮肤苍白、潮湿,肢体末梢湿冷;肺淤血,低氧血症。心脏术后低心排的发生率为0.5%~1.5%。低心排会导致患者的住院时间延长,并发症、病死率及医疗费用增加,给患者和医疗资源带来沉重的负担,是临床医师面临的巨大挑战。

6.2.2 发病机制

当考虑存在低心排时,应积极明确导致低心排的原因。心脏前负荷、心肌收缩力、心率、后负荷异常均可引起低心排。导致心脏外科术后低心排的常见原因有以下几个。

术前或近期心梗导致局部室壁或心脏整体低动力;术前左室或右室收缩或舒张功能障碍。

术中心肌保护差;再血管化不完全;冠状动脉气栓;瓣膜手术阻塞冠状动脉;瓣膜病或先心病矫形不满意。

术后:①泵衰竭收缩力减弱。心肌顿抑,心肌保护差,缺血再灌注损伤;冠脉痉挛导致心肌缺血;低氧血症,高碳酸血症,酸中毒,高钾血症;丙泊酚,胺碘酮,β-受体阻滞剂等药物。心律失常:快速心律失常使心脏的充盈时间减少;心动过缓;房颤、房扑,交界性心律等室上性心律失常及VVI起搏器使心房失去收缩功能;室速、室颤等室性心律失常。②左室前负荷减少。低血容量(出血、多尿、补液不足);血管扩张(复温,使用血管扩张药、镇静药);右心室功能不全,肺动脉高压;心包填塞,张力性气胸;感染,药物或血制品过敏,鱼精蛋白反应,肾上腺功能不全。③后负荷增加。血管过度收缩(低体温,使用血管收缩药);液体过多,心室膨胀;IABP的充气时机错误;二尖瓣成形或置换术后左室流出道梗阻(瓣架或瓣叶组织梗阻)。

当怀疑患者出现低心排时,应进行超声心动检查来寻找原因。超声作为无创、便携的检查手段,可以在短时间内对患者的状态做出有针对性的实时评估,指导快速处理,并对治疗结果进行直观、快速地评估。

6.2.3 ECMO指征

低心排的常规治疗包括：积极纠正导致低心排的可逆因素；选择以维护氧供需平衡为目标导向的血流动力学的管理策略；优化容量状态，维持前负荷处于最佳的水平；正性肌力药物的应用；对于后负荷增高者，应用扩血管药物；重组人脑利钠肽的应用；稳定心率及心律，维持窦性心律，起搏器依赖者保证房室同步。常规治疗无改善者，应当开始使用机械循环辅助治疗，使心肌充分休息以恢复功能，利用机械辅助方式增加心排血量以满足外周脏器灌注，减少外周器官功能障碍。

ECMO是心源性休克非药物治疗的最早和最广泛使用的机械循环支持系统之一。目前，心脏术后ECMO最常用于冠状动脉旁路移植术(26.8%)和瓣膜手术(25.6%)，其次是心脏移植后(20.7%)。国际体外生命支持组织指南建议的静脉-动脉ECMO(VA-ECMO)的适应证为：收缩压低于90mmHg，尿量＜30mL/h，乳酸超过2mmol/L，混合静脉血氧饱和度(SvO_2)低于60%，意识状态改变，传统的药物、液体优化治疗6h仍无明显的改善。低心排的病因、病理生理学的改变、临床表现等与内科急性心力衰竭有所不同，与心源性休克有相似的病因及血流动力学的特点但又有所区别，是否适用ELSO指南推荐尚缺乏相关的研究。在早期的研究中，Rastan等介绍了他们对517名接受ECMO治疗的难治性心脏术后心源性休克成年患者的经验，在分析了多个相关危险因素后认为：ECMO的指征仍需由治疗团队进行个体化的考虑；当治疗团队认为ECMO是合理的选择时需尽早开始。目前，难治性心脏术后心源性休克患者经ECMO治疗的医院生存率为30.8%。

6.2.4 心脏外科术后ECMO的管理

心脏外科术后ECMO循环支持的目的在于保障全身有效的血液灌注，其作为对病变心脏的有效的辅助方法，为心脏的进一步诊治与恢复赢得宝贵的时间。一般选用VA-ECMO循环及呼吸支持模式。ECMO其间，血压可偏低，特别是在ECMO初期。成人ECMO的平均动脉压不宜太高，维持在50～60mmHg即可。混合静脉血氧饱和度＞65%，脉搏血氧饱和度＞95%。乳酸＜2mmol/L或逐渐下降，提示组织灌注良好。

容量管理：维持中心静脉压低于8mmHg，左心房压低于10mmHg时较为理想。中心静脉压过高时，可用利尿剂增加尿量，也可用肾替代治疗。对于严重的左心功能不全患者，经左心房放置引流管可有效降低左心室的前负荷。监测血气分析和血流动力学，调整内环境平衡。

药物调整：ECMO启动后逐渐降低正性肌力药物的用量至维持量的水平，保持心脏一定的兴奋性，并让心脏得到充分的休息。

抗凝管理：心脏外科手术后难以脱离体外循环机。开始ECMO支持时，可使用全量鱼精蛋白来中和肝素。术后密切观察患者的胸腔、纵隔引流、渗血和出血量等情况。术后24h逐渐增加肝素的入量。间隔2～3h测定凝血功能，及时调整肝素的用量。根据凝血功能的监测结果，选择不同的治疗措施，包括药物和血液制品。

呼吸管理：持续机械通气应采用保护性肺通气的策略，监测临床表现和血气分析的结果,综合评定心肺功能。

温度管理:注意保持体温在35℃～36℃。温度过高,机体氧耗增加;温度过低,易发生凝血机制和血流动力学的紊乱。

肢体并发症:对于股动脉插管的患者,插管部位的远端肢体缺血是常见的并发症,需注意比较观察双侧肢体的皮温、颜色、周径等,可用适当的灌注管供血给远端下肢,也可从肢体远端的灌注管泵入肝素以减少血栓的形成。

6.2.5 心脏外科术后的ECMO撤机

心脏外科术后的ECMO撤机前应行多学科会诊以确定撤机的时机。目前建议的撤机标准:维持平均动脉压≥60mmHg,仅需小剂量的正性肌力药物和血管活性药物支持,乳酸恢复正常,SvO_2大于65%,无室性心律失常,体液平衡优化,肺水肿消退,肺氧合能力正常,吸入氧的浓度低于50%;超声心动图显示的心肌功能改善:S'>6cm/s,左心室射血时间>200ms,左心室流出道VTI≥10cm,三尖瓣环平面收缩压偏移>10mm。

总之,对于低心排的救治,临床医师应予以高度重视,在优化血流动力学、血管活性药物等治疗的同时,尽早识别出危重症,在合适的时机予以机械循环辅助,以提高患者的救治成功率,挽救患者的生命。

参考文献

中国心胸血管麻醉学会,中华医学会麻醉学分会,中国医师协会麻醉学医师分会,等.不同情况下成人体外膜肺氧合临床应用专家共识(2020版).中国循环杂志,2020,35(11):1052-1063.

中国医师协会心脏重症专家委员会.低心排血量综合征中国专家共识.解放军医学杂志,2017,42(11):933-944.

AKBIK B,CHOU L P,GORTHI J. Extracorporeal membrane oxygenation in postcardiotomy cardiogenic shock. Methodist Debakey Cardiovasc J,2023,19(4):66-73.

CHARBONNEAU F,CHAHINIAN K,BEBAWI E,et al. Parameters associated with successful weaning of veno-arterial extracorporeal membrane oxygenation:a systematic review. Crit Care,2022,26(1):375.

KHORSANDI M,DOUGHERTY S,BOUAMRA O,et al. Extra-corporeal membrane oxygenation for refractory cardiogenic shock after adult cardiac surgery:a systematic review and meta-analysis. J Cardiothorac Surg,2017,12(1):55.

MCMICHAEL A B V,RYERSON L M,RATANO D,et al. 2021 ELSO adult and pediatric anticoagulation Guidelines. ASAIO J,2022,68(3):303-310.

PEREZ V J,MARTIN B J,CARRASCO G M,et al. Summary of the consensus document:"clinical practice guide for the management of low cardiac output syndrome in the postoperative period of heart surgery". Med Intensiva,2012,36(4):277-287.

RAO V,IVANOV J,WEISEL R D,et al. Predictors of low cardiac output syndrome after coronary artery bypass. J Thorac Cardiovasc Surg,1996,112(1):38-51.

RASTAN A J, DEGE A, MOHR M, et al. Early and late outcomes of 517 consecutive adult pa-
tients treated with extracorporeal membrane oxygenation for refractory postcardiotomy cardiogen-
ic shock. J Thorac Cardiovasc Surg,2010,139(2):302-311.

RUDIGER A, BUSINGER F, STREIT M, et al. Presentation and outcome of critically ill medical
and cardiac-surgery patients with acute heart failure. Swiss Med Wkly,2009,139(7-8):110-116.

（叶　森　洪　军）

第7章
急性肺栓塞：病例分享

7.1　病例精析一

病史简介

患者，男，14岁。因"发现右侧颈部淋巴结肿大2个月余，确诊非霍奇金淋巴瘤7天"于2022年2月23日16时58分入院。患者入院2个月前自查发现右侧颈部淋巴结肿大，于外院确诊为"T淋巴母细胞淋巴瘤"。为求进一步诊治，拟"淋巴瘤"收住入院。2022年2月24日夜间，患者因腹痛、腹泻在如厕过程中突发呼吸困难，胸闷气急，伴血氧饱和度下降，最低降至70%，当时听诊两肺呼吸音粗，未闻及啰音，予储氧面罩吸氧，患者的氧合仍难以维持，烦躁明显，口唇及末梢明显紫绀，紧急予气管插管球囊给氧。插管后，患者的氧合改善不明显，测不出血压及血氧饱和度，心率有逐渐下降的趋势，紧急予胸外按压、肾上腺素静推，约2min后患者恢复自主心律，2min后患者再次出现心跳呼吸骤停，双侧瞳孔散大，再次予胸外按压、肾上腺素静推，约4min钟后患者恢复自主心律。为求进一步治疗，紧急转ICU。

既往有"小三阳"病史，否认既往有心、肝、肾脏等基础疾病和遗传性疾病家族史。

ICU入科查体

入科查体：T 36.6℃，P 143次/分，R 29次/分（气管插管球囊辅助通气），BP 113/67mmHg[去甲肾上腺素2.0μg/（kg·min），肾上腺素1.3μg/（kg·min）]；SpO_2 49%（FiO_2 100%），处于昏迷状态，双侧瞳孔等大等圆，直径约为4mm，对光反射灵敏，口唇发绀，听诊两肺呼吸音粗，右肺呼吸音稍低，未闻及明显的啰音，心律齐，各瓣膜区未及杂音，腹部膨隆明显，肝脾触诊不满意，肠鸣音未及，右下腹可见陈旧性的手术瘢痕，长约3cm，双下肢无水肿，四肢发绀明显，皮温低。

辅助检查

床边超声FAST评估：心包有中等量的积液（图7.1）。心包积液穿刺引流后，心超示心包积液量减少明显，右心室扩大，右/左心室的内径比大于1（图7.2）。右侧有大量的胸腔积液，最深处的为13cm，且积液呈分格状（图7.3）。床边胸片：右肺野广泛高密度影（考虑右侧有大量的胸腔积液）（图7.4A）。

血常规：白细胞计数$3.8×10^9$/L，中性粒细胞百分数63.1%，淋巴细胞计数$1.3×10^9$/L，血红蛋白89g/L,血小板计数36×10⁹/L。

凝血功能:凝血酶原时间18.8s,国际标准化比值1.70,部分凝血活酶时间>150s,纤维蛋白原1.14g/L,D-二聚体>30.0mg/L。

肝肾功能及心肌酶谱:白蛋白20.4g/L,ALT 201U/L,AST 231U/L,肌酐103μmol/L;肌酸激酶同工酶3.37U/L,肌钙蛋白I 0.406μg/L。

血气分析:pH 6.800;PO₂ 12mmHg(FiO₂ 100%);PCO₂ 95.3mmHg;HCO₃⁻ 14.3mmol/L;BE −18.3mmol/L;Lac 12.7mmol/L。

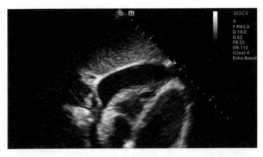

图7.1 床旁心超示心包中有等量的积液,最深处约为2cm

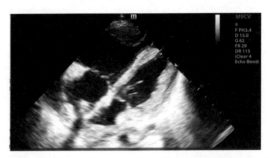

图7.2 心包积液穿刺引流后心超示心包积液量减少明显,右心室扩大,右/左心室的内径比大于1

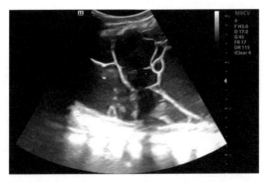

图7.3 床旁超声示右侧有大量的胸腔积液,最深处约为13cm,且积液呈分格状

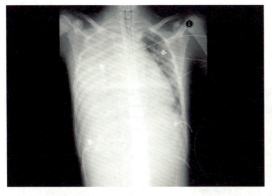 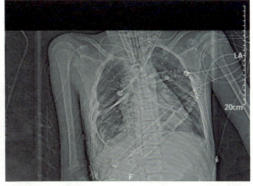

图7.4 床边胸片:右肺野广泛高密度影(考虑右侧有大量的胸腔积液)(A);
右侧胸腔引流出2100mL的胸腔积液后胸部CT定位片示右肺的透亮度明显增加(B)

入ICU诊断

考虑:①心跳呼吸骤停:肺栓塞?心包填塞?②急性Ⅱ型呼吸衰竭。③急性肾损伤。④非霍奇金淋巴瘤(T淋巴母细胞性淋巴瘤)肿瘤化疗术后骨髓抑制性贫血。⑤多浆膜腔积液(胸腔及心包积液)。

ICU诊疗经过

患者入ICU后呈昏迷状态,气管插管机械通气(纯氧条件)支持下氧合仍难以改善,氧饱和度波动在40%～50%,血压呈下降的趋势,最低降至51/22mmHg;予积极补液扩容,予去甲肾上腺素维持循环稳定,予纠正酸中毒,患者的循环氧合仍较差,氧饱和度仍维持在55%～65%。其间,评估床边胸片示右侧肺野高密度影,床旁超声提示右侧有大量的胸腔积液(呈分隔状),心包有中等量的积液,予行右侧胸腔穿刺引流术引流胸腔积液(图7.4B)及超声引导下心包穿刺术(穿刺液为血性)。在患者心包穿刺后见右心室增大明显,氧合仍较差,循环需大剂量的血管活性药物[去甲肾上腺素最高为 1.6μg/(kg·min),肾上腺素最高为 1.0μg/(kg·min)]维持。患者的血压仍难以维持且呈下降的趋势,遂紧急予床边行VA-ECMO支持,选择股动脉留置19F灌注管,股静脉留置21F引流管。设置参数3500r/min,血流量4.5L/min,气流量6L/min,氧浓度100%。如图7.5,因患者入科后血色素有下降的趋势,考

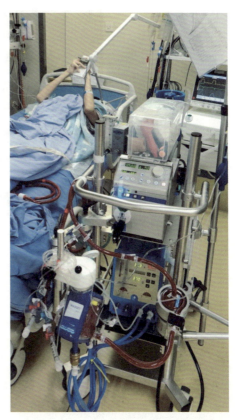

图7.5 VA-ECMO上机后的患者状况

虑患者化疗后的骨髓抑制,三系下降明显,且完善透露CT检查提示脑室积血,故ECMO维持其间持续无肝素抗凝。

2022年2月25日,肺动脉CTA提示两侧肺动脉多发充盈缺损,肺栓塞(考虑癌栓)(图7.6)。头颅CT示颅内脑室出血,左侧脑室后角积血(图7.7)。

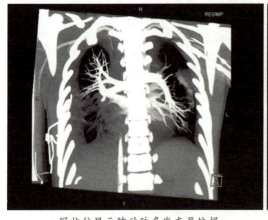 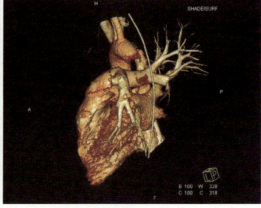

a 冠状位显示肺动脉多发充盈缺损　　　　b 三维成像显示肺动脉多发充盈缺损

图7.6　肺动脉CTA提示两侧肺动脉多发充盈缺损,肺栓塞(a:冠状位;b:三维成像)

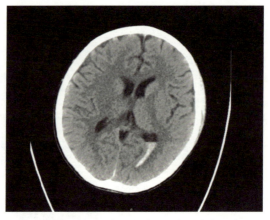

图7.7　头颅CT示颅内脑室出血,左侧脑室后角积血

急诊在DSA下行下腔静脉造影＋肺动脉造影＋肺动脉碎栓＋吸栓术。术中见左上肺动脉主干充盈缺损,远端局部未显影,右下肺动脉主干充盈缺损,右下肺动脉显影较差,故经导管予多次碎栓、吸栓处理,吸出血管内异常的组织及少量的血栓,考虑癌栓伴血栓的可能性大。

术后患者的神志转清,血管活性药物逐渐减停,氧合改善,自主咳嗽、咳痰的能力可,肾功能改善,尿量可。根据循环和呼吸情况,于2022年2月28日予ECMO撤机。于2022年3月1日拔除气管插管并转血液科病房。

决策性临床思维与分析

患者入科后予积极补液扩容,去甲肾上腺素及肾上腺素维持循环稳定,右侧胸腔穿刺引流,心包穿刺引流,纠正酸中毒等处理。但患者的循环氧合仍难以维持,呈进行性恶化的趋势。结合患者的病史、临床表现、实验室检查及辅助检查,考虑为严重的肺栓塞、梗阻性休克。根据指南推荐的意见,对于顽固性低氧、循环不稳定的高危肺栓塞在常规抢救无效的情况下可行 VA-ECMO 加强生命支持,行 VA-ECMO 支持后第一时间通过肺动脉 CTA 检查来明确肺栓塞的诊断并予以肺动脉取栓及碎栓术。该患者的 VA-ECMO 的建立为原发病的诊断及治疗争取了宝贵的时间,避免长时间的缺血、缺氧造成脏器功能有不可逆的损害。

ECMO管理中的主要问题与应对

严重的肺栓塞患者的溶栓指征的把握,以及 ECMO 上机及运行其间的抗凝管理是此次患者救治的难点。在诊断严重的肺栓塞时,考虑到患者行心肺复苏治疗,短时间内血色素有下降的趋势,化疗后骨髓抑制,血小板水平较低,存在溶栓相对禁忌证,故未予直接溶栓。与此同时,由于患者的头颅 CT 存在脑室出血,存在抗凝禁忌,故在 ECMO 其间选择无肝素抗凝。最终,选择介入碎栓取栓来解除肺栓塞。

患者存在淋巴瘤基础疾病,血细胞、白细胞的数量降低,一直服用升白细胞药物,并且存在免疫功能受损。另外,结合患者入 ICU 后的心包腔、胸腔、多处血管内留置导管、气管插管机械通气及留置导尿,存在 VAP 及导管相关性感染的风险极高,因此,在感染预防与控制方面做了如下的处理:首先,加强物品、口腔、皮肤的卫生管理,加强物品表面的消毒,采用

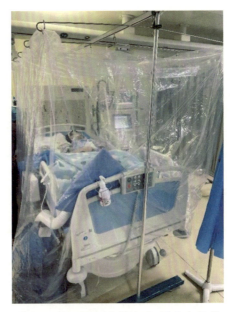

图 7.8 VA-EMCO撤除后,置于专用屏障隔离床单元中治疗的患者

氯己定消毒皮肤。同时,使用血液病房专用隔离屏障消毒床单元治疗(图 7.8)。予以头孢哌酮/舒巴坦钠 2.0g ivgtt q8h、利奈唑胺葡萄糖注射液 0.6g ivgtt q12h 联合卡泊芬净注射液首剂 70mg ivgtt,之后以 50mg ivgtt qd 预防感染,整个过程未发生严重的感染并发症。

治疗结果、随访及转归

2022年2月28日:撤离ECMO支持。

2022年3月1日:撤离机械通气,拔除气管插管,转血液科继续治疗。

2022年4月22日:患者接受化疗并好转,带药出院。出院后门诊随访。

(胡马洪 屠越兴)

7.2 病例精析二

病史简介

患者,男,28岁。因"胸闷1周,加重伴神志不清1天"于2018年7月21日入院。患者1周前无明显诱因下出现胸闷,活动后加重,无明显的胸痛,无心悸,无恶心呕吐,无发热,曾就诊于当地医院,查胸部CT提示肺部感染,予对症治疗(具体不详),症状无明显改善。1天前患者无明显诱因下出现胸闷加重,伴胸痛,大汗淋漓,无发热,无恶心呕吐,就医途中突发神志不清,呼吸急促,查血气提示严重的低氧血症,予紧急气管插管呼吸机辅助呼吸。其间,患者出现心率下降至40次左右,予肾上腺素1mg静推后患者的心率恢复。当地医院多次复查血气,提示低氧血压及高碳酸血症纠正不明显,大剂量的升压药物下循环仍难以维持,遂请我院会诊行ECMO治疗。我院医师到达后查床边B超,提示右室扩大明显,考虑肺栓塞的可能,紧急行ECMO治疗,术后转我院急诊。予输血、补液等对症治疗后查CTPA提示"两肺肺栓塞考虑,右侧胸腔积液伴右肺上叶及部分下叶不张,左肺坠积性改变",为进一步治疗,拟"肺栓塞,呼吸衰竭,ECMO术后"收住我科。

既往否认肝炎病史,否认结核病史,否认高血压、心脏病、糖尿病等重大疾病史,否认肾病、肺病等慢性病病史,否认输血史,否认手术外伤史,否认药物及食物过敏史。否认预防接种史。

ICU入科查体

T 34.9℃,RR 24次/分,P 115次/分,BP 89/59mmHg[去甲肾上腺素1μg/(kg·min)维持],处于镇静状态,全身多处瘀斑,颈部肿胀,心律齐,未闻及杂音,两肺听诊呼吸音粗,右肺呼吸音低,可闻及湿啰音。腹部平软,压痛、反跳痛不配合,右侧股动脉、左侧股静脉ECMO置管在位,可见少许的渗血。四肢肌力不配合,四肢无水肿,病理征阴性。

辅助检查

胸部CT:考虑两肺栓塞,右侧胸腔积液伴右上肺叶及下叶部分不张,左肺坠积性改变。

实验室检查:血常规WBC 18.6×10^9/L,RBC 2.43×10^{12}/L,Hb 75g/L,PLT 197×10^9/L,CRP 121mg/L。急诊生化钠151.6mmol/L,肌酐201.3μmol/L,谷丙转氨酶806.51U/L,谷草转氨酶1764.11U/L,肌钙蛋白14.91ng/mL,乳酸脱氢酶2335.01U/L,白蛋白16.8g/L。急诊凝血功能:PT 46.4s,APTT>400.0s,FIB<0.35g/L。

入ICU诊断

考虑肺栓塞、梗阻性休克、重症肺炎、呼吸衰竭、VA-ECMO术后、多器官功能障碍。

ICU诊疗经过

患者入院前的循环及氧合难以维持,考虑肺栓塞的可能,遂决定通过左侧股静脉、右侧股动脉置入VA-ECMO装置,设置初始离心泵转速3045r/min,初始流量2.55L/min,空氧混合器氧浓度100%,氧流速度3L/min。运行初期,因患者有严重的凝血功能障碍,予无肝素抗凝。具体见图7.9~图7.12。

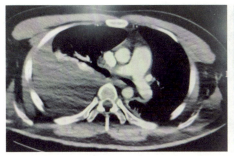
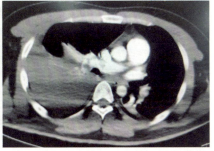

图7.9　2018年7月21日:肺CTPA提示两肺栓塞考虑,右侧胸腔积液伴右肺上叶及下叶部分不张

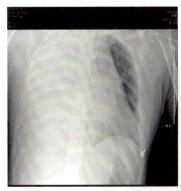
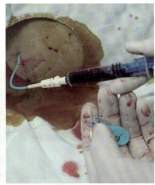
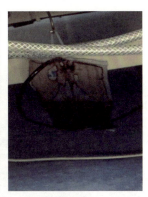

图7.10　　2018年7月22日:患者出现右侧胸腔出血,行胸腔闭式引流

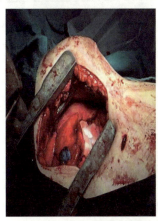
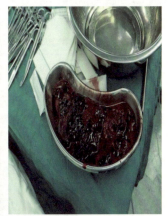

图7.11　2018年7月25日:患者的胸腔出血较多,行全麻下胸腔镜下胸腔探查止血术,术中可
　　　　见梗死肺表面及术野多处的广泛渗血,予大量的纱布填塞,术后留右侧胸腔引流管
　　　　后转入ICU。右侧胸引管引流出大量的血性液体4270mL。予大量的输血维持(2天
　　　　内80个单位红细胞悬液,15000mL血浆,大量的凝血因子),并予CRRT治疗

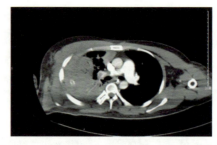

图 7.12 2018 年 7 月 31 日：复查右肺动脉部分肺段动脉分支内充盈缺损，考虑肺栓塞，右肺栓塞较 2018 年 7 月 21 日有部分好转。患者的循环和呼吸情况较前好转。2018 年 8 月 3 日，撤离 ECMO

在 ECMO 运行中，患者的右足出现花斑（图 7.13），逐渐坏死。超声提示右侧股总股浅血流充盈欠佳。

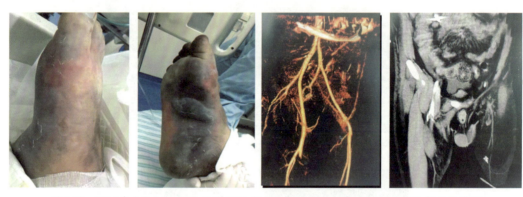

图 7.13 2018 年 8 月 6 日：下肢动脉 CTA 提示右侧股动脉局部及股浅动脉局部充盈缺损

如图 7.14，术后行骨科右小腿截肢术。术中见右足干性坏死，右小腿远端未及足动脉搏动。

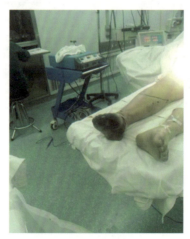

图 7.14 2018 年 8 月 10 日：血管外科行下肢动脉切开取栓术，近段插入取栓导管，可见近端混合性血栓 3cm，近段喷血良好，远端插入取栓导管，可见血栓 15cm，远端回血良好。术后由骨科行右小腿截肢术

患者术后仍有发热伴咳嗽、咳痰,予亚胺培南、利奈唑胺联合卡泊芬净的抗感染效果不佳,考虑胸腔感染的可能。2018年8月22日:请胸外科会诊后予胸腔镜辅助下纤维板剥脱及胸腔引流术,术中见右肺不张,胸腔可见多个腔分隔,内有约400~500mL褐色浑浊脓性胶冻状胸液,恶臭,肺表面覆盖纤维板,吸净胸液,仔细分离粘连,并清除胶冻状物及纤维板。术后仍有发热的情况,最高体温为38.8℃,予碘伏生理盐水冲洗胸腔。2018年8月27日:患者的血培养提示奇异变形菌,与胸腔积液的培养结果相符,考虑为致病菌,根据药敏结果,予停用亚胺培南、利奈唑胺及卡泊芬净,给予头孢派酮舒巴坦2.0g ivgtt q6h抗感染。2018年8月30日:患者的炎症指标较前好转,继续使用稀碘伏溶液胸腔冲洗。

2018年8月31日:将气切处堵管改为鼻导管吸氧,体温正常。

2018年9月4日:转入普通病房。

2018年9月9日:被拔除胸引管,患者可适当下床活动。

决策性临床思维与分析

ECMO在急性肺栓塞中的应用广泛且作用突出。该患者既往无高血压、冠心病史,此次肺炎后无明显诱因下出现严重的低氧血症,同时B超提示D字征,而且血流动力学极不稳定,去甲肾上腺素的剂量逐步上调,初步考虑梗阻性休克,肺栓塞的可能性大,立即启动VA-ECMO可以提供有效的循环和呼吸支持,改善全身灌注。由于该患者较为年轻,也可以通过改善缺氧,减少对脑组织造成的损伤,为后期的治疗赢得时间。与此同时,我们建议ECMO辅助流量以能满足机体组织灌注的较低的流量为宜,这样能尽量避免因左心室后负荷急剧增加而导致左心膨胀,从而影响心脏功能的恢复,同时避免氧过载,减少机体自由基的产生。

ECMO管理中的主要问题与应对

ECMO运行初期,患者的右侧胸腔出现大量出血。行胸腔探查,予大量的纱布填塞止血。术后引流管仍有大量的出血,并出现DIC,使用超大剂量的血管活性药物,予大量输血、凝血因子及重组人凝血因子Ⅶa。止血效果欠佳后采取夹闭胸引管依赖胸腔物理压力止血,患者出血减少,虽非常规操作,但该方法也为后期患者撤除ECMO奠定基础。

虽然在该患者上机时即置入远端灌注导管(distal perfusion catheter,DPC),但在住院其间仍然发生下肢缺血坏死,行下肢动脉CTA提示局部动脉缺损。此后,首要的任务是积极保留右下肢健全位置的灌注,每日行下肢床边血管B超以划定有血流的区域,最终不得已采取了外科取栓后截肢的方法,但最终保全了患者的生命。同时,在注意患者下肢缺血情况的同时,需要注意的是,ECMO灌注管流量和远端灌注导管流量的匹配,灌注管越粗,对远端灌注的压力也就越小;灌注管越细,流量越大,则侧支压力也越大,需要密切监测膜后压和灌注管的压力,避免多灌和少灌。

治疗结果、随访及转归

2018年8月17日:患者复查肺CTPA三维重建,提示两侧肺动脉未见充盈缺损,两侧肺动脉未见明显的异常。

2018年9月11日:患者的相关指标恢复正常,携带华法林口服出院。出院后门诊随访,患者平时的日常生活中无明显的不适。

2019年3月14日:胸部CT复查右肺术后胸腔引流后的表现,右侧胸膜增厚。右肺炎性病变,较2018年9月10日前片吸收好转。

(邓鸿胜　陈　琨)

7.3　急性肺栓塞的概述

7.3.1　基本概念及流行病学

肺栓塞(pulmonary embolism,PE)是以各种栓子阻塞肺动脉系统为发病原因的一组疾病或临床综合征的总称,包括肺血栓栓塞症、脂肪栓塞综合征、羊水栓塞和空气栓塞等。急性肺栓塞是在急性心血管死亡原因中排第三位,仅次于冠心病和脑卒中。新近的流行病学资料显示,在美国医保人群中,急性肺栓塞30天和6个月的全因死亡率可分别达9.1%和19.6%,而高危急性肺栓塞患者的病死率可高达22%。

7.3.2　急性肺栓塞的发病机制

源自骨盆或下肢的深静脉血栓进入右房后,继而进入肺动脉阻塞左右主干及远端分支,使肺动脉阻力和肺动脉压增加,导致右心室压力增加、右心功能减退,直至右心衰。肺动脉压增高会使右室壁张力增高,会增加右心氧耗;同时,体循环低血压减少冠脉血流会加重右室壁氧供不足。这种氧供/耗的不匹配程度严重时会导致右心梗死。右心功能减退继发左心室前负荷降低及室间隔向左侧移动,损伤左心舒张的功能,最终导致低血压、心源性休克和心脏骤停。肺栓塞继发的通气—血流比失衡、肺泡无效腔量增大,加重缺氧,继而激发血栓素 B_2 和内皮素的释放,刺激肺动脉收缩,进一步增加肺动脉阻力,加重右心衰。肺栓塞的主要表现为血流动力学紊乱和气体交换障碍。

7.3.3　急性肺栓塞的ECMO指征

对于急性危重肺栓塞患者(指心脏骤停、休克、晕厥、昏迷,或迅速出现的严重的呼吸困难、发绀及难于纠正的低氧血症的患者)、急性肺栓塞伴进行性全身低血压或休克的患者、溶栓治疗禁忌或经溶栓治疗无效的患者,均应积极进行取栓术。而现实是,危重症患者可能存在溶栓及抗凝禁忌或由于患者的病情危重,进展迅速,来不及进行导管取栓或溶栓或手术治疗,这时需ECMO技术来对患者进行心肺功能辅助,稳定病情,为下一步治疗争取时间或机会。从生理学的角度来说,VA-ECMO可以迅速恢复血流动力学的稳定和提供气体交换;另外,VA-ECMO可以降低右心室舒张末期的容积和压力,降低右心氧耗,改善右室功能障碍;与此同时,可以保证血压,改善冠脉血供,改善心脏供血。

调查显示,ECMO在高危肺栓塞患者治疗中的应用呈上升的趋势:从2005年的0.07%到2013年的1.1%,且ECMO的使用与高危肺栓塞患者的死亡率降低有关。关于急性高危肺栓塞中启动ECMO的指征尚不完全明确。Hobohm等学者曾通过回顾性分析2005年至2018年其间德国所有接受ECMO治疗的肺栓塞患者的特征、治疗及结局,结果发现,与不应用VA-ECMO相比,单独应用VA-ECMO或联合VA-ECMO与其他溶栓取栓治疗,可改善出现心脏骤停的急性高危肺栓塞患者的预后。在2019年欧洲心脏病学会临床指南中指出,对于肺栓塞合并难治性循环衰竭或心脏骤停的患者,可考虑ECMO联合外科取栓术或经皮导管内治疗(推荐等级Ⅱb)。但需注意的是,ECMO上机的时机至关重要,有学者观察到接受ECPR的高危肺栓塞患者的生存率仅为9%,而在难治性心源性休克时启动ECMO的生存率可达42%。现有大部分医生的观念也倾向于在肺栓塞患者中使用ECMO作为挽救性治疗。也有报道指出,在充分的容量和血管活性药物治疗后,仍有下列的顽固心衰表现可作为ECMO介入的参考指征:①组织缺氧:皮肤发绀或乳酸增高;②右心室或左心室EF明显下降;③低心排:CI<2L/(min·m²);④顽固低血压[多巴胺>20μg/(kg·min)或肾上腺素>1μg/(kg·min)合并去甲肾上腺素>1μg/(kg·min)]。以后仍需大量的随机对照研究为ECMO在急性高危肺栓塞患者的抢救中提供更高的循证医学的证据。

7.3.4　急性肺栓塞中ECMO的应用管理

7.3.4.1　ECMO的建立管理

对于肺栓塞患者,采用股动静脉建立VA-ECMO,采用经皮穿刺股动脉、股静脉插管。

7.3.4.2　ECMO的支持管理

ECMO可将流量保持在50~100mL/(kg·min),流量可根据血压的变化进行调节。将活化凝血时间(ACT)维持在180~220s,或活化部分凝血酶原时间(APTT)维持于60~80s,注意伤口渗血的情况,及时更换伤口敷料,对置管处渗血严重者加压包扎。用变温水箱及变温毯保温,体温维持在35~37℃之间,观察置管侧下肢末梢的血运情况。及时观察氧合器及离心泵头是否有微血栓形成。补充足够的血容量,将血小板计数维持在80×10⁹/L以上,红细胞比容保持在30%以上。在使用ECMO前必须要对患者实施镇痛镇静,避免在操作过程中大量渗血,也可降低心肺的过度氧耗,预防感染,并加强营养支持的治疗。

7.3.4.3　ECMO的撤离管理

对于ECMO的撤离需要在临床治疗中进行综合的考量,不仅要观察患者的心肺功能的恢复情况,还要保证对患者只需提供少量的心血管药物就能进行基本的血液流动,具有显著的有创血压脉压差。X线显示无明显的血液渗出的迹象,超声显示心肌功能有明显的改善,可考虑暂停ECMO的支持。撤机时在手术室完成穿刺动脉的缝合,并拔除股静脉引流管。根据患者的情况,决定是否行自体血回输。

7.3.4.4　急性肺栓塞的ECMO撤机

由上述可知,ECMO目前在急性高危肺栓塞中的定位主要是作为提供循环和氧合支持的机械装置,亦可作为接受介入治疗及手术治疗的桥梁。因此,当患者的肺栓塞情况好转,自身心肺功能有改善时,建议尽早撤离ECMO。VA-ECMO撤机的标准为:①心脏功能恢复良好,ECMO流量减至原流量的1/3或低于1.5L/min时,较少的血管活性药物能够维持满意的循环。②心脏功能评估。超声心动图动态评估左心室的收缩功能:主动脉流速-时间积分>10,左室射血分数>30%,右心功能评估良好,心室壁运动协调等。

　　总之,对于急性肺栓塞的救治,临床医师应予以高度重视,尽早识别出高危因素;一旦确诊急性高危肺栓塞,应启动相应的救治流程,并根据患者的实际情况选择合适的时机进行对栓塞病因及对脏器功能的机械辅助支持。目前,临床上对于急性高危肺栓塞患者ECMO 启动的时机、管理、撤机等方面尚无标准的指南规范及强有力的循证医学证据,仍需要更多的研究来论证其 ECMO 对这类患者的治疗效果。

参考文献

龚娟妮.《肺血栓栓塞症诊治与预防指南》解读——诊断策略推荐. 中国医刊,2018,53(10):1072-1076.

闵苏,敖虎山.不同情况下成人体外膜肺氧合临床应用专家共识(2020版).中国循环杂志,2020,35(11):1052-1063.

中华医学会呼吸病学分会肺栓塞与肺血管病学组,中国医师协会呼吸医师分会肺栓塞与肺血管病工作委员会与全国肺栓塞与肺血管病防治协作组.肺血栓栓塞症诊治与预防指南.中华医学杂志,2018(14):1060-1087.

ASSOULINE B. Management of high-risk pulmonary embolism:what is the place of extracorporeal membrane oxygenation? J Clin Med,2022,11(16).

CHENG R.Complications of extracorporeal membrane oxygenation for treatment of cardiogenic shock and cardiac arrest:a meta-analysis of 1866 adult patients. Ann Thorac Surg,2014,97(2):610-616.

ELBADAWI A.National trends and outcomes for extra-corporeal membrane oxygenation use in high-risk pulmonary embolism. Vasc Med,2019,24(3):230-233.

GOLDBERG J B.Surgical management and mechanical circulatory support in high-risk pulmonary embolisms:historical context,current status,and future directions:a scientific statement from the american heart association. Circulation,2023,147(9):628-647.

KONSTANTINIDES S V,MEYER G. The 2019 ESC guidelines on the diagnosis and management of acute pulmonary embolism. Eur Heart J,2019,40(42):3453-3455.

KONSTANTINIDES S V. 2019 ESC guidelines for the diagnosis and management of acute pulmonary embolism developed in collaboration with the European Respiratory Society (ERS):the task force for the diagnosis and management of acute pulmonary embolism of the European Society of Cardiology (ESC). Eur Respir J,2019,54(3).

OH Y N. Use of extracorporeal membrane oxygenation in patients with acute high-risk pulmonary embolism:a case series with literature review. Acute Crit Care,2019,34(2):148-154.

PEREZ-NIETO O R.Hemodynamic and respiratory support in pulmonary embolism:a narrative review. Front Med (Lausanne),2023,10:1123793.

Venous thromboembolism in adult hospitalizations-United States,2007-2009. MMWR Morb Mortal Wkly Rep,2012,61(22):401-404.

(胡马洪　屠越兴)

第8章
严重室性心律失常:病例分享

8.1 病例精析

病史简介

患者,男,69岁,因"腰痛伴右下肢疼痛10余天"于2021年7月12日住院。患者10余天前出现腰部疼痛,疼痛向右臀部、右大腿后侧及小腿后侧放射,休息后疼痛减轻,劳累后加重,无法正常行走,无胸闷胸痛,无乏力纳差等不适,考虑"腰椎间盘突出"。为求进一步治疗,收住外院骨科。辅助检查:MR示腰3/4、腰4/5、腰5/骶1椎间盘突出(图8.1)。完善术前准备,于2021年7月19日行后外侧入路腰椎融合术+椎弓根钉内固定术+腰椎间盘切除伴椎板切除术+神经根管松解术,术中生命体征稳定,术后转复苏室。患者在复苏室突发室颤,予持续心肺复苏、反复电除颤,20min未恢复自主心率,呼叫ECMO团队。于右侧股静脉置入直径21F引流管、左侧股动脉置入直径17F灌注管,30min后VA-ECMO成功转机。设置初始的离心泵转速3000r/min,初始流量2.5L/min,空氧混合器氧浓度100%,气流量2.5L/min。上机过程中给予肝素6250U静脉推注抗凝。ECPR成功后将患者转入ICU。

ICU入科查体

患者处于药物镇静的状态,T 35.7℃,P 184次/分,BP 68/63mmHg,R 13次/分,SpO$_2$ 99%。双侧瞳孔等大等圆,直径均为0.5cm,对光反射迟钝。听诊双肺呼吸音粗、对称,两下肺可闻及散在的湿啰音。室性心律,未闻及明显的病理性杂音。腹软,肝脾肋下未及。双下肢无明显的水肿,病理征阴性。腰部切口负压球在位通畅,引流出少量的血性液体,局部有少量的渗血。

辅助检查

床边心脏彩超:室间隔中部和左心室前部运动障碍,伴有严重的左心室衰竭(EF 20%);肌钙蛋白 I >80ng/mL。

入ICU诊断

有呼吸心脏骤停、心室颤动、室性心动过速、腰椎间盘突出。

ICU诊疗经过

入科后立即行冠脉造影:左前降支中段次全闭塞,第二对角支开口70%狭窄,右冠弥慢性病变,近中段80%狭窄,远段40%～50%狭窄,予左前降支支架植入(图8.2),术中共用肝素2500U。

给予镇静镇痛、心梗治疗(阿司匹林、波立维、立普妥)、抗心律失常(胺碘酮)、循环维持(VA-ECMO、肾上腺素、去甲肾上腺素)、内环境(ECMO联合CRRT)(图8.3)、脑保护(亚低温治疗)、支持治疗(抗感染、输血、纠正凝血功能、抑酸化痰)。

患者在经历骨科手术、上机肝素化、PCI肝素化后,ACT高达479s,考虑患者处于高出血的风险,因此,初始ECMO运行时选择无肝素抗凝。但患者术后2h,切口负压球血性引流液达600mL,输注5.5U悬浮红细胞的情况下,血红蛋白仍从术后97g/L下降至77g/L,ECMO流量仅为1.6～2.0L/min,去甲肾上腺素和肾上腺素的剂量分别最高达0.36μg/(kg·min)和0.73μg/(kg·min),为纠正凝血功能,维持血红蛋白的水平,10h内共输注悬浮红细胞13U、新鲜血浆2700mL、冷沉淀凝血因子10U。其间,患者的ACT逐渐下降至162s,APTT为53.4s,切口负压球引流量减少,在未进一步输血的情况下血红蛋白维持在100g/L左右,ECMO流量逐渐增加至3～3.5L/min,且已停用血管活性药物。但考虑到患者目前仍有高出血的倾向,因此,在入ICU 10h后,我们开始使用小剂量的肝素维持,初始速度为10IU/(kg·h),并将ACT目标值设定为120～160s。每次调整剂量小于15%。随着血红蛋白的逐步稳定及心功能的逐渐恢复,在入ICU 24h后,将目标ACT设定为160～180s,ECMO流量每24h降低0.5～1.0L/min。

2021年7月24日,在ECMO运行的第6天,评估患者的神经系统完全恢复,心脏功能明显有改善(EF 62%),心室壁运动协调,停用抗心律失常药物后稳定为窦性心律,缓慢降低ECMO流量至1.5L/min,运行6h后,患者的血压无明显的变化,血气分析无酸碱失衡及电解质紊乱,无致命性心律失常发生,符合VA-ECMO的撤机指征。

2021年7月24日,撤离ECMO。2021年7月26日,拔除气管插管。2021年7月28日,转至心血管内科继续治疗。

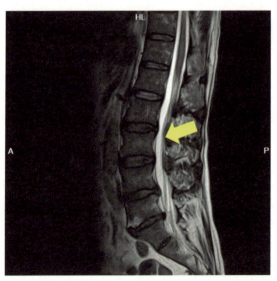

图8.1　MR示腰3/4、腰4/5、腰5/骶1椎间盘突出(黄色箭头)

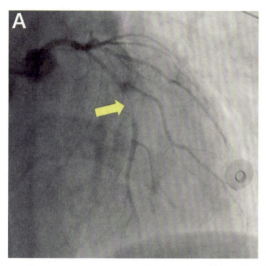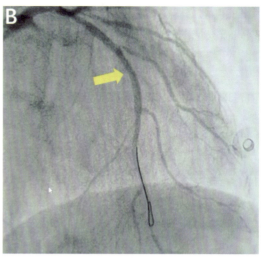

图8.2　冠状动脉造影支架植入术前（A）和术后（B）

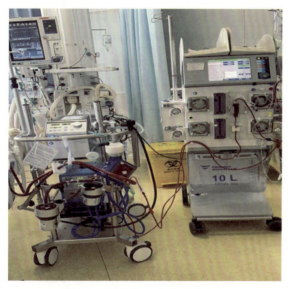

图8.3　ECMO联合CRRT治疗

决策性临床思维与分析

患者既往无基础疾病，于术后复苏过程中突发心跳呼吸骤停，立即采取高质量的心肺复苏及早期电除颤，在CRP持续10min仍无法恢复有效的自主循环，初步判断病因可逆、无ECMO禁忌证，第一时间启动ECPR的流程，取得家属同意后顺利行VA-ECMO治疗。在VA-ECMO的维持下，立即将患者送至导管室行冠脉造影、肺动脉造影，明确了心肌梗死的诊断，指明了后续治疗的方向。

ECMO管理中的主要问题与应对

针对该患者整个ECMO的治疗过程，考虑到患者术后高出血风险的状态，尽管在ECMO上机及冠脉造影其间减少了常规肝素的使用，但手术部位仍有大量出血、ACT显著升高、血容量不足,初始ECMO流量仅为1.6~2.0L/min,无法达到理想的流量,使得初期进行大量的输血,以纠正凝血功能,并且依靠大量的血管活性药物维持循环的稳定,因此,我们在初始阶段选择无肝素抗凝方案运行ECMO。

在经历10h纠正凝血功能的治疗后,穿刺点无渗血,切口负压球几乎无引流,ECMO流量增加至3~3.5L/min,血管活性药物的剂量逐渐减少,血气分析提示乳酸呈下降的趋势,血红蛋白维持在100g/L左右,ACT降至162s,APTT为53.4s。随即,我们在确定无明显活动性出血、ACT<180s、APTT<1.5倍的正常值的情况下,开始使用肝素抗凝,初始计量:10IU/(kg·h),并将ACT目标值设定为120~160s。随着血红蛋白的逐步稳定,在入ICU 24h后,将目标ACT设定为160~180s。

在ECMO运行其间,进行每日膜功能评估,可见氧合器外壁有少量的血凝块,膜后氧分压基本维持在400~500mmHg,跨膜压始终小于15mmHg,顺利运行至ECMO撤机。

我们建议随着ECMO技术的进步,更高效的膜氧合器、离心泵、管路涂层等的更新,对于有出血高风险的患者,应谨慎使用抗凝药物,根据病情的严重程度、时机和活动性出血的情况采取个体化的抗凝治疗。

治疗结果、随访及转归

2021年8月4日,患者的心功能恢复正常,心超未见异常(EF 64%),心电图:窦性心律-心动过缓,V1V2导联呈QS型,伴ST段上抬改变(支架术后),带药出院。

2021年8月29日,出院后门诊随访,患者的生活状态良好,无不适,心超未见异常(EF 64%)。

2021年8月31日,返院复查冠脉造影:左前降支原支架未见狭窄,第二对角支开口70%狭窄,右冠弥漫性病变,近中段80%狭窄,远段40%~50%狭窄。予右冠植入2枚支架。心超未见异常(EF 64%)。心电图:①窦性心律;②V1、V2、V3导联呈QS型,V4、V5导r波递增不良(支架术后);③V5、V6导联低电压。

(王倩倩　朱建刚　沈　鹏)

8.2 严重室性心律失常的概述

8.2.1 室性心律失常的流行病学

室性心律失常(VA)是一种快速型的心律失常,每年造成全世界数百万人死亡。近年来,室性心律失常在非器质性心脏病患者中越来越常见,主要包括室性早搏、室性心动过速(VT)、心室颤动(VF)和心室扑动等。VA会造成持续性的血流动力学不稳定以及心脏骤停,也是导致心源性猝死的重要原因。最常见的恶性快速心律失常是缺血引起的持续性室速,与正常的灌注组织相比,相邻的缺血组织区域的出现显著改变了心肌的电生理特性,并可诱发危及生命的VA。尤其在缺血早期,患者最容易发生VA和心源性猝死。研究显示,约11%的急性ST段抬高型心肌梗死患者在经皮冠状动脉血管成形术之前发展为VF,此类患者的预后不佳。

室性电风暴(VES)是一种以短时间内多次发作持续性VA为特征的临床症状。近年来，人们提出了多种 VES 的定义，但最广为接受的定义是在 24h 内出现 5 次或 5 次以上需要抗心动过速起搏或植入式心律转复除颤器电击的 VA 持续发作，每次发作之间至少间隔 5min。结构性心脏病患者的数量占 VES 病例数的大多数。然而，心脏结构正常的人也可能因遗传性心律失常综合征，如儿茶酚胺敏感性多形性室上性心动过速、布鲁加达综合征（Brugada）和长 QT 综合征（LQTS），而易患 VES。研究显示，对于有 VES 和潜在心肌病的患者，射频消融术可能会导致血流动力学的异常。一项研究发现，在接受射频消融术治疗的血流动力学不稳定的 VT 患者中，预防性使用 ECMO 可使 92% 的患者安全完成手术，在 90 个月的随访中，存活率接近 21%。Mariani S 等的一项研究发现，室性心律失常电风暴和 PAINESD 风险评分较高的患者在接受预防性 ECMO 辅助循环支持后，死亡率明显降低。

8.2.2　室性心律失常的发病机制

　　VA 的病因包括心肌缺血、局部纤维化、心室心肌肥厚、心室壁张力异常、交感神经张力增高和电解质异常等。VA 是由自律性异常增强、激动后早期和晚期去极化引起的触发活动以及折返等机制导致的。其中一些机制可归因于细胞电生理学的特定异常，如个别离子通道、转运蛋白或泵。

　　VA 根据其潜在的致心律失常机制可分为两大类，分别是在没有结构性心脏病的情况下发生的 VA，即特发性 VA，是临床中最常见的 VA。其通常由环磷酸腺苷（cAMP）介导的去极化后或自律性增加有关触发活动由早期或延迟后去极化引起，表现为单形性室性早搏、非持续性 VT 或持续性 VT，预后一般良好，病灶的机制起源于特定的心脏部位。另一种为存在 SHD 而发生的 VA，心肌瘢痕在 SHD 发生 VA 的机制中起着核心作用，基于瘢痕的折返是大多数恶性 VA 的基础，可导致心源性猝死。心肌瘢痕是动态的活体结构，其中，细胞外基质充满了表型不同的活细胞群。由于活体瘢痕本身发生的电学和结构重塑，瘢痕成为具有被动和主动机械特性的动态代谢组织，并具有显著的电生理活性。简言之，在各种心脏疾病中出现的瘢痕形成，产生的是活的、机械上活跃的组织，而不是孤立的、不可触发的结构。单向阻滞和传导减慢是发展难治性心律失常的必要条件。而瘢痕相关的再入路是这些患者发生心律失常的主要机制。当去极化波在其传导路径中遇到解剖（梗死后瘢痕，替代性纤维化）或功能（不应期心肌细胞）障碍时，就会出现再进入的现象，主要是在心肌瘢痕区域，纤维组织内存活的心肌纤维导致慢速传导通路的形成以及活化和折射性的分散，从而构成再入路的环境。

　　此外，诱发持续性 VA 还需要存在对电生理基质产生压力的触发因素。VA 的触发因素表现为异常自动性引起的异位搏动，以及由于早期和延迟后的去极化引起的触发活动。成纤维细胞在瘢痕内异位搏动诱因的形成过程中发挥着重要的作用。肌成纤维细胞对肌细胞静息膜电位的去极化作用减弱，从而影响了肌细胞的电生理学。然而，绝大多数的 VA 似乎是由多因素引起的，与离子通道分布和功能、细胞内离子动力学、心脏神经支配、新陈代谢和信号通路等均有关。

8.2.3　严重室性心律失常的 ECMO 指征

　　ECMO 是一种维持生命的机械循环支持装置,当心脏和/或肺部功能因疾病或器官功能障碍而严重受损时为患者提供支持。对于因反复发作 VA 而继发难治性低心输出量的心源性休克患者,正性肌力药物可能会加重 VT,抗心律失常药物(如胺碘酮)通常具有负性肌力的作用,而心脏电复律往往有加重循环衰竭或心脏骤停的风险。因此,紧急实施机械循环支持可以暂时性稳定心源性休克的患者,允许医师有相对充足的时间窗来明确心律失常的根本原因并且进行治疗干预(例如,血运重建),或作为“先发制人的策略”,以避免高危患者在介入性心脏病手术其间的循环不稳定。在这类患者中,ECMO 是最常用的机械循环支持的方法,是出现电风暴、抗心律失常治疗难治性 VT 和复发性 VF 患者血流动力学支持的有效的解决方案。近年来,ECMO 越来越多地被用于围手术期患者发生心律失常的情况。在 PAINESD 风险评分或暴露于 VES 的高危患者中观察到,早期采取 ECMO 治疗,能明显降低死亡率。ECMO 在危及生命的心律失常中的应用包括由心脏缺血引发的心律失常风暴、伴有 VA 的暴发性心肌炎、CA 围手术期等。ECMO 的绝对禁忌证包括:限制存活的严重不可逆的非心脏器官衰竭(如严重的缺氧性脑损伤或转移性癌症);不适合移植或长期心室辅助装置的不可逆心衰。相对禁忌证包括:严重的凝血功能障碍或抗凝禁忌证;血管通路受限(严重的外周动脉疾病、极度肥胖、截肢等)。

8.2.4　严重室性心律失常的 ECMO 管理

　　在使用外周 VA-ECMO 的其间,逆行的动脉灌注会增加左室后负荷,从而影响左心功能,可能导致左室舒张末压增高、肺毛细血管楔压升高,最终导致肺水肿。在这种情况下,可以考虑使用正性肌力药物,或者进行左心减压,包括 IABP、经皮穿刺房间隔造瘘、Impella 辅助装置等。容量优化管理在 ECMO 运行其间至关重要,一旦启动 ECMO,就应当立即启动容量优化的策略。通过使用肾脏替代治疗,可以早期获得最佳的液体状态,达到减轻心肺负荷、促进各脏器功能恢复的目的。

　　由于 ECMO 患者的转运风险和困难程度高于其他的重症患者,频繁外出检查不便,且患者的氧合及血流动力学受到 ECMO 血流的影响,如 CVP、ScvO$_2$、PiCCO 等许多常规的血流动力学监测手段使用受限。因此,ECMO 运行其间,床旁超声起着非常重要的作用。此外,基于床旁超声的即时性和可重复性,在 ECMO 运行的过程中,对于患者的病情变化、ECMO 相关及非相关的并发症,床旁超声可在第一时间获取证据,可用于快速识别和协助处置。因此,推荐使用床旁超声为 ECMO 患者实施日常的监测。

　　在 ECMO 患者体内,全身血液与 ECMO 管路和膜肺的异物表面持续接触,尽管使用了各种涂层技术来增加 ECMO 系统和动静脉插管及管路的生物组织相容性,但它们并不像正常血管的内皮细胞那样具有类似内皮的保护机制,故 ECMO 患者更容易导致高凝状态。一项分析显示,尽管在 ECMO 手术其间进行了抗凝治疗,血栓发生率仍在 8%~12%。抗凝引起的出血是 ECMO 最常见的并发症,根据国际体外生命支持组织登记,ECMO 患者的出血发生率为 24%。因此,ECMO 支持其间的抗凝治疗既要防止管路和氧合器血栓的形成,又要降低患者出血的风险。对于创伤、活动性出血或高出血风险的患者,需更谨慎地选择抗凝策略。有研究在 VA-ECMO 患者身上暂停常规的全身抗凝治疗的尝试,并未显示 ECMO 泵故障或血栓形成的发生率增加。然而,目前对于 ECMO 无肝素化仅限于部分报道,需要进一步的研究证实。因此,最佳的抗凝治疗有赖于对多种抗凝措施进行全面、标准化的评估,并结合不同的抗凝监测技术的综合临床应用,以实现理想的抗凝管理,进一步改善 ECMO 患者的临床疗效和长期预后。

8.2.5　严重室性心律失常的 ECMO 撤机

有研究报道,将 VA-ECMO 成功撤机定义为不需再次启动 VA-ECMO 或植入左心室辅助装置并存活达 30 天。撤除 VA-ECMO 的决策需要一系列的考量,包括患者的临床症状、生命体征、血流动力学和影像学是否好转,同时需要尽可能解决 CA 的潜在病因。难治性 VT/VF 中严重的冠状动脉疾病是大多数患者 CA 的病因。因此,心脏功能恢复通常是 ECMO 撤机的核心标准。撤机前,患者的呼吸功能应部分恢复,当呼吸机参数调到下列的标准时可认为恢复较好,潮气量<6mL/kg,气道峰压<30cmH$_2$O,呼气末正压<12cmH$_2$O。另由于患者在治疗过程中会使用血管活性药物,故对药物剂量的精确调整也很重要,如米力农<10μg/(kg·min),左心室射血分数>35%,主动脉瓣血流速度—时间积分(VTI)>10cm,心脏指数>2.2L/(min·m^2),平均动脉压 65~80mmHg(1mmHg=0.133kPa),中心静脉压 8~12mmHg,肺毛细血管楔压<18mmHg 等,评估过程需在超声引导下进行。

目前对于 ECMO 的撤机缺乏统一的标准且各医院、ECMO 中心的实践存在差异,撤机策略是基于经验实施。2020 年,在 Crit Care 上发表的一篇社论报道了一种撤机策略。首先每天降低 ECMO 流量 0.5L/min,当下降到至少 2L/min 时,1min 后评估平均动脉压(MAP)。如果 MAP 下降超过 10~15mmHg 或<65mmHg,表示患者尚不适合撤机。撤机试验至少每天进行 1 次。在患者耐受 2L/min 试验至少 8h 且器官功能稳定后,1min 内降低血流到 1L/min,检测在最低的 ECMO 支持力度下血流动力学是否稳定;若耐受,则恢复到 2L/min 并制订拔管计划;如果失败,将流量调整到 2L/min,并每 24h 重新评估 1次。最后,当患者的血流维持 2L/min 达 8h,血流动力学和器官功能稳定,并耐受瞬时血流减少到 1L/min 时,可进行 ECMO 撤机。此外,亦有研究报道,在动、静脉插管之间使用桥接器,将患者循环与 ECMO 循环完全分离,如果出现失代偿迹象,则夹紧桥接,并将患者重新置于完全支持的状态。

总之,对于 VA 患者,首选药物及 CA 进行干预,若出现严重的血流动力学不稳定、心脏骤停等,要严格排除禁忌证,对于有适应证的患者,尽早启动体外心肺复苏,使用过程中严密观察是否出现并发症,准确评估脱机标准,把握撤机时机。临床医生应高度重视 VA 的早期发现、早期识别,积极救治,以提高患者的预后水平。

参考文献

床旁超声在急诊体外膜肺氧合治疗中的应用推荐专家组.床旁超声在急诊体外膜肺氧合治疗中的应用推荐.中华急诊医学杂志,2020,12:1537-1547.

李凡,赖巍,康焰.静脉-动脉体外膜肺氧合撤机成功的预测及流程.中华医学杂志,2022,25:1878-1881.

司向,管向东.体外膜肺氧合抗凝管理现状和挑战.中华医学杂志,2022,25:1864-1869.

中华医学会心电生理和起搏分会,中国医师协会心律学专业委员会.室性心律失常中国专家共识基层版.中华心律失常学杂志,2022,2:106-126.

AL-KHATIB S M,STEVENSON W G,ACKERMAN M J,et al. 2017 AHA/ACC/HRS guideline for management of patients with ventricular arrhythmias and the prevention of sudden cardiac death:a report of the American College of Cardiology/American heart association task force on clinical practice guidelines and the heart rhythm society. J Am Coll Cardiol,2018,72(14):e91-e220.

ANTZELEVITCH C. Role of spatial dispersion of repolarization in inherited and acquired sudden cardiac death syndromes. Am J Physiol-Heart C,2007,293(4):H2024-H2038.

APTE N,KALRA D K. Pharmacotherapy in ventricular arrhythmias. Cardiology,2023,148(2):119-130.

ARBUSTINI E,KRAMER C M,NARULA J. Arrhythmogenic potential of border zone after myocardial infarction:scar is more than just a healed wound.JACC Cardiovasc Imaging,2018,11(4):573-576.

BARATTO F,PAPPALARDO F,OLORIZ T,et al. Extracorporeal membrane oxygenation for hemodynamic support of ventricular tachycardia ablation. Circ Arrhythm Electrophysiol, 2016, 9(12):e004492.

CRONIN E M,BOGUN F M,MAURY P,et al. 2019 HRS/EHRA/APHRS/LAHRS expert consensus statement on catheter ablation of ventricular arrhythmias. Europace,2019,21(8):1143-1144.

DE FERRARI G M,DUSI V,SPAZZOLINI C,et al. Clinical management of catecholaminergic polymorphic ventricular tachycardia:the role of left cardiac sympathetic denervation.Circulation,2015,131(25):2185-2193.

DE JONG S,VAN VEEN T A B,VAN RIJEN H V M,et al. Fibrosis and cardiac arrhythmias. J Cardiovasc Pharm,2011,57(6):630-638.

FRIED J A,MASOUMI A,TAKEDA K,et al. How I approach weaning from venoarterial ECMO. Crit Care,2020,24(1):307.

GUERRA F,FLORI M,BONELLI P,et al. Electrical storm and heart failure worsening in implantable cardiac defibrillator patients. Europace,2014,17(2):247-254.

GUGLIN M,ZUCKER M J,BAZAN V M,et al. Venoarterial ECMO for adults:JACC scientific expert panel. J Am Coll Cardiol,2019,73(6):698-716.

HÉKIMIAN G,PAULO N,WAINTRAUB X,et al. Arrhythmia-induced cardiomyopathy:a potentially reversible cause of refractory cardiogenic shock requiring venoarterial extracorporeal membrane oxygenation. Heart Rhythm,2021,18(7):1106-1112.

JABBARI R,RISGAARD B,FOSBØL E L,et al. Factors associated with and outcomes after ventricular fibrillation before and during primary angioplasty in patients with st-segment elevation myocardial infarction. Am J Cardiol,2015,116(5):678-685.

KARAM N,BATAILLE S,MARIJON E, et al. Response by karam et al to letter regarding article: "identifying patients at risk for prehospital sudden cardiac arrest at the early phase of myocardial infarction:the e-MUST study(evaluation en médecine d'urgence des stratégies thérapeutiques des infarctus du myocarde)". Circulation,2017,135(20):e1048-e1049.

KOWLGI G N,CHA Y M. Management of ventricular electrical storm:a contemporary appraisal. Europace,2020,22(12):1768-1780.

LEE E H,LEE K H,LEE S J,et al. Clinical and microbiological characteristics of and risk factors for bloodstream infections among patients with extracorporeal membrane oxygenation:a single-center retrospective cohort study. Sci Rep-Uk,2022,12(1):15059.

LERMAN B B. Mechanism, diagnosis, and treatment of outflow tract tachycardia. Nat Rev Cardiol,2015,12(10):597-608.

MARCHLINSKI F E,CALLANS D J,GOTTLIEB C D,et al. Linear ablation lesions for control of unmappable ventricular tachycardia in patients with ischemic and nonischemic cardiomyopathy. Circulation,2000,101(11):1288-1296.

MARIANI S,NAPP L C,COCO V L,et al. Mechanical circulatory support for life-threatening arrhythmia:a systematic review. Int J Cardiol, 2020, 308:42-49.

MIRAGOLI M,SALVARANI N,ROHR S. Myofibroblasts induce ectopic activity in cardiac tissue. Circ Res,2007,101(8): 755-758.

MUSER D,LIANG J J,PATHAK R K, et al. Long-term outcomes of catheter ablation of electrical storm in nonischemic dilated cardiomyopathy compared with ischemic cardiomyopathy. JACC Clin Electrophysiol,2017,3(7): 767-778.

MUSER D,SANTANGELI P,LIANG J J. Mechanisms of ventricular arrhythmias and implications for catheter ablation. Card Electrophysiol Clin,2022,14(4):547-558.

PANDITS V,JALIFE J. Rotors and the dynamics of cardiac fibrillation. Circ Res,2013,112(5):849-862.

PANDOZI C,MARIANI M V,CHIMENTI C,et al. The scar: the wind in the perfect storm—insights into the mysterious living tissue originating ventricular arrhythmias. J Interv Card Electr, 2023,66(1):27-38.

ROHR S. Myofibroblasts in diseased hearts:new players in cardiac arrhythmias? Heart Rhythm, 2009,6(6): 848-856.

SAWADA K,KAWAKAMI S,MURATA S,et al. Predicting parameters for successful weaning from veno-arterial extracorporeal membrane oxygenation in cardiogenic shock. ESC Heart Fail,2021, 8(1): 471-480.

SUN Y, KIANI M F,POSTLETHWAITE A E, et al. Infarct scar as living tissue. Basic Res Cardiol,2002,97: 343-347.

SY E, SKLAR M C, LEQUIER L, et al. Anticoagulation practices and the prevalence of major bleeding, thromboembolic events, and mortality in venoarterial extracorporeal membrane oxygenation:a systematic review and meta-analysis. J Crit Care,2017,39:87-96.

TANG P T,SHENASA M,BOYLE N G. Ventricular arrhythmias and sudden cardiac death. Card Electrophysiol Clin,2017,9(4):693-708.

TAVAZZI G，DAMMASSA V，COLOMBO C N J，et al. Mechanical circulatory support in ventricular arrhythmias.Front Cardiovasc Med，2022：2851.

VIDA V L，RITO M L，PADALINO M A，et al. Extracorporeal membrane oxygenation：the simplified weaning bridge. J Thorac Cardiovasc Surg，2012，143（4）：e27-e28.

WOOD K L，AYERS B，GOSEV I，et al. Venoarterial-extracorporeal membrane oxygenation without routine systemic anticoagulation decreases adverse events. Ann Thorac Surg，2020，109（5）：1458-1466.

（王倩倩　朱建刚　沈　鹏）

第9章
脓毒症心肌病:病例分享

9.1 病例精析一

病史简介

患者,男,68岁,因"血尿7天,发热伴意识改变3天"于2022年4月10日入院。患者7天前无明显诱因下出现肉眼血尿,伴有左侧腰痛,钝痛,无尿频、尿急、尿痛,当时未予特殊治疗。3天前患者开始出现发热,当时未测具体的体温,同时伴有意识改变,淡漠,遂就诊于当地中医医院,予治疗后未见好转,出现呼之不应,血压下降(具体的下降数值不详),遂急转至A院ICU,紧急予气管插管机械通气,积极抗休克治疗,"比阿培南"联合"左氧氟沙星"抗感染等对症支持治疗。查腹部CT提示"左侧输尿管中段结石并以上输尿管扩张",考虑为"尿路感染,脓毒性休克",请泌尿外科行"左肾双J管置入"治疗(具体的手术情况不详)。但经治疗后,患者的休克状态未见明显的改善,同时加强补液治疗后患者出现尿量减少,查心超提示"左心功能减退"。查胸部CT提示"两肺感染考虑,心包少量积液"。现为求进一步治疗,拟"脓毒血症"收入我科。

患者33年前因"右肾结石"在B院行右肾摘除手术。否认既往有心、肺、肝等基础疾病和遗传性疾病家族史。

ICU入科查体

T 36.7℃,P 125次/分,R 20次/分,BP 118/89mmHg(去甲肾上腺素维持),患者处于镇痛镇静的状态,气管插管接呼吸机辅助通气,查体欠合作。双手及双足部有大量的瘀斑,双肺听诊呼吸音粗,未闻及干湿性的啰音及哮鸣音。心界无扩大,心率125次/分,节律齐。肾区查体不合作。四肢肌张力正常,活动正常,双侧巴氏征阴性,四肢末梢湿冷、紫绀。

辅助检查

腹部CT:左侧输尿管中段结石并以上输尿管扩张,右肾未显示,盆腔有少量的积液。

心脏超声:左心功能减退,升主动脉增宽,室间隔增厚,轻度三尖瓣反流。

双下肢深静脉B超:双下肢深静脉血流通畅。

胸部CT:考虑两肺感染,两侧胸腔有少量的积液,建议治疗后复查。两肺间质性改变,右肺中叶有少许的纤维灶。主动脉及冠状动脉钙化,心包有少量的积液。

入ICU诊断

考虑"复杂性尿路感染、脓毒症、脓毒性休克、多脏器功能衰竭(心源性休克、呼吸衰竭、急性肾功能不全)"。

ICU诊疗经过

入院后完成相关的辅助检查。2022年4月10日：PCT>100mg/L，TNI>50.0μg/L，血乳酸4.8mmol/L，超声评估心功能左室壁弥漫性运动减弱，左心收缩功能减退，LVEF 27%，治疗予气管插管接呼吸机辅助通气，予美罗培南联合左氧氟沙星抗感染，氢化可的松抗炎，兰索拉唑护胃，以及去甲肾上腺素升压等对症支持治疗。考虑患者有急性左心衰竭，予左西孟旦增强心肌收缩力，缓解心衰，并行CRRT治疗缓解患者的急性肾功能不全的情况。2022年4月11日，患者因循环衰竭，在大剂量的升压药物的维持下难以保证灌注，四肢紫绀，伴随血乳酸进行性上升。复查超声提示：左室壁弥漫性减弱，左心功能减退，LVEF 23%。患者的心功能持续恶化，排除相关的禁忌后，为改善循环行VA-ECMO。设置初始转速3000转，初始流量3.0L/min。血培养报阳：13h，G-杆菌，大肠埃希菌。2022年4月12日，去甲肾上腺素减量至停用。2022年4月13日，患者的尿量增多，予停止CRRT治疗。2022年4月14日，患者的PCT、CRP等炎症指标下降，提示抗生素控制感染有效，予停左氧氟沙星，继续予美罗培南抗感染。2022年4月16日，心超提示：LVEF 38%。下调ECMO流量至2.0L/min。2022年4月18日，心超提示：左心相对较小，前间隔增厚，左室壁运动幅度偏低，左室收缩功能处于正常的低值，LVEF 55%，脉压>20mmHg，下调ECMO流量至1.0L/min，运行6h后，患者的循环尚稳定，血乳酸正常。2022年4月19日，患者经心超评估后心功能明显恢复，据循环及呼吸的情况，予ECMO撤机。2022年4月20日，拔除气管插管。2022年4月25日，转入普通病房。

决策性临床思维与分析

患者入院时在大剂量的血管活性药物的维持下，血乳酸水平升高明显，并出现四肢末梢紫绀甚至坏死的情况，伴随肌钙蛋白指标大于检测值，但无冠脉造影的条件，后经超声评估心功能左室壁弥漫性运动减弱，左心收缩功能减退，LVEF 27%后下降至23%，经过镇痛镇静、机械通气降低氧耗、抗感染、液体复苏、血管活性药物、正性肌力药物以及连续性血液净化稳定内环境，乳酸持续升高大于5mmol/L，大剂量的血管活性药物难以维持血压，提示患者目前处于混合型休克(感染性休克合并心源性休克)，心输出量无法满足机体的需要，经常规的药物治疗不佳，因此，决定立即启动VA-ECMO治疗，避免因组织低灌注所致的多脏器功能损害。

ECMO管理中的主要问题与应对

患者存在急性肾功能不全，在ECMO运行其间，为避免容量超负荷，尽早行CRRT治疗，并接入ECMO环路中，结合超声评估心功能的状态、循环状态和组织灌注情况等因素综合考虑，进行液体管理。

患者因泌尿系感染导致脓毒症、脓毒性休克，为明确感染病原菌及药敏结果，入院时立即予血、尿培养，必要时行NGS宏基因检测，尽早明确致病菌，予以有效的抗生素覆盖以尽快控制感染。抗生素使用时应考虑ECMO及CRRT因素，适当调整抗生素的剂量，必要时可监测药物浓度。

入院时患者有循环衰竭,且使用大剂量的血管活性药物,致使末梢肢端紫绀坏死。ECMO 运行后,尽快改善循环,降低血管活性药物的使用量,改善末梢肢端的循环及氧供,避免形成坏疽而导致病情恶化。

治疗结果、随访及转归

2022 年 5 月 2 日,心超复查:各房室腔的内径正常;LVEF 58%。

2022 年 5 月 3 日,冠脉造影结果:①左冠优势型,左冠状动脉主干未见明显的狭窄;左前降支近中段有局限性的斑块,管腔 30% 狭窄;左回旋支近段有局限性的斑块,管腔 30% 狭窄。②右冠状动脉未见明显的狭窄。

2022 年 5 月 9 日,患者的相关指标恢复正常,心功能改善。出院后门诊随访,患者在日常的生活中无不适。

2022 年 6 月 7 日,心电图:①窦性心律;②显著的逆钟向转位;③T 波改变(Ⅰ、Ⅱ、Ⅲ、aVF、V4、V5、V6)。

(王　希　雷　澍　江荣林)

9.2　病例精析二

病史简介

患者,男,65 岁,因“发热伴胸闷气急 1 天”于 2023 年 2 月 14 日 15 时 19 分入院。患者 1 天前夜间 12 点左右自觉发热(未测体温),寒战大汗,胸闷气急,头晕不适,无咳嗽咳痰,无胸痛头痛等其余不适,自服布洛芬 1# 后症状好转。为求进一步诊治来我院门诊就诊,查血常规(五)+ 超敏 CRP,白细胞计数 11.3×10^9/L,中性粒细胞 9.7×10^9/L,超敏 C 反应蛋白 37.1mg/L;予以拜复乐口服,散利痛退热。当天 14 时左右,患者再次出现寒战,测体温 40.1℃,胸闷气急,口服散利痛、拜复乐后呕吐 1 次,呕吐物为胃内容物。为求进一步诊治,拟“肺部感染”收住入院。患者入院当日晚间 22:11 左右突发胸闷气促,说话不能成句,听诊两肺有大量的干啰音,血氧饱和度下降至 70% 左右,心率最低至 44 次/分,予肾上腺素静推、气管插管等抢救治疗后转入 ICU 进一步治疗。

既往有高血压的病史,平时口服安博维。有白内障。有半月板手术史,具体不详。否认糖尿病、冠心病病史等重大内科疾病史。

ICU 入科查体

T 39.4℃,P 155 次/分,R 16 次/分(呼吸机辅助通气),BP 100/50mmHg[去甲肾上腺素 2μg/(kg·min),肾上腺素 0.9μg/(kg·min)],SpO₂ 因肢端发凉难以测出(呼吸机参数:PC 模式,PC 17cmH₂O,PEEP 5cmH₂O,PIP 27cmH₂O,FiO₂ 100%)。患者处于镇痛镇静的状态,全身皮肤及巩膜无黄染,四肢末梢冰凉。颈软,无抵抗。双侧瞳孔等大等圆,直径约为 2.5mm,对光反射灵敏;气管插管呼吸机辅助通气,双肺呼吸音粗,可及明显的湿性啰音;心率 160 次/分,心律欠齐,各瓣膜听诊区未有明显的病理性杂音;腹平软,肠鸣音 1 次/分。肢体未见明显的浮肿。双侧巴氏征阴性。

辅助检查

床边心脏彩超检查:心尖部呈球样扩张,心脏收缩力弥漫性降低,EF 约为30%。

床边胸片示左侧肺野渗出性改变(图9.1)。

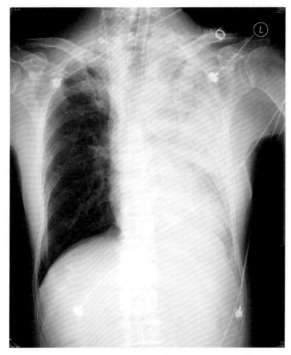

图9.1 左侧肺野渗出性改变

床边肺超:左侧B线明显。

床边心电图:窦性心动过速,频发室早。

血常规:WBC 16.6×10⁹/L,N(%) 92%,Hb 121g/L,PLT 224×10⁹/L;生化:ALT 117U/L,Cr 61μmol/L,CRP 125.78mg/L;凝血:D-dimer 3.28mg/L;心肌酶及肌钙蛋白:TNI 0.188μg/L,CK-MB 6.32ng/mL。

血气分析:pH 7.321;PO_2 82.6mmHg(FiO₂ 100%);PCO_2 41.6mmHg;HCO_3^- 20.2mmol/L;BE -4.4mmol/L;Na⁺ 137mmol/L;K⁺ 3.2mmol/L;CL⁻ 109mmol/L;Hb 134g/L;Lac 3.0mmol/L。

入ICU诊断

考虑①重症肺炎,脓毒性休克,脓毒症心肌病,心源性休克;②ARDS;③高血压病。

ICU诊疗经过

入科后继续予气管插管机械通气,用镇静镇痛降低氧耗,用血管活性药物维持循环,适当进行补液抗休克,纠正内环境及水电解质紊乱,经积极抢救1h后,患者的氧合不能得到改善,循环恶化,微循环障碍加重,血乳酸进行性升高,遂考虑左侧股静脉(21F 静脉管)、右侧股动脉(17F 动脉管)置入 VA-ECMO。ECMO 设置:VA 模式,转速3200r/min,流量3L/min,空氧混合器氧浓度100%,氧流速3.0L/min。运行其间,给予肝素抗凝,维持

APTT 在 60～80s 之间。

患者有重症感染、脓毒症心肌病、心源性休克,予头孢哌酮/舒巴坦钠抗感染,降低氧耗,营养心肌,抑酸,营养支持,维持内环境及水电解质平衡等治疗。在 ECMO 运行的第 4 天,患者的心功能有明显的改善(EF 49%),脉压差>20mmHg,血管活性药物减停,血气分析提示内环境正常,降低 ECMO 流量至 1.5L/min。运行 6h 后,患者的血压无明显的变化,动态复查血气分析提示乳酸正常,中心静脉血氧饱和度无明显的变化,提示自身的心脏能够满足全身的血液循环和氧代谢。

根据循环和呼吸的情况,2023 年 2 月 19 日,撤离 ECMO;2022 年 2 月 24 日,拔除气管插管;2023 年 2 月 26 日,转入普通病房。

决策性临床思维与分析

患者入科时血压 100/50mmHg[去甲肾上腺素 2μg/(kg·min),肾上腺素 0.9μg/(kg·min)],肺部超声可见明显的 B 线,提示明显的肺水肿表现;心脏超声提示心尖部呈球样扩张,心脏收缩力弥漫性降低,EF 约为 30%。心电图显示窦性心动过速,频发室早,血乳酸升高明显,经过充分的镇痛镇静、用气管插管减轻氧耗、容量调整等处理后效果差,心电图仍呈现频发室早,动态复查血乳酸进行性升高,这提示患者目前的心排出量并不能满足机体组织的灌注需求,因此,我们决定立即启动 VA-ECMO 治疗,避免因延迟上机而导致心脏骤停。

ECMO 管理中的主要问题与应对

该患者在 ECMO 上机前出现肺水肿的表现,我们根据床边心超的结果,计算出患者自身的心输出量,基于患者的组织氧耗的情况,将 ECMO 流量调到 3.0L/min,再次复检床边心超提示:左心室的大小正常,主动脉瓣开放可。监测血气分析提示患者的血乳酸水平逐步下降,室性心律失常的情况较前明显减少,去甲肾上腺素的剂量逐步下调,说明对该患者而言,3.0L/min 流量能满足组织灌注的需求。当将 ECMO 流量下调至 2L/min 时,患者出现低平均动脉压、血乳酸水平升高、低灌注的现象,故再将 ECMO 流量维持于 3L/min。与此同时,密切监测患者的氧合情况及肺部超声的变化,以明确患者肺水的动态变化。对于因脓毒症心肌损伤导致左心功能障碍的患者,我们建议 ECMO 辅助流量以能满足机体组织灌注的较低的流量为宜,这样能尽量避免因左心室后负荷急剧增加而导致左心膨胀,从而影响心脏功能的恢复。

对有行 VA-ECMO 支持的脓毒性休克及脓毒性心肌损伤患者,进行目标性的液体管理则显得尤为重要。该患者入 ICU 时存在脓毒性休克、脓毒症心肌病,初始拟行液体负平衡以改善心脏的功能。但是,行 VA-ECMO 支持运转的过程中,泵后压力下降,并且伴有引流管的抖管现象,超声示引流管的位置在位,无移位现象,考虑患者呈现出量不足的状态,予补充容量,以维持 ECMO 流量的稳定,保证 ECMO 的正常运转,入 ICU 后当天的液体正平衡 1400mL。在随后的第 2 天及第 3 天,患者的液体基本处于零平衡的状态,亦无明显的体液潴留的表现。后期在 ECMO 的支持下,随着心脏功能的改善,EF 达到 50% 左右,尿液量亦较前增加,组织灌注无明显不足的表现,液体呈负平衡的状态,肺超声示肺部 B 线较前明显减少,肺水肿的情况较前改善。在 ECMO 支持后期,根据患者的循环及组织灌注的情况、肺水肿的程度,予以维持液体负平衡的状态。ECMO及机械通气撤除后,据患者主诉的情况,自主调节液体的出入量。

治疗结果、随访及转归

2023年2月26日,转入普通病房。

2023年2月28日,复查心电图:窦性心律,完全性右束支传导阻滞,左前分支传导阻滞,房早,室早,T波轻度改变。

2023年3月7日,患者的相关指标恢复正常,心功能改善明显,带药出院。

(许秀娟　孟建标)

9.3 脓毒症心肌病的概述

脓毒症心肌病(sepsis-induced cardiomyopathy,SCM)是脓毒症引起的心脏可逆性的功能障碍,病死率高,但临床尚无确定的诊断标准,虽然对脓毒症心肌病没有共识明确的诊断标准,但大多数的综述文章和专家意见同意这种独特形式的心功能不全的一些基本特征。这些特征包括急性单室或双室收缩期或舒张功能障碍,伴有收缩力降低,不是由于冠状动脉疾病造成的。度过危险期后,脓毒症心肌病的心功能不全多能在7~10天恢复正常。

9.3.1 脓毒症心肌病的流行病学

脓毒症是感染引起宿主免疫炎症反应失调而导致危及生命的器官功能障碍,一直是全球性的健康问题。美国每年有170万脓毒症患者入院,脓毒症休克的死亡率为35%~50%,其中约20%~65%的脓毒症患者可发生不同程度的心肌功能障碍,并且脓毒症休克合并脓毒症心肌病的死亡风险高达70%~80%。

关于脓毒症心肌病的研究,报告了其发病率为10%~70%,范围较广。由于缺乏对定义的广泛共识,脓毒症心肌病的流行病学仍然难以捉摸。

9.3.2 脓毒症心肌病的发病机制

脓毒症心肌病的主要特点是无冠脉闭塞和可逆性,通常发生在脓毒症休克最初几个小时内,在7~10天内逐渐恢复到基线水平。目前,脓毒症休克并发脓毒症心肌病在国际上尚无统一的定义,主要根据临床特征和超声心动图进行诊断,主要有以下的特点:①存在休克的临床表现,包括心动过速、使用血管活性药物后有持续性的低血压、乳酸水平升高和中心静脉血氧饱和度($ScvO_2$)降低;②合并左室扩张;③出现心功能障碍,左室射血分数≤0.5;④心功能障碍存在可逆性,在病情控制后早期恢复正常;⑤非冠脉缺血所致。血清肌钙蛋白与B型利钠肽或B型利钠肽前体升高,也有助于评估脓毒症心肌病的发生,且与预后有关。

在临床实践中,脓毒症心肌病需要与应激性心肌病相区别,两者均有自限性,均与冠状动脉血运无关。首先,应激性心肌病与强烈的精神刺激所致的交感神经过度兴奋、儿茶酚胺过度释放而导致心肌损伤有关。其次,脓毒症心肌病主要表现为左、右室弥漫性收缩减低,应激性心肌病表现为心尖部收缩减低或消失,基部代偿性收缩增强。最后,脓毒症心肌病多在 7~10 天恢复正常,应激性心肌病恢复相对较慢且滞后。

SCM 的病理机制复杂,主要包括心肌抑制、交感神经激活、线粒体损伤及钙稳态失衡等方面。脓毒症的早期炎症反应产生心肌抑制因子,导致心肌收缩功能障碍。SCM 心肌细胞连同炎症细胞产生过量的一氧化氮,可导致心肌长期功能障碍。SCM 患者的交感神经被过度激活,分泌大量的儿茶酚胺,心肌对儿茶酚胺的反应性减弱,损害心肌功能和收缩力,心动过速减少舒张期的充盈时间,导致心输出量和冠状动脉灌注量减少。研究表明,SCM 心肌细胞线粒体出现结构变化、DNA 损伤、通透性升高及凋亡途径的激活,心肌细胞降低代谢以适应线粒体功能障碍,导致 ATP 产生不足,出现类似心肌局部短暂缺血而致心脏处于冬眠的状态以防止细胞死亡。炎症级联反应可通过损害钙反应性而产生心肌收缩功能障碍。

9.3.3 脓毒症心肌病的 ECMO 指征

对 SCM 的快速准确的判断,以及 ECMO 的时机和启动 ECMO 支持治疗是脓毒症患者并发难治性循环衰竭救治的关键。研究报道,延迟性(从脓毒症休克发生至接受 ECMO 的时间超过 96h)ECMO 治疗脓毒症休克患者的存活率远低于早期 ECMO 治疗下的。

SCM 患者存在异质性和定义不统一,未有明确指出成人脓毒症的 VA-ECMO 的启动时机。经充分的液体复苏、感染源控制的抗生素、应激剂量类固醇、正性肌力药以及大剂量的血管活性药治疗,机体仍存在难治性休克,出现以下任一情况,可考虑启动 VA-ECMO 治疗:①血乳酸持续>5mmol/L;②混合 $ScvO_2$<55%,心脏指数<2L/(min·m²)(>1h);③心功能迅速恶化;④顽固性恶性心律失常;⑤血管活性正性肌力评分(vasoactive inotropic score,VIS)>50(超过 1h)或>45(超过 8h)或者心肌炎时 VIS>40。另一项研究建议,合并严重循环衰竭的脓毒症患者启动 VA-ECMO 的适应证为经充分的液体复苏以及大剂量的血管活性药治疗后,且满足①严重的心功能障碍[心脏指数≤3L/(min·m²)或左心室射血分数≤35%];②持续血乳酸>4mmol/L;③血管活性正性肌力评分≥75。

9.3.4 脓毒症心肌病的 ECMO 管理

ECMO 在成人难治性脓毒症休克中,尤其是 VA-ECMO 在脓毒症休克并发脓毒症心肌病中的应用尚存在争议。脓毒症所致的血管麻痹和毛细血管渗漏病理状态,可导致高流量 ECMO 支持仍不能满足机体的心输出的需求。同时,VA-ECMO 未能对血管功能麻痹和毛细血管渗漏所致的低血压状态提供支持,且可加剧脓毒症休克患者的低血容量的状态。另外,脓毒症所致的促凝病理状态可加剧 ECMO 其间出血和血栓并发症的发生。再次,ECMO 的启动本身可触发促炎介质的释放和凝血系统激活,类似于脓毒症引发的潜在的病理生理机制。最后,机体循环微生物可能滞留在 ECMO 的循环回路,延迟了感染灶的有效控制。

ECMO 的应用策略为,早期应予以 ECMO 高流量支持,偿还氧债,血流动力学稳定后考虑维持一定剂量的正性肌力药物,并逐步下调升压药物,减少血管活性药物诱发心律失常、外周组织缺血缺氧等并发症的发生,为心脏的恢复赢得时机。

在ECMO的运行其间,应每日进行床旁心脏超声监测,尽可能由固定的且经验丰富的超声医生进行检查,评估其左右心功能的动态变化;ECMO辅助其间,可增加左心室后负荷,若出现肺水肿、左心胀满及主动脉瓣处于不能开放的状态,需进行左心减压,如联合IABP辅助等。

循环衰竭患者在ECMO辅助其间,应避免出现容量超负荷的现象,应结合患者的心脏功能状态、循环状态和组织灌注情况等因素综合考虑,进行液体管理。出现急性肾损伤时,尽早开始CRRT治疗,其装置可连接在ECMO环路中,以实现快速精准控制患者容量状态的目的。

9.3.5 脓毒症心肌病的ECMO撤机

当患者的感染得到有效控制,心功能较前有明显的恢复,建议尽早撤除ECMO。由于缺乏统一的标准,且各医院、研究中心的实践存在差异,撤机策略是基于经验制定的。2020年有社论报告提出一种撤机策略,在撤除之前应满足以下条件:第一,患者的总体病情得到缓解且感染得到有效控制;第二,终末器官功能正在恢复;第三,P/F > 100;第四,血管活性药物与正性肌力药的水平相当低。当满足这些标准时,我们将启动三部分脱机方法,包括:①每日脱机测试;②拔管床旁评估;③最终评估。首先,每天降低患者的ECMO流量,以评估撤机的适宜性,每次减少0.5L/min;当下降到至少2L/min时,1min后来评估MAP和心内压力。如果MAP下降超过15mmHg或<65mmHg,表示患者尚不适合撤机;撤机试验至少每24h进行1次。在患者耐受2L/min试验至少8h且器官功能稳定后,进行床旁评估。1min内降低血流到1L/min,以检测在最低的ECMO支持力度下血流动力学是否稳定;若耐受,则恢复到2L/min并制订拔管计划;如果失败,流量则调整到2L/min,并每24h重新评估1次。最后,当患者的血流维持2L/min达8h,血流动力学和器官功能稳定,并耐受瞬时血流减少到1L/min时,可进行ECMO拔管。此时进行最终评估,减少血流量并夹住套管;检查血流动力学和动脉血气参数。如果可以接受,则进行脱管处理。

目前,尚缺乏足够的证据支持VA-ECMO应用于成人脓毒症休克合并脓毒症心肌病或心源性休克患者,也未能对相应的VA-ECMO的救治流程达成共识。尽管如此,临床研究还是肯定ECMO挽救性治疗脓毒症心肌病并发心源性休克的潜在前景,认为VA-ECMO能够改善组织氧合和循环稳定,减少对血管活性药物和正性肌力药物的需求,实现"心脏休息",提高脓毒症休克患者的存活率。

参考文献

胡海涛,胡衍辉.脓毒血症对心肌损害的研究进展.实用临床医学(江西),2016,17(10):3.

李凡,赖巍,康焰.静脉-动脉体外膜肺氧合撤机成功的预测及流程.中华医学杂志,2022,102(25):1878-1881.

朱永城,江慧琳,陈晓辉.脓毒症休克并发脓毒症心肌病的潜在救治前景:体外膜氧合的挽救性治疗.中华急诊医学杂志,2022,31(7):4.

中国医师协会体外生命支持专业委员会.成人体外膜氧合循环辅助专家共识.中华医学杂志,2018,98(12):886-894.

ANTONUCCI E,FIACCADORI E,DONADELLO K,et al. Myocardial depression in sepsis: from pathogenesis to clinical manifestations and treatment. J Crit Care,2014,29(4):500-511.

BEESLEY,SARAH J WGERHARD S,et al.Septic cardiomyopathy.Critical Care Medicine,2018,46(4).

CHEN X,LIU X,DONG R,et al. A retrospective observational study of the association between plasma levels of interleukin 8 in 42 patients with sepsis-induced myocardial dysfunction at a single center between 2017 and 2020. Med Sci Monit,2021,27:e933065.

EHRMAN R R,SULLIVAN A N,FAVOT M J,et al.Pathophysiology,echocardiographic evaluation, biomarker findings,and prognostic implications of septic cardiomyopath: a review of the literature.Critical Care,2018,22(1):112.

FRIEDJ A,MASOUMI A,TAKEDA K,et al. How I approach weaning from venoarterial ECMO. Crit Care,2020,24(1):307.

HOLLENBERG S M,SINGER M.Pathophysiology of sepsis-induced cardiomyopathy. Nat Rev Cardiol,2021,18(6):424-434.

JOHN H.Toll-like receptor stimulation in cardiomyoctes decreases contractility and initiates an NF-kappaB dependent inflammatory response.Cardiovascular Research,2006,72(3):384-393.

L'HEUREUX,MICHAEL S,MICHAEL B,et al.Sepsis-induced cardiomyopathy: a comprehensive review.Current Cardiology Reports,2020,22(6).

NICOLAS BÉCHOL,HAJAGE D,KIMMOUN A,et al.Venoarterial extracorporeal membrane oxygenation to rescue sepsis-induced cardiogenic shock: a retrospective,multicentre,international cohort study. The Lancet,2020,396(10250):545-552.

PARKER,MARGARET M .Profound but reversible myocardial depression in patients with septic shock.Annals of Internal Medicine,1984,100(4):483.

PLÖTZ F B.Structural changes of the heart during severe sepsis or septic shock.Shock: molecular, cellular,and systemic pathobiological aspects and therapeutic approaches. Official Journal of the Shock Society,the European Shock Society,the Brazilian Shock Society,the International Federation of Shock Societies,2012.

VAN DE S A M,WINDLER R,GÖDECKE A,et al. Endothelial NOS(NOS3)impairs myocardial function in developing sepsis. Basic Res Cardiol,2013,108(2):330.

VOGEL D J,JOSIE M,CZAPRAN A Z,et al.Veno-arterio-venous ECMO for septic cardiomyopathy: a single-centre experience.Perfusion,2018,33(1):57-64.

（王　希　雷　澍　江荣林）

第10章
中毒、过敏性休克致心肌抑制：病例分享

10.1 过敏性休克的病例精析

病史简介

患者，男，58岁，因"突发意识不清半小时"于2021年6月18日入院。患者半小时前行增强磁共振过程中突发意识不清，呼之不应，当时无口吐白沫，无头晕头痛，无畏寒寒战，无恶心呕吐，无四肢抽搐，无大小便失禁等不适。遂至急诊室抢救，心电监护发现心电呈一直线，立即予"气管插管呼吸皮囊辅助呼吸""心脏胸外按压"等紧急处理，全院会诊后首先考虑过敏性休克，行心肺复苏约50min后，呼叫我科行ECMO支持，家属同意后拟"昏迷原因待查"办理我科住院，并在急诊科行ECMO穿刺置管，待ECMO运行平稳后送至我科。

既往1个月前因"阴茎癌"在我院行手术治疗，否认"脑、肺肾内分泌系统"重要疾病史及家族遗传病史。

ICU入科查体

患者处于深昏迷的状态，气管插管呼吸机辅助呼吸（压力控制模式，PC 18cmH$_2$O，PEEP 8cmH$_2$O，FiO$_2$ 100%），四肢末梢冷，SpO$_2$测不出，体温35.9℃，心率0次/分，血压63/51mmHg[去甲肾上腺素2.0μg/（kg·min）＋肾上腺素2.0μg/（kg·min）]，SpO$_2$ 99%，颈软，左侧瞳孔直径4.5mm（不规则），右侧瞳孔直径4.0mm，光反应迟钝，两肺呼吸音略粗，可闻及较多的湿啰音，心音消失，腹平软，全腹压痛及反跳痛不配合，阴茎部分切除术后改变，右下肢大腿中下段以下缺如，四肢肌力检查不配合，肌张力无亢进，未引出病理征，四肢可见花斑，在左腹股沟的2根ECMO置管在位通畅。

辅助检查

暂缺。

入ICU诊断

考虑"①过敏性休克，心跳呼吸骤停，心肺复苏成功术后，VA-ECMO术后；②缺血缺氧性脑病，代谢性酸中毒；③吸入性肺炎；④阴茎癌术后"。

ICU诊疗经过

患者被送至急诊室后无自主呼吸心跳，在持续胸外按压中，我科医师判断后立即采用

"VA-ECMO"治疗(左侧股静脉,置管直径21F;右侧股动脉,置管直径17F),ECMO设定转速2500r/min,流量3.5L/min,空氧吻合器的氧浓度100%,气体流速4L/min。ECMO建立后制定目标血压MAP>65mmHg。其他的治疗有①基础治疗:心电监护,气管插管机械通气,减轻心、脑氧耗。②液体管理,适当进行补液抗休克,早期补充血浆及白蛋白,病情稳定后尽早保持液体负平衡。③升压药物使用:去甲肾上腺素、肾上腺积极维持目标血压。④脏器功能维护:CRRT、维护内环境稳定、维持水电解质稳定等。⑤预防性抗感染:注射用哌拉西林钠他唑巴坦钠4.5g静脉滴注q8h、注射用达托霉素(克必信)0.4g静脉滴注qd。⑥消化道出血治疗:输血浆、人凝血酶原复合物来改善凝血功能,胃镜下止血等。⑦镇静镇痛:给予盐酸氢吗啡酮镇痛联合咪达唑仑镇静治疗,RASS评分为-4~-3分,CPOT评分为-4~-3分。⑧对症治疗:逐步开放肠道及对症支持治疗。2021年6月19日,恢复自主心律,调整VA-ECMO参数,转速1900r/min,流量2.5L/min,血压113/70mmHg[肾上腺素0.2μg/(kg·min)],心超提示:左心收缩功能正常。2021年6月20日,VA-ECMO转速1200r/min,流量1.0L/min,178/88mmHg,心超提示:左心收缩功能正常。当日撤离ECMO。2021年6月21日,拔除气管插管,患者的氧合稳定。2021年6月28日,患者的病情好转,转入泌尿外科。2021年7月21日,患者好转,出院。具体见图10.1。

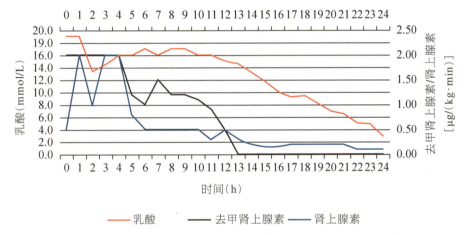

图 10.1　乳酸、去甲肾上腺素与肾上腺素在不同的时间点的变化趋势

决策性临床思维与分析

对该患者常规行CPR约50min后不能恢复自主心率,虽然血气分析提示乳酸大于15mmol/L,存在相对禁忌证,但我们仍然决定启动VA-ECMO治疗,基于以下考虑:①患者为院内心脏骤停,有目击的医务人员,且医务人员全程给予高质量的CPR;②常规的CPR具有脏器灌注明显不足及肋骨骨折等并发症,而ECMO支持下的CPR有能快速提高心、脑等器官血流灌注量,减少重要器官低灌注时间的优势。

ECMO管理中的主要问题与应对

该患者在ECMO运行过程中,面临三大主要问题:①在ECMO运行过程中出现消化道大出血,胃镜检查提示胃黏膜弥漫性渗血。我们给予输注大量的红细胞悬液、血浆,最终,消化道出血才得以止住。对于ECPR患者,由于长时间低灌注而容易出现凝血功能紊乱,我们建议早期采用无抗凝策略。目前的ECMO管路均采用肝素涂层技术,短时间无肝素抗凝并不会引起管路血栓形成等不良的后果。②在诊疗过程中出现毛细血管渗漏,血管内有效的血容量严重不足,ECMO不能有效运行,我们主要采取补充大量的血浆及白蛋白来提高血浆胶体的渗透压,能有效减少毛细血管渗漏,恢复ECMO的流量。③在ECMO运行的较长的一段时间,由于管路引血不足,大剂量的血管活性药物维持下仍不能达到平均动脉压>65mmHg,患者的平均动脉压只能维持在55~60mmHg,但最终患者恢复良好,无明显的神经系统并发症。对于严重休克的患者,维持平均动脉压大于50mmHg即可基本满足脑灌注,不必一味追求65mmHg。

治疗结果、随访及转归

2021年7月21日,患者的相关指标恢复正常,心功能正常,带药出院。

(吴　阳　方红龙)

10.2　过敏性休克的概述

10.2.1　过敏性休克的流行病学

过敏性休克是指机体对抗原物质产生的严重的过敏反应,导致急性周围循环灌注不足而发生的休克。引起过敏性休克的主要原因包括药物、食物和昆虫毒液等,其中,引起过敏反应的常见药物包括抗菌药物和非甾体抗炎药。其临床症状与严重程度根据机体的反应性、抗原的进入量及接触途径等有所差异,过敏性休克的发生较为突然,且严重程度剧烈,若不及时干预,常可危及生命。据统计,世界上0.02%~2%的人群在一生中曾经历过过敏性休克,全球平均每年100万住院患者中有154例患者死于过敏性休克。因此,过敏性休克已成为一种严重影响人类健康的全球性疾病。

10.2.2　过敏性休克的发病机制

过敏性休克是指已免疫的机体再次暴露于相同的致敏原时,在短时间内触发的一种严重的过敏性反应。参照其不同的发病机制,现代免疫学将过敏反应分为免疫性过敏和非免疫性过敏。免疫性过敏性休克是由特异性的抗体免疫球蛋白E(IgE)或抗原抗体复合物介导的。当抗原进入机体后,会大量产生IgE。由于IgE对肥大细胞和嗜碱性粒细胞有特殊的亲和力,IgE将被吸附于这些细胞的表面。当相应的过敏原再次进入机体时,IgE会与过敏原特异性结合,进而引起嗜碱性颗粒的排出,以及多种活性化学介质的释放,如组胺、5-羟色胺、过敏性慢反应物质、前列腺素、缓激肽、血小板活化因子及嗜酸性粒细胞趋化因子等。而这些因子会导致皮肤瘙痒、胃肠黏膜水肿、气管痉挛、呼吸道堵塞、体循环血管扩张及通透性增加等一系列的过敏性症状,并最终引发过敏性休克的发生。而相对的非免疫性过敏则直接与肥大细胞的脱颗粒有关。

10.2.3　过敏性休克的ECMO指征

当过敏性休克导致的机械呼吸循环功能衰竭时,传统的治疗方法常难以发挥有效的治疗作用，世界过敏组织过敏性反应指南指出，对于具有威胁生命的过敏性休克、心血管衰竭及心脏骤停的患者，VA-ECMO 可提供有效的心功能支持，过敏性休克的患者当出现以下表现时，建议考虑行 VA-ECMO 支持：心脏指数（cardiac index，CI）＜2L/(min·m^2) 持续 3h；代谢性酸中毒，碱缺失＞5mmol/L 持续 3h；低血压，新生儿平均动脉压 ＜40mmHg，婴幼儿＜50mmHg，儿童及成人＜60mmHg，持续 3h；少尿，尿量＜0.5mL/(kg·h) 持续 3h。

10.2.4　过敏性休克的 ECMO 流量管理

目前，关于过敏性休克患者的 ECMO 治疗主要以病例报道为主，尚无相对一致的 ECMO 流量管理的意见。结合《成人体外膜氧合循环辅助专家共识》，建议 ECMO 流量设置以满足患者组织灌注需要的较低的流量即可，增加 ECMO 流量会导致主动脉瓣水平的后负荷明显增加，心功能严重受损时，主动脉瓣可能不能每次均打开或根本打不开，导致左心室血液积聚和停滞、左心室扩张、左心室舒张末期压力增加、心内血栓和顽固性肺水肿，造成心肌缺血和耗氧量增加，严重影响心脏功能的恢复。一般将初始流量设置为 2.5～3.5L/min，维持平均动脉压大于 65mmHg，动态复查血乳酸水平、ECMO 膜前氧饱和度及心脏超声的变化，以维持 ECMO 膜前氧饱和度＞65% 和血乳酸水平逐步下降为目标，流量以既能保证组织灌注又不明显增加左心室后负荷为标准。

10.2.5　过敏性休克的 ECMO 撤机

过敏性休克的患者的 ECMO 撤机并没有统一的时机和指征，患者的心脏功能开始恢复时即可逐步下调 ECMO 流量，建议在 3～4h 内以 1L/min 的速度逐渐降低流量，当流量调至 1.5L/min 时，满足以下条件时可考虑撤离 ECMO：左心室射血分数大于 25%，CI ＞2.4L/(min·m^2)，平均动脉压＞50mmHg，脉压差＞10mmHg，混合静脉血氧饱和度（SvO$_2$）＞60%，动脉血氧饱和度（SaO$_2$）＞90%，乳酸＜2.4mmol/L，主动脉 VTI≥10cm，二尖瓣环侧瓣环收缩期的峰值速度＞6cm/s，过程中如出现血流动力学不稳定等情况，需立即恢复全流量，下一次评估应在 24～48h 后进行。

虽然过敏性休克发病迅急，病情危重，但其引起的循环呼吸系统衰竭在早期为可逆性的过程。及早使用 ECMO 为发生心肺衰竭的过敏性休克患者提供有效的心肺支持，使患者的心脏和肺脏得到充分的休息，有利于患者心肺功能的恢复，可以明显提高患者的治愈率，减少后遗症的发生。

（赵俊杰　方红龙）

10.3　药物中毒的病例精析

病史简介

患者，男，78 岁，因"被人发现呼之不应半小时"于 2022 年 2 月 15 日 17 时 35 分入院。患者半小时前被家属发现呼之不应，嘴角有药片残渣，身旁有"艾司唑仑、苯磺酸氨氯地平片、复方甲氧那明胶囊"的药品包装，由 120 送至我院急诊科，予洗胃补液、升压等对症治疗，查血气分析"pH值7.35,二氧化碳分压37.7mmHg,氧分压101.0mmHg,乳酸6.0mmol/L",颅脑＋胸部平扫＋上、下腹部CT示"右侧基底节区小软化灶;慢支伴两下肺炎症、肺气肿征象;胆囊结石",为求进一步诊治,拟"药物中毒、慢性阻塞性肺疾病伴肺部感染"收住入院。

既往有"高血压"病史10余年,平时长期口服苯磺酸氨氯地平片,血压控制尚可;有"慢性阻塞性肺疾病"病史,长期口服复方甲氧那明胶囊;有"脑梗死"病史5年余,无明显的后遗症,平时生活可自理,未规律服药及随诊。否认既往有心、肝、肾脏等基础疾病和遗传性疾病家族史。

ICU 入科查体

脉搏112次/分,呼吸22次/分,血压82/54mmHg,体温35.6℃,文丘里面罩吸氧40%,氧饱和度86%。患者神志昏迷,精神软,双侧瞳孔等大等圆,直径1.5mm,双侧对光反射迟钝,脑膜刺激征阴性,两肺听诊可闻及湿啰音,心率112次/分,律齐,心界不大,各瓣膜区未及明显的杂音,腹软,压痛及反跳痛无法配合,双侧巴氏征阴性,双下肢无水肿。

辅助检查

血常规:白细胞计数(WBC)8.6×10⁹/L,中性粒细胞比率89.90%,红细胞3.56×10¹²/L,血红蛋白(HGB)105g/L,血小板(PLT)214×10⁹/L。

凝血功能＋DD(血浆)凝血酶原时间14.6s,活化部分凝血活酶时间29.2s,D-二聚体(FEU)0.451μg/mL。

血清生化:丙氨酸氨基转移酶35IU/L,天门冬氨酸氨基转移酶32IU/L,肌酐211.1μmol/L,白蛋白32.0g/L,肌红蛋白4109.70ng/mL,肌钙蛋白Ⅰ 0.060ng/mL,CK-MB 18.40ng/mL,钾2.97mmol/L,hsCRP 74.18mg/L。

颅脑＋胸部平扫＋上、下腹部CT(图10.2):右侧基底节区小软化灶;老年脑改变,脑白质疏松。慢支伴两下肺炎症、肺气肿征象。两肺散在纤维增殖灶伴胸膜增厚粘连;胆囊结石。前列腺明显增大。

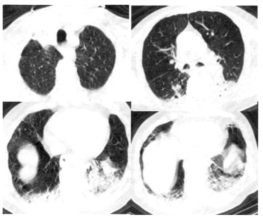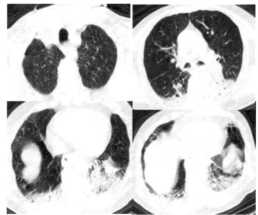

图10.2　CT

入ICU诊断

考虑急性药物中毒，(艾司唑仑＋苯磺酸氨氯地平＋复方甲氧那明)心肌抑制，心源性休克，急性肺水肿，Ⅰ型呼吸衰竭，急性肾损伤，慢性阻塞性肺疾病伴感染，高血压，前列腺增生，脑梗死个人史。

ICU诊疗经过

患者的身高为171cm，体重70kg，体表面积$1.79m^2$。入科时循环衰竭，患者处于心源性休克，床边心超提示心功能较差，EF $25\%\sim30\%$，VTI 6.8cm/s，估测 CO 2.5L/min，CI $1.39L/(min\cdot m^2)$，乳酸6.0mmol/L，大剂量去甲肾上腺素$[1.1\sim1.3\mu g/(kg\cdot min)]$维持血压，补充钙剂及极化液来稳定心肌细胞的治疗，因患者呼吸急促、氧合差，文丘里面罩吸氧情况下的氧饱和度86%，呼吸衰竭，给予气管插管、机械通气(PCP $15cmH_2O$，PEEP $10cmH_2O$，FiO_2 100%，f 15次/分，VT $6\sim8mL/kg$)，入院当天行血液灌流序贯连续性肾脏替代治疗。第2天，心超提示VTI 9.8cm/s，乳酸下降缓慢至4.7mmol/L，循环改善不明显，仍需大剂量的去甲肾上腺素以维持血压，表现为顽固性心源性休克，无法纠正，因药物有心脏抑制的作用，患者处于心源性休克，血压需要大剂量的血管活性药物维持，有VA-ECMO指征，拟行ECMO＋血浆置换治疗。征得家属的同意后启动VA-ECMO治疗，引流管21F(左侧股静脉)，灌注管15F(右股动脉)，初始离心泵转速2920r/min，初始流量2.9L/min，气血比1：1，运行其间使用肝素抗凝，目标APTT维持于正常值的$1.5\sim2.0$倍。查文献显示，苯磺酸氨氯地平血浆结合率90%以上，且血液灌流的效果不佳，故再次行血浆置换治疗2次，序贯连续性血液滤过治疗。

患者因慢性阻塞性肺疾病伴肺部感染，故入院后予美罗培南1.0g q8h以抗感染治疗，ECMO置管后加用利奈唑胺0.6g q12h以预防阳性菌感染，同时抑酸护胃、营养心肌、镇痛镇静、营养支持、维持水电解质平衡等对症治疗。

在ECMO运行的第5天，循环逐步稳定，停用去甲肾上腺素，床旁心超提示左心功能明显好转，左室壁弥漫性运动减弱，EF 55%，FS 29%，VTI 15.2cm/s，估测 CO 4.1L/min，开始进行撤机试验，予以下调ECMO参数，调整转速2200r/min，流速1.5L/min，气血比1：1，运行6h后患者的血压、心率无明显的变化，脉压差>20mmHg，无恶性心律失常发生，血气分析提示氧合指数200mmHg，乳酸正常，提示自身的心脏能够满足全身的血液循环和氧代谢，呼吸衰竭好转。复查心超提示心功能明显好转，左室 EF 71%，FS 40%，于手术室行"ECMO拔管＋右侧股动脉修补＋左侧股静脉修补术"。患者的病情逐步好转，2022年3月2日拔除气管插管，2022年3月9日出院后转当地医院继续治疗。图10.3为2022年2月16日：VTI 9.8cm/s(ECMO上机前)。

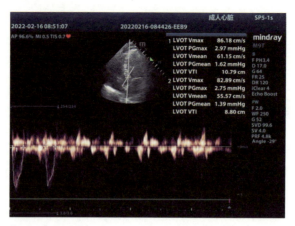

图10.3　2022年2月16日：VTI 9.8cm/s（ECMO上机前）

决策性临床思维与分析

患者的药物中毒的诊断明确，且为钙离子通道阻滞剂＋苯二氮䓬类药物＋复方甲氧那明三种药物联合服用，表现为心源性休克，循环衰竭，在大剂量的去甲肾上腺素的维持下，血压仍较低，在呼吸机参数较高水平的维持下氧合指数仍小于100mmHg，虽经机械通气、血液灌流、血浆置换、CRRT等治疗，但是效果不佳，仍存在顽固性心源性休克，由于药物代谢清除需要一定的时间，且药物中毒引起的心脏抑制是可逆的，因此，我们决定启动VA-ECMO治疗。

ECMO管理中的主要问题与应对

该患者入科时存在肺水肿，气管插管后给予呼吸机支持，调整参数为PEEP 10cmH$_2$O，肺水肿明显好转，ECMO上机后2.9L/min作为初始流量运行1h后气道内吸出粉红色泡沫样的痰液，床边心脏彩超提示主动脉瓣开放不佳、左心室饱满，我们将ECMO流量下调至2.5L/min，给予CRRT治疗以保证液体适当负平衡。调整治疗方案1h后复查心脏彩超提示左心室的大小恢复正常，主动脉瓣开放可。此时，患者的血乳酸水平逐步下降，去甲肾上腺素的剂量逐步下调，说明对该患者而言，2.5L/min流量能满足组织灌注的需求。我们建议ECMO辅助流量以能满足机体组织灌注的较低的流量为宜，这样能尽量避免因左心室后负荷急剧增加而导致左心膨胀，从而影响心脏功能的恢复。

治疗结果、随访及转归

患者出院后门诊随访，平时生活可自理。

2023年1月31日，心脏彩超：左室EF75%，FS43%，三尖瓣轻度反流。

2023年1月31日，心电图：窦性心律。心电图显示正常。

（朱冰楠　唐坎凯）

10.4　氨氯地平中毒的概述

10.4.1　氨氯地平中毒的流行病学

氨氯地平为长效二氢吡啶类钙离子拮抗剂，临床上被广泛应用于高血压及心绞痛等心血管系统疾病，因其使用广泛，随之而来的不良反应的报道也逐渐增多，有些甚至是由过量中毒引起的。氨氯地平中毒的患者包括成年人及少数的儿童，其中，成年人的多数的氨氯地平急性中毒由故意自服引起，且以中年男性为主，儿童多为误服，途径均为经口摄入。氨氯地平中毒的文献多以病例个案报道为主，且随着治疗方法的进展，近10年的氨氯地平药物中毒中应用ECMO治疗的案例逐步被报道，因药物中毒往往合并有其他的心血管活性药物或者安眠药等，且每个患者存在代谢个体的差异，临床表现各不相同。轻症者可表现为精神萎靡、困倦、头晕乏力等；重症患者可表现为低血压、急性心衰，甚至顽固性休克，需要循环辅助装置治疗，比如IABP、ECMO等。

10.4.2　氨氯地平中毒的发病机制

氨氯地平的药理作用主要是通过阻断心肌和血管平滑肌细胞膜上的钙离子通道，抑制细胞外钙离子内流，使细胞内的钙离子水平降低，而引起心血管等组织器官功能改变。因其具有明显的降压效果，且患者的耐受性较高，其是临床上最常用的一类降压药物。患者因氨氯地平药物过量中毒时，主要通过扩张外周血管平滑肌，抑制心肌细胞，致机体出现相对或绝对的循环容量不足，且因氨氯地平的代谢缓慢，半衰期长，中毒后易引起长时间的顽固性休克，尤其重症氨氯地平中毒的预后较差，往往在机械循环辅助装置的治疗情况下，病死率仍较高。

氨氯地平的相对分子质量为567.1，半衰期长达30～50h，蛋白结合率高，约为93%，在过量中毒的吸收过程中，一般存在二次分布的现象，即药物先被吸收入血，再分布到组织中，故通过血液透析或血液滤过清除药物的效果较差，而血液灌流和血浆置换的治疗效果更好，且早期的血浆置换的效果最明显，在药物吸收入血且尚未分布到组织中去时，行血浆置换可有效降低药物在体内的浓度。到了晚期，可能出现已经结合的药物经过二次分布，再次向血液中转移，清除的效果就很不理想。刘大为等报道的血浆置换抢救难治重症氨氯地平过量中毒的病例，显示患者24h内血浆置换的药物浓度可较前下降67.3%，48h内血浆置换较前下降41.7%，72h内血浆置换较前下降33%，证明了24h内血浆置换的效果最佳，随着时间的推移，效果逐步下降。

10.4.3　氨氯地平中毒的ECMO指征

氨氯地平过量或中毒造成的心脏功能抑制是具有可逆性的，当药物在体内被全部清除，或者药物浓度降低到一定的水平时，患者的心功能可以逐步恢复，但是因氨氯地平的半衰期长，可造成长时间的心功能抑制，心衰竭导致的心源性休克难以纠正，血流动力学不稳定，存在顽固性休克。难治重症氨氯地平过量中毒时，虽然入院初期积极进行液体输注、钙剂补充、在多种血管活性药物大剂量应用的情况下维持血压,仍然不能改善患者的血流动力学的状况,同时可伴随肺水肿、氧合下降,有ECMO上机的适应证。主要的适应证包括心源性休克、心脏骤停、致命性心律失常等。大部分的患者因为存在循环衰竭,应用VA-ECMO较多,且张云的文献分析报道的结果中,ECMO就治疗成功率高达87.5%,VA-ECMO的成功率达到100%。

10.4.4　氨氯地平中毒的ECMO管理

首先,氨氯地平中毒的过程主要造成心脏功能抑制,故治疗过程中应监测心功能的变化,主要通过心脏超声或者PiCCO数据,以及ECMO支持参数及血管活性药物的剂量等进行综合评估,而药物中毒推荐治疗过程中定期监测药物的浓度,有助于判断药物清除的情况,进而指导临床的治疗决策。其次,ECMO运行其间,应每日进行心脏超声监测,主要观察左心室的大小、主动脉瓣瓣上血流、左心室的室壁运动情况、是否合并二尖瓣中重度关闭不全和心包积液等。当出现左心室胀满、主动脉处于不能开放的状态,胸片提示肺水肿进行性加重时,应首先控制液体量,减少前负荷,进行利尿、CRRT脱水等治疗,如治疗效果不理想,可考虑行左心减压,主要包括IABP、肺动脉引流、经右上肺静脉或心尖放置左心减压引流管、经皮穿刺房间隔造瘘和联合使用Impella辅助装置等。

10.4.5　ECMO的撤机管理

药物半衰期的长短是影响患者ECMO应用时间的最主要的因素,对于半衰期较短的药物,ECMO通过对心脏功能外源性的支持,以维持基础的血流动力学稳定,同时可促进机体代谢和清除致病因子,一般2～3个半衰期后,当药物浓度下降至正常的服药水平,或者当患者的自身心脏功能逐步恢复时,建议尽早撤离ECMO。目前,药物中毒患者的ECMO治疗并没有统一的撤机时机和指征。有研究证实,从暴露到开始进行ECMO的时间(Tp)中位数为14(4,24)h,其中,存活组和死亡组之间的对比无统计学差异($P>0.05$)。应用ECMO时间(Te)中位数为72h,其中,存活组和死亡组之间的对比无统计学差异($P>0.05$)。此外,ECMO应用时间还可能与患者的肾脏功能、是否行血液净化治疗、并发症发生等情况相关。根据监测的药物浓度水平以及心脏超声的检查结果,如果患者的心功能逐步恢复,包括应用低剂量的血管活性药物,自身脉压≥20mmHg,或者超声评估可见心功能明显恢复,可尝试逐渐减低ECMO流量1.5L/min,观察患者的全身情况和评估心脏功能。在可接受剂量的正性肌力药物的帮助下,进行ECMO撤机试验。联合IABP辅助和机械通气的ECMO患者,可以根据经验,在充分考虑患者情况的前提下先撤离ECMO辅助,再依情况撤离IABP和呼吸机。

总之,药物中毒的病情的严重程度主要与药物的种类及剂量有关系,而氨氯地平主要是抑制心脏功能,造成严重的心源性休克,通过早期积极进行ECMO维持及血浆置换等治疗,待药物在体内被清除后,病情能逐步好转,救治的成功率较高。

参考文献

陈书弘,黑飞龙.体外膜肺氧合在过敏性休克治疗中的应用进展.中国体外循环杂志,2018,16(1):53.

曲月萍.3种常用抗病毒中药注射剂的不良反应.中国中医药现代远程教育,2010,8(7):178-179.

许一平.世纪之交话过敏性疾病.上海免疫学杂志,2000,20(6):321-323.

何怀武,刘大为,柴文昭,等.血浆置换抢救难治重症氨氯地平过量中毒一例.中华医学杂志,2010,5:359-360.

李辉,任珍,郭治国.急性钙通道阻滞剂中毒的临床特征研究.中国全科医学,2023,14:1758-1765.

张磊晶,王楠,赵学良,等.1例儿童苯磺酸氨氯地平中毒报告及文献复习.中国实验诊断学,2021,2:197-198.

张云,张晶,高霏,等.ECMO在心血管药物中毒救治中的应用.临床急诊杂志,2020,10:832-839.

中国医师协会体外生命支持专业委员会.成人体外膜氧合循环辅助专家共识.中华医学杂志,2018,12:886-894.

BROOME M,DONKER D W. Individualized real-time clinical decision support to monitor cardiac loading during venoarterial ECMO.J Transl Med,2016,14:4.

CARDONA V,ANSOTEGUI I J,EBISAWA M,et al.World allergy organization anaphylaxis guidance 2020.World Allergy Organ J,2020,13(10):100472.

CHUDOW M,FERGUSON K. A case of severe,refractory hypotension after amlodipine overdose. Cardiovascular Toxicology,2018:182.

DHAMI S,PANESAR S S,ROBERTS G,et al.Management of anaphylaxis:a systematic review.Allergy,2014,69(2):168-175.

DEWITT C R,WALKSMAN J C. Pharm a cology,pat hophysiology and management of calcium channel blocker and β-blocker toxicity. Toxicol Rev,2004,23(4):223-238.

GREENBERGER P A,DITTO A M.Chapter 24:anaphylaxis.Allergy Asthma Proc,2012,33(1):80-83.

GIULIANO K,CHEN Y J,COLETTI K,et al. Extracorporeal cardiopulmonary resuscitation for the treatment of amlodipine overdose in a pediatric patient. J Surg Case Rep,2021(2):14.

HALA P,MLCEK M,OSTADAL P,et al. Increasing venoarterial extracorporeal membrane oxygenation flow puts higher demands on left ventricular work in a porcine model of chronic heart failure. J Transl Med,2020,18(1):75.

HAUGHEY R,VERNICK W,GUTSCHE J,et al. Use of veno-venous extracorporeal membrane oxygenation to treat severe combined calcium channel blocker and angiotensin converting enzyme inhibitor overdose. Perfusion,2019,34(2):167-169.

HEISE C W,BEUTLER D,BOSA A,et al. Massive atenolol,lisinopril,and chlorthalidone overdose treated with endoscopic decontamination,hemodialysis,impella percutaneous left ventricular assist device,and ECMO.J Med Toxicol,2015,11:110-114.

HONG I Z,NG M,SEWA D W,et al. Use of extracorporeal membrane oxygenation in massive amlodipine overdose. Arch Toxicol,2022,96(12):3403-3405.

KHAN B Q,KEMP S F.Pathophysiology of anaphylaxis.Curr Opin Allergy Clin Immunol,2011,11(4):319-325.

KOSCHNY R,LUTZ M,SECKINGER J,et al. Extracorporeal life support and plasmapheresis in a case of severe polyintoxication. J Emerg Med,2014,47(5):527-531.

KOSCHNY R,LUTZ M,SECKINGER J,et al. Extracorporeal life support and plasmapheresis in a case of severe polyintoxication. J Emerg Med,2014,47(5):527-531.

LI C L,WANG H,JIA M,et al.The early dynamic behavior of lactate is linked to membrane oxygenation support:a retrospective observational study.J Thorac Cardiovasc Surg,2015,149(5):1445-1450.

LEWIS J,ZARATE M,TRAN S,et al. The recommendation and use of extracorporeal membrane oxygenation(ECMO)in cases reported to the california poison control system. J Med Toxicol,2019,15(3):169-177.

MIHALJ M,REHFELDT K H,CARREL T,et al.The venoarterial extracorporeal membrane oxygenation weaning checklist.A A Pract,2020,14(6):e01199.

MASKELL K F,FERGUSON N M,BAIN J,et al. Survival after cardiac arrest:ECMO rescue therapy after amlodipine and metoprolol overdose. Cardiovasc Toxicol,2017,17(2):223-225.

NORDMARK G J,AHLNER J,KUGELBERG F C,et al. A case of massive metoprolol and amlodipine overdose with blood concentrations and survival following extracorporeal corporeal membrane oxygenation (ECMO). Clin Toxicol (Phila),2019,57(1):66-68.

OSTADAL P,MLCEK M,KRUGER A,et al. Increasing venoarterial extracorporeal membrane oxygenation flow negatively affects left ventricular performance in a porcine model of cardiogenic shock. J Transl Med,2015,13:266.

PARK S J,KIM S P,KIM J B,et al.Blood lactate level during extracorporeal life support as a surrogate marker for survival.J Thorac Cardiovasc Surg,2014,148(2):714-720.

RIETJENS S J,DE LANGE D W,DONKER D W,et al. Practical recommendations for calcium channel antagonist poisoning. Neth J Med,2016,74(2):60-67.

SIMONS F E.World Allergy Organization survey on global availability of essentials for the assessment and management of anaphylaxis by allergy-immunology specialists in health care settings. Ann Allergy Asthma Immunol,2010,104(5):405-412.

WEINBERG R L,BOUCHARD N C,ABRAMS D C,et al. Venoarterial extracorporeal membrane oxygenation for the management of massive amlodipine overdose. Perfusion,2014,29(1):53-56.

YUSUKE M,HIDETOSHI Y,YUSUKE T,et al. Intoxication with massive doses of amlodipine and candesartan requiring venoarterial extracorporeal membrane oxygenation. Acute Med Surg,2023,10(1):e878.

（朱冰楠　唐坎凯）

第11章
慢性心力衰竭急性加重：病例分享

11.1 病例精析

病史简介

患者，女，71岁，因"反复胸闷3年，胸痛9h余"于2023年11月3日入院。患者3年前无明显诱因下反复出现胸闷不适，活动后加重，伴双下肢轻度水肿，休息时口服利尿剂可缓解。就诊于当地医院后诊断考虑"风湿性心脏病、二尖瓣关闭不全伴中度反流"，不规律口服利尿剂及倍他乐克等对症治疗。本次入院前9h余（6:00左右）出现胸骨后持续疼痛，伴心前区压榨感及大汗、乏力等不适。当地医院就诊，床边心电图示：前壁、侧壁ST段压低，伴前壁、前侧壁T波高尖，CK-MB 124.4U/L，TNI 0.314ng/mL。诊断考虑急性冠脉综合征，予口服阿司匹林、氯吡格雷负荷剂量后，拟进一步PCI转至本院治疗。术中示：回旋支开口急性闭塞，前降支中度狭窄，右冠中度狭窄，左室后支重度狭窄。术中给予行回旋支开通加血栓抽吸加药物球囊扩张术，术后TIMI血流3级，余冠脉未处理。术后转至重症监护病房进一步治疗。

患者既往有糖尿病病史10余年，不规律口服二甲双胍和格列齐特，血糖控制不佳。

ICU入科查体

患者的神志清，精神软，身高156cm，体重50kg，鼻导管3L/min吸氧下氧合维持在90%左右，RR 24次/分；HR 110次/分；BP 104/62mmHg[去甲肾上腺素0.1μg/（kg·min）]；体温36.8℃；全身皮肤无紫绀，颈静脉无怒张，双肺呼吸音粗，双下肺可闻及湿性啰音，心律齐，心界无明显扩大，二尖瓣听诊区可闻及收缩期吹风样杂音，腹软，无明显的压痛及反跳痛，双下肢无水肿，生理反射存在，四肢肌力正常，双侧巴氏征阴性，四肢末梢湿冷。

辅助检查

血气分析：血液酸碱度7.337，二氧化碳分压16.2mmHg，氧分压122mmHg，实际碱剩余-15mmol/L，全血乳酸7.4mmol/L。

心肌酶谱：高敏肌钙蛋白T＞10ng/mL↑；肌酸激酶-MB（酶活性）386.4U/L↑。

床边胸片：心影增大，右肺门增浓，请结合临床及其他检查。

床边心脏彩超：左心稍饱满，二尖瓣关闭不全合并中重度反流，心脏收缩不协调，左室后壁收缩减弱，M超法测EF＝45%左右；下腔静脉探查：宽度23mm，呼吸变异率＜30%。

床边心电图(图11.1):①窦性心律;②加速的交界性逸搏心律待排;③下壁、前壁、侧壁ST段压低,伴前壁、前侧壁T波高尖,提示符合超急性期心肌梗死心电图的表现;④Q-Tc间期延长(479ms)。

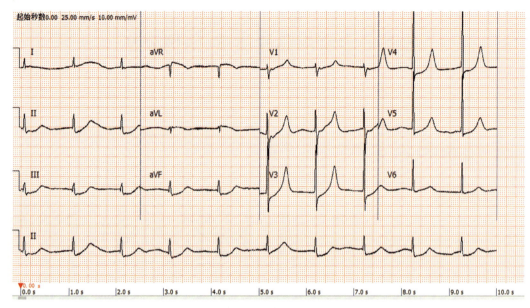

图11.1 床边心电图

入ICU诊断

考虑:①急性心肌梗死Kilip分级Ⅲ级;②风湿性心脏病,二尖瓣关闭不全;③慢性心力衰竭,心源性休克,代谢性酸中毒;④Ⅱ型糖尿病。

ICU诊疗经过

入ICU后治疗上给予呋塞米20mg静推利尿以减轻心脏负荷、阿司匹林联合氯吡格雷抗血小板、低分子肝素抗凝、碳酸氢钠纠酸、血管活性药物维持循环等对症治疗。术后患者主诉胸痛症状较前缓解,胸闷症状持续存在,治疗策略上拟更换文丘里30%氧浓度吸氧、碳酸氢钠静滴纠酸、继续利尿以减轻心脏负荷、艾司洛尔控制心室率以减轻心肌耗氧、单硝酸异山梨酯扩冠、小剂量的右美托咪定镇静等对症措施。经积极治疗后,患者的内环境较前稳定(循环氧合情况见表11.1),乳酸呈下降的趋势,患者主诉胸闷不适较前好转。

次日凌晨2:00,患者主诉入睡困难,随后胸闷症状较前加重,听诊双肺湿性啰音较前明显增多伴氧合下降,复查心肌酶谱的趋势下降,肌钙蛋白仍高于检测值,BNP升高,心电图较前无变化,血气分析示代酸合并高乳酸血症,乳酸呈反弹升高的趋势。考虑患者的急性心衰再次发作,复查心电图无新发梗死的依据,治疗上用吗啡3mg镇静、呋塞米泵注利尿、文丘里面罩改经鼻高流量氧疗(high-flow oxygen therapy,HFNC)等对症治疗。

7:00,患者的血压快速下降(最低的BP为72/44mmHg),床边超声探查下腔静脉宽度22mm,左右心腔大小的比例正常,左室后壁收缩差。考虑为心源性休克,加用小剂量去甲肾上腺素0.4μg/(kg·min)维持,目标血压MBP≥65mmHg。9:00,患者在HFNC(流量

60L/min、FiO_2 70%)支持下氧合维持不佳,伴胸闷症状不缓解,给予床边紧急气管插管接呼吸机辅助通气(FiO_2 70%、PC 15cmH$_2$O、PEEP 12cmH$_2$O)。患者的利尿治疗和内环境紊乱纠正的效果均不佳。13:00,给予床边CVVH,设置血流速度200mL/min,置换量2L/h,以400mL/h速度脱水以减轻心脏负荷。经积极的挽救治疗后,患者的循环逐步变差,血压呈进行性下降的趋势,逐渐替换肾上腺素 1μg/(kg·min)联合去甲肾上腺素 2.5μg/(kg·min)维持,此时,血气分析乳酸已进行性升高至30mmol/L。再次床旁超声评估示:肺部上下蓝点和Plaps点弥漫性B线;左心饱满伴二尖瓣中重度反流,左室后壁收缩减弱,M超法测EF=40%左右,测主动脉VTI 8cm。考虑患者存在严重的低心排性综合征合并肺水肿,心排量无法维持机体氧供而导致全身低灌注、内环境紊乱,存在ECMO上机的指征,经与家属沟通后床边紧急行VA-ECMO置管上机。上机前评估双侧股动静脉后决定左侧股静脉(美敦力21Fr引流管)、右侧股动脉(美敦力17Fr灌注管)以及预置右侧股浅动脉8Fr鞘管以建立侧支灌注管。使用索林公司生产的ECMO机器,根据患者体重50kg,拟60mL/(kg·min)流量目标,设置初始离心泵转速为2800r/min、流量3.0L/min,空氧混合器氧浓度100%,气血比1:1。抗凝首剂5000U肝素,运行其间给予肝素持续微泵维持ACT在180~220s、APTT在60~80s之间,且每4h监测1次。ECMO转流后重新评估患者的容量状态,超声探查示下腔静脉约16mm,呼吸变化率<30%,考虑容量状态适中,为避免CRRT持续脱水而导致ECMO转流抖管,决定暂停CRRT脱水治疗。

经ECMO转流增加机体氧供后,患者的内环境得到快速纠正,乳酸呈进行性下降的趋势,逐步减少血管活性药物的使用剂量。至术后第2天,患者的循环氧合明显好转,用小剂量的去甲肾上腺素维持血压,呼吸机的氧浓度已下降至40%,再次超声评估患者肺部B线较前明显下降,左心的饱满状态较前改善,但二尖瓣反流仍存在,左室后壁收缩欠佳,测EF=45%。因ECMO转流术后12h尿量200mL,为促进体内代谢产物及内环境的稳定,在ECMO基础上连接CRRT肾功能替代(膜后引血、膜前回血),血流速度200mL/min,置换量2L/h,以150mL/h脱水以纠正代酸。同时,予以哌拉西林钠/他唑巴坦钠抗感染、营养心肌、制酸护胃、维持水电解质平衡、营养支持等对症治疗措施。术后第3天,逐步减少ECMO转速以减少流量,维持2L/min,并气血比1:1调整气流量;术后第4天,流量减至1L/min,关注患者的内环境及心脏、肺部功能的评估。术后第5天,对患者的心脏评估:无心律失常发作,停用血管活性药物,HR76次/分,血压104/67mmHg,心超下示心腔大小的比例正常,二尖瓣关闭不全伴中度反流,左室后壁收缩欠佳,测量EF=53%左右(见图11.2),主动脉VTI 12.8cm(见图11.3);呼吸功能评价:患者的呼吸机氧浓度逐步减至30%,呼吸氧合可,床边胸片双肺渗出较前吸收,超声下B线明显减少。撤机试验通过,给予ECMO顺利撤机,同时停止CRRT肾替代。

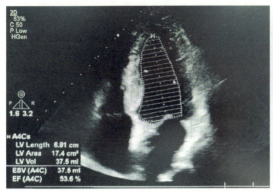
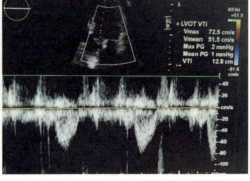

图 11.2　Sipsim 法测的 EF 为 53.6%　　　　图 11.3　主动脉根部测 VTI 为 12.8cm

　　撤机后再次复查床边心超见：二尖瓣关闭不全，二尖瓣有赘生物的可能，建议进一步完善经食管超声；有少量的积液；下腔静脉内径宽约为 1.89cm，内血流通畅，呼吸变化率＜50%。2023 年 11 月 9 日，经食管超声心动图示（见图 11.4）：二尖瓣前叶脱垂伴关闭不全（中度），腱索断裂的可能性大，赘生物不能完全除外。

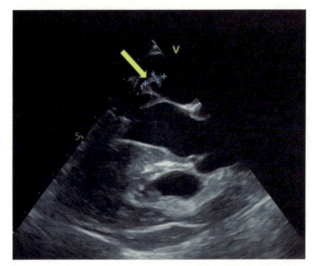

图 11.4　经食管超声食管中段左室长轴切面下黄色标记的为断裂腱索

　　此时，患者的生命体征尚平稳，用小剂量的去甲肾上腺素维持血压，体温正常，多次血培养均为阴性；白细胞 $11.2×10^9$/L、降钙素原定量检测 1.489ng/mL；C 反应蛋白 61mg/L；指标均呈下降的趋势，暂不支持赘生物诊断，考虑为急性心肌梗死后乳头肌断裂导致。建议 1 个月后心胸外科门诊随访，评估二尖瓣反流和二尖瓣腱索断裂的手术指征。

表 11.1　患者入 ICU 后的主要时间轴及循环、内环境变化

日期	时间	事件	A/NE[μg/(kg·min)]	pH	FiO$_2$ (%)	PO$_2$	BE (mmol/L)	AB (mmol/L)	Lac (mmol/L)
11月 3日	16:10	入 ICU	NE:0.13	7.34	29	121	−15	8.7	7.4
	19:58		NE:0.08	7.438	29	100	−9.4	13.1	10.7
11月 4日	5:20	HFNC	NE:0.08	7.567	33	63.6	0.7	22.3	4.9
	9:29	气管插管	NE:0.4	7.454	100	58.8	−8.3	14.3	12.5
	10:52	CRRT	NE:0.8	7.356	60	111	−8.1	15.6	27
	16:22		NE:1.3	7.546	80	121	5.4	28.2	29
	20:29		NE:2.3,A:0.67	7.431	40	95	−3.8	20.1	30
	22:09	ECMO	NE:2.5,A:1.0	7.489	40	120	−8.6	13.8	26
11月 5日	00:46		A:0.27	7.6	40	105	4	25.7	21
	5:07		A:0.2	7.606	40	90	12.3	34.5	10.4
	9:28		A:0.16	7.718	35	92	12.1	32.5	6.7

注：A：肾上腺素；NE：去甲肾上腺素；pH：血气酸碱度；FiO$_2$：氧浓度；PO$_2$：氧分压；BE：碱剩余；AB：实际碳酸氢钠；Lac：乳酸；HFNC：经鼻高流量氧疗；CRRT：连续性肾脏替代治疗。

决策性临床思维与分析

本案例为一位 71 岁的老年女性，有 3 年风心病史伴发二尖瓣中重度反流，存在反复胸闷气急和下肢水肿等慢性心力衰竭的症状。本次急性心肌梗死后以及心梗后的焦虑情绪、容量过负荷状态导致急性心衰发作和心源性休克。虽然进行增加心肌收缩力、利尿以减轻心脏负荷、气管插管高 PEEP 以减轻肺水肿以及床边 CRRT 脱水等治疗措施后，出现进行性循环衰竭伴内环境紊乱、高乳酸血症等征象，预示机体组织灌注严重不足，再结合超声下血流动力学评估的客观证据（VTI 8cm、血红蛋白浓度 12g/dL、SaO$_2$ 92%、SvO$_2$ 50%），计算出 DO$_2$:VO$_2$<2。此时，心脏自身的心排量的携氧已无法满足机体的氧供量，存在明确的 ECMO 上机的指征，排查后该患者无上机的禁忌证，并且已经在完善冠脉开通手术，此时，应尽早上机，可及时改善机体灌注和提高氧供能力，偿还氧债和满足机体氧的需求，从而逆转病情，让患者获益最大。

ECMO 管理中的主要问题与应对

（1）该患者在 ECMO 上机前处于容量过负荷的状态，但是在 ECMO 上机后重新评估容量状态时超声探查示下腔静脉约为 16mm，呼吸变化率<30%，考虑容量状态适中。此时，应考虑到在上机转流后 ECMO 管路引流出的部分容量，所以在后续的治疗策略中可暂时不需要脱水以减轻心脏前负荷。对心功能不全的患者，上机后动态评估患者的容量状态是非常重要的。

（2）该患者 ECMO 上机后，初始设置离心泵转速为 2800r/min、流量 3.0L/min，空氧混合器氧浓度 100%，气血比 1:1。经增加机体氧供后，患者的内环境得到快速纠正，乳酸呈进行性下降，也逐步减少血管活性药物的使用剂量。这一些的改善说明机体氧债得到充分的偿还，为避免因左心室后负荷急剧增加而导致左心膨胀从而影响心脏功能的恢复，需动态滴定 ECMO 流量以进行优化设置，以能满足机体氧供的最低流量，并以超声下见心

室比例正常和主动脉瓣开放灵活为原则。本案例在术后第3天逐步减少ECMO转速以减少流量,维持2L/min,并以气血比1:1调整气流量;术后第4天,流量减至1L/min进行脱机试验。

治疗结果、随访及转归

2023年11月13日,拔除气管插管。

2023年11月20日,转出ICU至心内科普通病房继续治疗。

2023年11月27日,出院,定期在心内科及心胸外科门诊随诊。

2024年1月22日,本院行二尖瓣生物瓣置换术,出院后的胸闷症状改善明显,患者平时的日常生活无明显的不适。

(邱方方　李 珉)

11.2 慢性心力衰竭急性加重的概述

11.2.1 慢性心力衰竭的流行病学

心力衰竭是因心脏结构性病变或功能障碍而导致心室收缩力下降和心脏射血减少,从而引发的一系列症状和体征的复杂的临床综合征。当心衰患者因各种病因导致心脏做功无法满足机体的需求而迅速发生恶化,进而演变成急性心力衰竭。我国约有950万心衰患者,而心力衰竭是大部分心血管疾病的终末阶段的症状。心衰患者的病死率高,预后较差,给我国带来巨大的疾病负担,约50%的心衰患者在5年内死亡,90%的心衰患者在10年内死亡。近年来,ECMO的快速发展,作为"决策前的桥接"已被广泛地应用于HF的治疗,目前已经成为难治性心源性休克的重要的救治手段。

11.2.2 发病机制

慢性心力衰竭急性加重是指患者在慢性心衰病情稳定一段时间后再次出现心衰症状和体征的情况。慢性心力衰竭急性加重的机制十分复杂,涉及一系列复杂的细胞分子机制,如心肌细胞的数量、心肌能量代谢、细胞外基质、细胞结构等发生变化,出现心肌细胞坏死、心室扩大或心肌肥厚、心肌纤维化等病理性重构加剧,从而导致心肌收缩力及心室顺应性进一步下降。这些机制通常有病因诱发,常见的病因有机体严重感染、急性心肌梗死、急性瓣膜功能不全、心包填塞等导致的急性心脏结构改变或者心肌细胞损伤,当然也常见于心脏前后负荷增加等因素,如未控制的高血压和静脉输入过多过快的液体,都会额外增加心脏做功。早期识别急性心衰的诱因和病因,对一些可逆性因素及时干预,可有效地避免心脏功能的进一步恶化。慢性心衰患者一旦合并急性心肌梗死,则应积极实施冠脉再通治疗;当合并快速型心律失常,应通过药物或电转复等快速纠正心律失常;当合并急性肺血栓栓塞者,应给予药物溶栓、介入或外科取栓干预;合并急性重症感染的治疗,可早期应用经验性广谱抗菌药物以快速控制炎症反应的进程;对合并急性心脏机械并发症者,给予机械循环支持并创造外科手术的条件;心包填塞的早期干预主要是立即行心包腔穿刺引流,减轻心包腔压力等措施。

11.2.3　ECMO 指征

ECMO 作为心力衰竭患者"决策前的桥接"，VA-ECMO 可以进行全部或部分心肺功能替代支持数天或数周。而慢性心力衰竭急性加重的患者需根据特定的生理目标、监测来决定上机指征和上机时机，目标是根据 Fick 原理实现机体氧供量至少是氧耗量的 3 倍（$DO_2:VO_2 \geqslant 3$），该比例的正常值为 5，当休克状态下，该比例小于 2。氧供量是动脉氧含量 CaO_2（正常值为 20mL/dL）×心输出量 CO [正常值为 30dL/($m^2 \cdot min$)]。此时的心输出量 CO 等于自身心排量加 ECMO 流量的总和，可根据调整 ECMO 血流量来实现 $DO_2:VO_2 \geqslant 3$。影响上机决策的很重要的一点就是评估患者目前的心源性休克很难单纯使用药物挽救，导致心源性休克的病因通常是可逆的。

对于潜在的病因可逆或外科手术可纠正的心力衰竭患者，救治过程中在药物治疗包括液体复苏、正性肌力药和 IABP 治疗无效时，均应考虑 VA-ECMO。如出现收缩压 <90mmHg、尿量 <30mL/h、乳酸 >2mmol/L、SvO_2<60%、意识状态改变 6h 且对最佳的治疗方案无反应时，无法维持机体 $DO_2:VO_2$>3。VA-ECMO 应在多器官衰竭发生前、超声心动图全面评估后启动，而且 ECMO 决策还应考虑患者的年龄、合并症和基础疾病来综合判断预后。然而，年龄本身不应被视为绝对禁忌证，但是在考虑到心脏恢复的可能性时，还要考虑到因为年龄因素桥接长期机械循环辅助和心脏移植的适应证可能会随着年龄的增长而降低。如果心脏在 ECMO 支持过程中病因得到祛除，但心功能尚未完全恢复且无法完成撤机时，ECMO 也可以作为患者过渡到器官移植或植入长期的循环辅助装置的桥梁。

11.2.4　ECMO 流量的管理

慢性心力衰竭急性加重患者的 ECMO 流量设置通常分为两个阶段，即初始设置及优化设置。初始设置：心衰患者 ECMO 的目标是根据 Fick 原理实现机体氧供量至少是氧耗量的 3 倍（$DO_2:VO_2 \geqslant 3$），所以在 ECMO 转流开始后应逐步提高 ECMO 流量至少达到 60mL/(kg·min) 全流量的支持状态。血乳酸浓度在一定的程度上反映组织灌注的状况，而环路中混合静脉血氧饱和度（SvO_2）维持 >65%，即可满足组织的基本供氧代谢。此时，SvO_2 和乳酸具有协同作用，推荐膜前血氧饱和度（>65% 并 <85%）、乳酸（绝对值 <4 或 24h 下降 50%），且维持 MAP>65mmHg 为目标。VA-ECMO 通常都是外周插管，此时，ECMO 的逆向流量对于心脏来说是后向负荷，使左心做功进一步增加。在实现初始目标后，需进一步优化流量设置。ECMO 转流其间的流量优化设定以满足机体氧供的最小的流量为原则。此时，ECMO 循环辅助的流量以既能保证氧供，又不明显增加左心室后负荷为标准，在此基础上每日进行流量滴定，逐步减少 ECMO 流量支持，直到 ECMO 撤机。高后负荷和低左室射血功能可影响主动脉瓣的开放，导致急性肺水肿，或左心室或主动脉根部的灾难性血栓的形成。ECMO 运行其间，应每日进行床边胸片、心脏超声等监测，当 X 线胸片显示新发的肺水肿，脉压低于 5～10mmHg，超声下左室"烟雾状"改变，以及超声心动图显示闭合的主动脉瓣伴左室膨胀，所有这些都提示应启动干预措施。满足机体灌注的前提下，下调 ECMO 流量，舒张血管以直接降低外周动脉的阻力，增加 PEEP 以减少肺动脉血流等非侵入性的措施;当上述措施无效时,需启动IABP、LVAD、房间隔造口术或直接引流,或左室心尖直接插管减压。

11.2.5　ECMO撤机

心力衰竭患者的ECMO撤机的前提是评估导致患者急性心衰的诱因是否祛除,现存的心脏功能是否可以满足器官灌注和代谢需求。尽管不同的研究的撤机策略有所差异,但普遍认同撤机的基本要求:当VA-ECMO流量逐步下降到2～2.5L/min时可尝试撤机试验,撤机试验过程中基线平均动脉压≥60mmHg且无或使用低剂量的血管活性药维持至少24h;无心律失常发生;主动脉流速时间积分(VTI)>10cm;内环境稳定。而血流动力学不稳定,机械通气,需要高剂量的血管活性药物以维持循环时,则不应尝试撤机。撤机过程中,VA-ECMO流量每5～10min逐渐减少500mL/min。在停止ECMO支持(夹闭管路)或ECMO流量低至1L/min后3～5min,对患者进行评估。操作流程可参照刘凡发表的相关研究。联合IABP辅助和机械通气的ECMO患者的心脏功能有所恢复时,可在充分考虑患者情况的前提下先撤离ECMO辅助,再依情况撤离IABP辅助和呼吸机。

当出现以下情况时,可考虑终止ECMO支持:①不可逆的脑损伤;②心脏功能无任何恢复的迹象且无后续可替代的治疗方案;③其他重要器官的功能严重衰竭;④顽固性活动性出血;⑤不可控的感染等。

总之,ECMO是一种有效的心肺功能的替代手段,在治疗慢性心力衰竭急性加重中辅助机体度过急性期扮演者的重要角色。但是,ECMO也仅是心肺功能的替代工具,对于无法逆转的诱因及心脏功能无恢复的患者,仍没更多的救治手段来改善其预后。所以,临床决策者在启动ECMO前所做的决策应考虑心肌恢复的可能性,如果没有恢复的可能,则应考虑是否有机会桥接至长期机械循环支持或心脏移植。

参考文献

李凡,赖巍,康焰.静脉-动脉体外膜肺氧合撤机成功的预测及流程.中华医学杂志,2022,102(25):1878-1881.

邱方方,陆远强.生命的桥梁——体外膜肺氧合在心脏骤停中的应用.中华危重症医学杂志:电子版,2019,12(4):6.

中国医疗保健国际交流促进会急诊医学分会,中华医学会急诊医学分会,中国医师协会急诊医师分会,等.急性心力衰竭中国急诊管理指南(2022).临床急诊杂志,2022,23(8):29.

ADAMO M,GARDNER R S,MCDONAGH T A,et al.The 'Ten Commandments' of the 2021 ESC Guidelines for the diagnosis and treatment of acute and chronic heart failure.European Heart Journal,2022,43(6):440-441.

AISSAOUI N,EL-BANAYOSY A,COMBES A .How to wean a patient from veno-arterial extracorporeal membrane oxygenation.Intensive Care Medicine,2015,41(5):902-905.

BUTLER J Y,MEI M,MASSIMILIANO A,et al.Clinical course of patients with worsening heart failure with reduced ejection fraction.Journal of the American College of Cardiology,2019,73(8).

HOU X,YANG X,DU Z,et al.Superior vena cava drainage improves upper body oxygenation during veno-arterial extracorporeal membrane oxygenation in sheep.Critical Care,2015,19(1):68.

LEONE M,ASFAR P,RADERMACHER P,et al.Optimizing mean arterial pressure in septic shock: a critical reappraisal of the literature.Critical Care,2015,19(1):794.

LORUSSO R,SHEKAR K,MACLAREN G. ELSO Interim guidelines for venoarterial extracorporeal membrane oxygenation in adult cardiac patients. ASAIO J,2021,67(8):827-844.

NAPP L C,KÜHN C,BAUERSACHS J.ECMO in cardiac arrest and cardiogenic shock.Herz,2017, 42(1):27-44.

The early dynamic behavior of lactate is linked to mortality in postcardiotomy patients with extracorporeal membrane oxygenation support:a retrospective observational study.Journal of Thoracic & Cardiovascular Surgery,2015,149(5):1445-1450.

WANG H,CHAI K,DU M,et al. Prevalence and incidence of heart failure among urban patients in China:a national population-based analysis. Circ Heart Fail,2021,14(10):e008406.

（邱方方　李　珉）

第12章
ECMO桥接心脏移植:病例分享

12.1 病例精析一

病史简介

患者,男,37岁,因"恶心呕吐伴腹痛3h余"于2023年8月22日入院。患者在2023年8月22日7:30无明显诱因下出现恶心伴呕吐2~3次,伴腹泻1次,伴出汗、胸闷,无胸痛,无发热、咳嗽、咳痰,无意识不清,无抽搐等,就诊当地卫生院查心电图考虑心肌梗死,给予阿司匹林、氯吡格雷、肝素应用后转入我院急诊科。查急诊生化示"肌酸激酶同工酶652U/L,肌钙蛋白Ⅰ 40.1μg/L"。心脏彩超示"左心弥漫性收缩功能减退"。心电图:V1~V5 ST段抬高,频发室性早搏。

考虑"急性前壁心肌梗死",立即行PCI。术中见:左前降支近段后闭塞,狭窄严重。行左前降支PTCA＋血栓抽吸术＋IVUS＋药物支架1枚植入术。术后收住心血管内科治疗。入心血管内科后,心电监护提示频发室性早搏,予以补钾补镁治疗。10:59,患者突发室性心动过速,意识丧失,全身痉挛,立即予以气管插管、电除颤联合CPR后转为窦性心律,并予以胺碘酮微泵维持,再次行PCI,术中见第三对角支闭塞,行对角支PTCA＋药物支架1枚植入术,重复造影见支架打开,TIMI血流3级,术后转入ICU治疗。

否认既往有心、肝、肾脏等基础疾病和遗传性疾病家族史。

ICU入科查体

体格检查:患者的神志清,精神软,T 37℃,P110次/分,R 20次/分,BP 92/75mmHg[间羟胺0.16mg/(kg·min)],气管插管呼吸机辅助呼吸(PC/AC模式 PEEP 5cmH$_2$O,PC 16cmH$_2$O,呼吸频率12次/分),双侧瞳孔等大等圆,对光反射灵敏。两肺呼吸音清,未闻及明显的干湿性啰音。心律齐,未闻及病理性杂音。腹软,无压痛,无反跳痛。穿刺点未见明显的渗血,双下肢无水肿,四肢肌力及肌张力正常,病理征阴性。

辅助检查

床边心脏彩超检查:2023年8月22日10:03全心增大,左室壁弥漫性运动减弱伴节段性运动异常,左室收缩功能不全(LVEF 24%),二三尖瓣轻度反流。

床边胸片:未见异常的X线征象。

心电图:V1~V5 ST段抬高,频发室性早搏。

实验室检查:肌酸激酶同工酶652U/L,肌钙蛋白Ⅰ 40.1μg/L。

入ICU诊断

考虑"急性前壁心肌梗死,心源性休克,心功能四级"。

ICU诊疗经过

患者入ICU后给予抗心律失常等对照处理。2023年8月23日7:51,患者再次突发室速,循环不稳定,立即予以行心肺复苏术。2023年8月23日8:05,心电监护提示室颤,行电除颤1次。经过积极地抢救后,循环仍难以维持,经团队讨论后决定予以VA-ECMO支持。2023年8月23日8:16,于右股静脉成功置入21#引流管,置管深度40cm。2023年8月23日8:19,于左股动脉置入15#灌注管,置管深度20cm。2023年8月23日8:20,建立VA转流,耗材为森尤斯套包,机型为森尤斯,设置转速7600r/min,流量波动在3.2L/min左右,设定FiO_2 100%,气血比1:1。运行其间,给予肝素抗凝以维持活化凝血时间ACT在180~220s之间。患者存在急性肾损伤,为方便容量管理,在VA-ECMO基础上串联CVVH。图12.1为频发恶性心律失常。

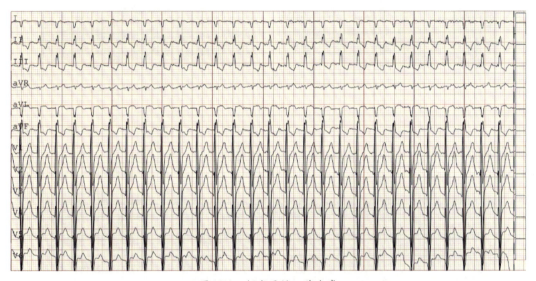

图12.1　频发恶性心律失常

患者于2023年9月3日的痰培养提示耐药肺炎克雷伯菌,结合药敏结果,对思福妥及多黏菌素敏感,治疗上予以头孢他啶阿维巴坦2.5g ivgtt q8h、多黏菌素75mg ivgtt q8h抗感染治疗。患者在VA-ECMO运行维护其间频发恶性心律失常,动态监测心脏超声提示心脏功能未见明显的改善,LVEF≤25%,经心脏大血管外科评估,心脏功能无法恢复,长期使用VA-ECMO维持,心脏移植手术指征明确,家属充分了解病情后要求行心脏移植术。患者于2023年9月12日行心脏移植术,术后带ECMO转入我科继续治疗。患者长期使用气管插管呼吸机辅助呼吸,自主呛咳反射偏弱,膈肌功能差,全身的营养状况较差。充分评估患者的呼吸功能,无法直接拔除气管插管。2023年9月18日行经皮气管切开术。图12.2为膈肌功能的评估。

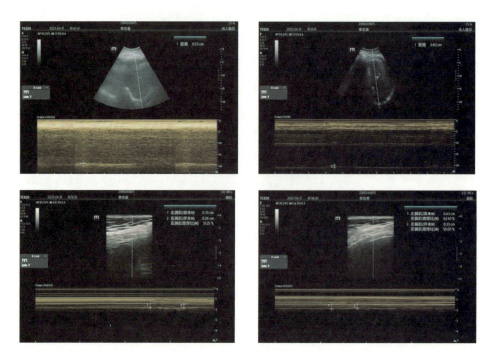

图 12.2　膈肌功能的评估

术后,患者的移植心脏的功能逐步恢复,经充分评估患者的心功能(图 12.3)后:2023年 9 月 20 日,手术室撤离 ECMO 机器,对穿刺血管予以切开缝合;2023 年 9 月 25 日,改气切接高流量吸氧;2023 年 9 月 26 日,改气切处面罩吸氧;2023 年 9 月 29 日,转心脏大血管外科治疗。

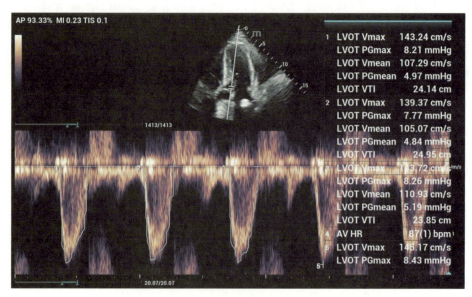

图 12.3　移植后的心功能评估

决策性临床思维与分析

患者为急性心肌梗死,PCI术后入住重症监护室,虽然缺血冠脉已经开通,但严重缺血或坏死使心肌收缩及舒张发生障碍,导致突发恶性心律失常,持续心肺复苏未见自主心律恢复,心脏无法自主提供有效的心排量,严重的心功能衰竭的患者可能会因为心脏泵血功能不全,导致全身器官得不到足够的血液供应,进而引发全身器官的低灌注和代谢紊乱。这种情况会严重威胁患者的生命,需要迅速采取有效的治疗手段来改善。此时,积极提供VA-ECMO支持,能够提供充足的心输出量,全身的氧供和血流动力学可以得到有效的维持,处于相对稳定的状态,使缺血再灌注损伤的心肌得以恢复。在本例中,该患者行ECMO辅助后心功能并未完全恢复,LVEF<30%,撤机实验无法通过,在充分评估患者的病情及家属的治疗意愿后,心脏移植使得患者成功撤离ECMO辅助,最终顺利出院。

ECMO管理中的主要问题与应对

患者发生心源性休克、心脏骤停,此次抢救属于ECPR,VA-ECMO成功转流后需重点评估患者的神志、意识水平、全身脏器的功能。积极予以行床旁视频脑电图监测、脑组织氧监测、脑血流多普勒超声监测,充分评估患者的血流动力学的情况,逐渐降低正性肌力药物的用量至维持量的水平,如多巴胺、多巴酚丁胺、肾上腺素、米力农等,降低心脏做功,减少氧耗,进一步评估ECMO支持下的流量及患者的心功能匹配的情况。ECMO运转其间,注意维持氧代谢平衡,以维持患者的血氧饱和度为90%以上,不宜长时间使用纯氧进行膜肺气体交换,以混合气体为宜。同时,积极监测患者的动脉血气的情况,并根据血气结果适当调整混合气体流量或混合气体的空氧比,将血液氧分压及二氧化碳分压维持在正常的范围内。

在ECMO维持其间,进行气管切开手术时,抗凝管理是一个需要谨慎处理的问题。在手术前,应仔细评估患者的凝血状态,包括活化凝血时间(ACT)、部分凝血活酶时间(APTT)、国际标准化比率和血小板计数。同时应做好后备选项,一旦出血严重或者术中出现意外,及时请相关的科室进行处理。如果使用肝素作为抗凝剂,手术前可能需要使用鱼精蛋白进行部分逆转,以降低出血风险;临时调整肝素的剂量以及使用萘莫司他等抗凝剂抗凝。手术其间,应密切监测患者的凝血状态,必要时进行快速凝血检测,以指导抗凝治疗。气管切开手术后,一旦出血风险降低,应根据患者的整体情况和ECMO的运行状态,逐步恢复抗凝治疗。

治疗结果、随访及转归

2023年10月19日,患者的相关指标恢复正常,心功能明显有改善,带抗排异药物方案回家。

2023年11月6日,心脏彩超:心脏各腔室的大小正常,心功能监测正常,LVEF 65%。心电图:窦性心律,右束支传导阻滞。

(茹晓宇　李　彤)

12.2 病例精析二

病史简介

患者,女,62岁,因"胸闷气促1个月,呼吸心脏骤停1天"于2022年4月29日入院。患者1个月前因活动后胸闷气促,偶有胸痛,休息后缓解,无咳嗽咳痰,无腹痛腹泻等不适,2周前症状加重至当地医院就诊,诊断为急性心力衰竭。入院后完善冠脉造影检查,未见明显的血管狭窄,经保守治疗后症状得到缓解后出院。1天前突发呼吸心脏骤停,予紧急胸外心脏按压、电除颤后恢复窦性心律,送当地医院急诊科,考虑心源性休克,予VA-ECMO支持,为求进一步治疗转至外院就诊。生化提示:白细胞计数$8.71×10^9$/L,中性粒细胞百分数87.9%,谷丙转氨酶299U/L,肌酐144μmol/L,肌酸激酶同工酶116U/L,肌钙蛋白Ⅰ 17.16μg/L,血乳酸4.4mmol/L,超敏C反应蛋白46mg/L。心脏超声提示:左室增大,左室收缩功能减低(LVEF 21%),主瓣关闭不全(中度),二三尖瓣轻度反流,肺动脉主干内径增宽。拟"呼吸心脏骤停原因待查、心源性休克"收住重症医学科。

否认既往有心、肝、肾脏等基础疾病和遗传性疾病家族史。

ICU入科查体

患者处于镇痛镇静的状态,T 37℃,P 96次/分,R 20次/分,气管插管机械通气(PC/AC模式,PEEP 5cmH₂O,PC 20cmH₂O,呼吸频率12次/分),BP 106/74mmHg[VA-ECMO转速3500r/min,流量3.3L/min,以去甲肾上腺素0.2μg/(kg·min)维持];双侧瞳孔等大等圆,约为3mm,对光反射迟钝,听诊两肺呼吸音粗,未闻及明显的干湿性啰音。心律齐,未闻及病理性杂音。腹软,全腹压痛及反跳痛检查不配合,肠鸣音未闻及,四肢肌力检查不配合,双下肢无水肿,双侧巴氏征阴性。

辅助检查

床边心脏彩超检查:全心增大,左房的大小约为49mm×66mm,右房大小约为43mm×57mm,以左心室扩大为主,主肺动脉内径为24mm。静息状态下见左室壁运动弥漫性减弱(LVEF 21%)。TAPSE 17mm。

胸腹主动脉CTA:胸腹主动脉内造影剂充盈不佳,腹主动脉下段以下管腔内未见造影剂充盈。右肾动脉有明显的低灌注。左心室增大。两侧有少量的胸腔积液,两肺渗出。肝脏、左肾及左侧肾上腺明显强化。

头颅CT平扫:两侧基底节区有少许的钙化考虑,两侧侧脑室旁及半卵圆中心有缺血性改变。

心电图:频发室性早搏。

实验室检查:白细胞计数$8.71×10^9$/L,中性粒细胞百分数87.9%,谷丙转氨酶299U/L,肌酐144μmol/L,肌酸激酶同工酶116U/L,肌钙蛋白Ⅰ 17.16μg/L,血乳酸4.4mmol/L,超敏C反应蛋白46mg/L。

急诊PCI:左主干未见明显的狭窄;左前降支近段可见管状狭窄,程度约为30%,中段轻度心肌桥,远段30%~40%狭窄,对角支可见50%~60%狭窄;左回旋支未见明显的狭窄;右冠未见明显的狭窄。

入ICU诊断

考虑"①心跳呼吸骤停:原因待查,首先考虑扩张型心肌病;②心源性休克;③急性肾损伤;④急性肝损伤"。

ICU诊疗经过

患者入院后在给予 VA-ECMO的基础上串联CVVH,血流速度200mL/min,置换量2L/h。同时,予以(注射用头孢呋辛)西力欣针抗感染、护肝、护胃、维持水电解质平衡、营养支持治疗等。入科后,患者的血色素持续下降,经ECMO动脉管注射声诺维造影剂后,左下腹肠间隙见造影剂出现,腹腔积液,肝周穿刺引出不凝血,提示腹腔出血,双下肢动脉CTA示左侧髂总动脉中远端起至髂外动脉近端夹层,怀疑右侧股静脉出血,血管外科会诊无急诊手术治疗指征,予以压迫止血,停肝素,输注血制品及凝血物质后患者的血色素稳定,密切监测双下肢的血流、皮温等情况,右侧胫后、足背动脉血流分别为60cm/s、30cm/s,左侧依次为30cm/s、15cm/s,双下肢皮温稍凉,肌酶较前下降,肌张力不高,无水泡,无花斑;在心肺复苏术后,重点评估患者的神志情况,停用镇痛镇静后患者的神志清楚,可遵指令活动,密切监测脑氧、脑血流的情况,双侧脑氧60%左右,双侧TCD 60cm/s。图12.4为脑功能评估。

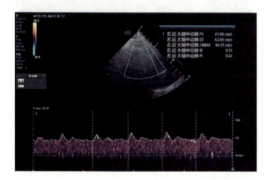 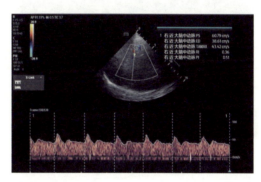

图12.4　脑功能评估

经心脏大血管外科充分评估后,考虑患者处于扩张型心肌病的终末期,心脏功能无法恢复,心脏移植手术的指征明确,无绝对禁忌证。患者家属充分了解病情后要求行心脏移植术。2022年5月11日,行心脏移植术,患者术中解黑色大便较多及胃管引流出褐色液体,术后带 VA-ECMO返回重症监护室。2022年5月12日,完善胃镜检查,见食管黏膜下血肿、糜烂,有少量的渗血,暂不使用抗凝治疗,注意监测血常规、凝血功能,密切监测评估ECMO膜的功能。术后,患者的移植心脏的功能良好。2022年5月13日,撤除ECMO机器。2023年5月14日,拔除气管插管,予以鼻导管吸氧。2022年5月16日,转入心脏大血管外科继续治疗。图12.5为移植前后的心功能评估。

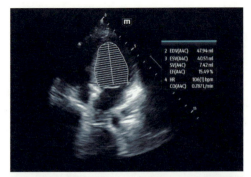
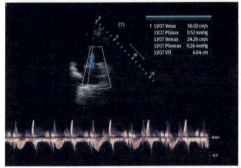
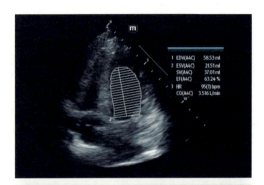
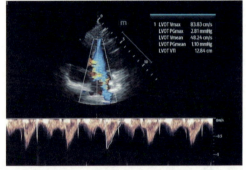

（a）移植前的心功能评估　　　　　　　　　　　（b）移植后的心功能评估

图 12.5　移植前后的心功能评估

决策性临床思维与分析

患者由于心脏骤停,心肺复苏术后循环难以维持,在外院紧急给予 VA-ECMO 支持,术后经超声充分评估后首先考虑扩张型心肌病。值得注意的是,ECMO 对于由于慢性心肌病引起的心源性休克的治疗预后很差。一般来说,如果心脏骤停由可逆的病因引起,如急性心肌梗死、大面积肺栓塞、暴发性心肌炎等,且无 ECMO 禁忌证,应考虑尽早开始 ECMO 支持。但是对于慢性心肌病患者导致的心源性休克,如存在后续治疗,如心脏移植或心室辅助装置,仍可积极进行 ECMO 辅助。该例患者在行 ECMO 支持前尚不清楚心脏骤停的原因,术后转入我科评估后考虑扩张型心肌病导致 OHCA,经过积极治疗后心功能仍不能恢复,难以脱离 ECMO,最终通过心脏移植,患者转危为安。

ECMO 管理中的主要问题与应对

患者的心脏骤停,心肺复苏术后出现严重的心源性休克,紧急给予 VA-ECMO 支持术后转入我科,入科后血色素下降明显,胸腹腔超声筛查未见明显的出血,经 ECMO 动脉管注射声诺维造影剂后,左下腹肠间隙见造影剂出现,腹腔积液,肝周穿刺引出不凝血,提示腹腔出血,双下肢动脉 CTA 示左侧髂总动脉中远端起至髂外动脉近端夹层,怀疑右侧股静脉出血,血管外科会诊无急诊手术治疗的指征,予以压迫止血,停肝素,输注血制品及凝血物质后患者的血色素稳定。ECPR 上机过程中导致的血管损伤是常见的并发症之一,如怀疑血管损伤,可能的表现包括出血、肿胀、血肿形成等,在出现这些症状时应立即停止对怀疑损伤血管的一切有创的操作,禁止拔除已穿刺成功的置管并采取压迫方式进行止血,待全身循环得到稳定后,立即行血管造影以明确损伤的程度和位置或直接联系相关的科室协助处理。

治疗结果、随访及转归

2022 年 7 月 7 日,患者的相关指标恢复正常,心功能明显有改善,带药出院。出院后门诊随访,患者平时的日常生活无明显的不适,相关的复查结果如下。

2022 年 10 月 11 日,心脏彩超:心脏各腔室的大小正常,心功能监测正常,LVEF 为 50%。

(徐之鹏　李　彤)

12.3 　心脏移植的概述

随着医疗科技的飞速进步,器官移植技术已经取得了显著的发展,对于晚期心脏病心力衰竭患者,心脏移植已成为重要的治疗方法,一直以来都是医学界的焦点,由于供体资源的稀缺以及手术过程中所存在的高风险,使得许多急需心脏移植的患者无法得到及时的救治。在这种背景下,VA-ECMO 作为一种有效的心肺支持手段可使患者的心肺得到充分休息,等待其功能的恢复或器官移植来挽救高危患者的生命,目前已经成为抢救有心力衰竭和呼吸衰竭危重症患者不可缺少的重要的组成部分。

12.3.1 　流行病学

心脏移植作为治疗晚期心脏病和严重的心力衰竭的确定性的治疗手段,受限于供体心脏的严重短缺,导致许多患者在等待供体心脏其间可能因心力衰竭而死亡。VA-ECMO 作为临时的心肺支持技术,为这些无法立即进行心脏移植的患者提供了一种临时的心肺支持手段,帮助他们维持生命,直到可供移植的心脏出现。ECMO 为心室辅助的措施之一,被用于终末期心肌病、终末期心力衰竭患者心脏移植前的过渡,可迅速改善患者的全身状况、改善心肺功能,为心脏移植赢得时间。随着医疗技术的发展,VA-ECMO 支持的患者在心脏移植等待名单中的重要性和使用率在逐年增加,尤其在治疗心源性休克和心肺衰竭方面发挥了重要的作用。

VA-ECMO 桥接心脏移植的预后受多种因素的影响,包括患者的年龄、基础疾病、手术技术、并发症等。总体来说,VA-ECMO 桥接心脏移植的成功率较高,患者的术后生存率和生活质量得到明显改善。一项前瞻性的研究充分表明,与标准的 ACLS 治疗相比,早期 ECMO 辅助的院前心脏停止(out-of-hospital cardiac arrest,OHCA)合并难治性室颤患者的出院生存率显著提高。未观察到意外的严重的不良事件。同时,一项多中心的回顾性研究表明,早期 ECMO 支持可改善难治性 CS 患者的临床预后。多项研究表明,早期 ECMO 辅助支持可提高患者的生存率。

12.3.2 　支持机制

ECMO,总体发展始于 20 世纪 70 年代,是当自身器官衰竭不能维持生命时应用机械设备来维持生命的一种技术。实际意义上,ECMO 是一种生命支持手段,而非治疗手段。ECMO 系统主要包括插管、连接管道、血泵(离心泵或滚压泵)、人工肺、水箱及监测装置,其中,血液泵和氧合器为叶克膜的核心部件,血液泵代替患者的心脏,氧合器则代替肺脏的功能。其基本原理是利用机械装置,将患者的静脉血引流至体外,经过氧合器进行气体交换,再回输至患者的动脉或静脉,替代或辅助部分替代心肺功能。

在心脏移植前后,对于严重的心功能衰竭的患者,可能会因为心脏泵血功能不全,导致全身器官得不到足够的血液供应,进而引发全身器官低灌注和代谢紊乱。这种情况会严重威胁患者的生命,需要迅速采取有效的治疗手段来改善。VA-ECMO能够减轻心脏的前负荷和后负荷,提供充足的氧合血,并排出体内过多的二氧化碳。这样的话,全身的氧供和血流动力学可以得到有效的维持,处于相对稳定的状态。这对于那些心脏功能严重衰竭,无法维持正常的血液循环的患者来说,是极其重要的生命支持手段。它可以为心脏功能的恢复或心脏移植创造条件,延长患者的生命,提高患者的生活质量。它可以在等待移植的过程中,或是在移植后的恢复期,提供持续的心肺功能支持,保障患者的生命安全。一般情况下,选择外周VA置管,股动静脉是最常用的VA置管点,目前的超声引导穿刺置管或切开置管可极大提高置管的成功率并大大减少置管并发症。但该种置管方法易导致远端肢体缺血,增加脑卒中的风险。

12.3.3 心脏移植桥接的ECMO指征

12.3.3.1 ECMO作为移植过渡

ECMO属于短期机械循环支持系统,安全支持时间为1~2周,支持时间过长容易发生溶血、感染、出血和血栓形成等并发症。如在ECMO安全支持其间得到供体心脏,则应立即进行心脏移植;如通过ECMO支持,患者的心肺功能恢复,病情稳定则可试行撤除ECMO,等待心脏移植;如无法脱离ECMO,又没有合适的供体心脏,则应在肺部病变恢复后,转为中长期心室辅助,继续等待心脏移植。与VAD相比,ECMO有以下优点:①ECMO的费用比VAD低得多;②ECMO可在病床旁局部麻醉下安装,操作简便迅速,一般可在20min内完成,避免了患者在转运、全身麻醉和手术操作中的风险;③ECMO同时提供呼吸和循环支持,严重的心力衰竭的患者常有程度不等的心源性肺水肿,心、肺同时支持,利于心肺功能的恢复。值得注意的是,ECMO对于由于慢性心肌病引起的心源性休克的治疗预后很差。Bermudez等的研究,将由于急性心肌梗死引起心源性休克和由慢性心肌病急性发作引起心源性休克而应用ECMO的患者进行对比,慢性心肌病急性发作的患者30日、1年、2年的生存率显著低于由于急性心肌梗死引起心源性休克的患者,提示对于慢性心肌病患者,应谨慎使用ECMO辅助。

12.3.3.2 ECMO作为移植术后的循环呼吸支持治疗

除了作为移植前的过渡手段以外,ECMO可对移植术后发生循环呼吸衰竭、脱离体外循环困难或急性排斥反应的患者进行支持治疗。心脏移植的死亡率在术后1个月内最高,其后迅速下降。原因主要有供心衰竭、急性排斥反应、感染、出血等。其中,因供心衰竭或急性排斥反应引起的心力衰竭最为重要。此时,如果能及时给予患者机械支持治疗,这种病理状况通常是可逆的,心功能会得以恢复。尽管供体心肌保护的方法不断改进,移植术后原发性移植物功能不全(primarygraft failure,PGF)的发生率仍高达5%~7%。发生原发性移植心肌功能不全主要是由于心肌顿抑,即长时间缺血后可逆性的心室功能不全，灌注恢复正常或接近正常后仍有持续存在的心肌机械功能低下。心内直视手术多在低温、体外循环、主动脉阻断及心脏停搏下进行。恢复灌注后，不可避免地可能出现心肌顿抑，其发生的可能性与术前的心脏基础、主动脉阻断射血时间、心肌保护的完善程度均有密切的关系。体外循环后对于功能不全的心脏，前、后负荷的增加无疑是有害无益的。肌丝对 Ca 的敏感性降低，大量的正性肌力药只能增加心肌 ATP 的耗竭，不利于 ATP 的储存，促使心肌细胞凋亡，进而使心脏损伤向不可逆的方向发展。ECMO 其间，儿茶酚胺类药物使用明显降低，可减少心律失常的发生，避免心肌细胞的凋亡。ECMO 其间，心脏前后负荷明显减轻，心脏得到充分的休息，对心室重塑的预防有积极的意义。急性体液性或细胞性排斥反应是发生术后早期 PGF 的另一原因。在没有机械循环辅助的情况下，再次进行心脏移植是唯一有效的方法，由于有免疫抑制剂、抗胸腺细胞球蛋白等药物治疗需要几天的时间才能有效地发挥其对抗排斥反应的作用。所以，当发生 PGF 时，短期机械辅助循环支持治疗可提供顿抑心肌恢复或抗排斥反应治疗发挥作用所需的时间。

目前认为，ECMO 用于移植术后辅助的适应证主要有：①心脏手术后发生右心衰竭合并可逆性肺动脉高压；②心脏手术后单或双心室功能顿抑；③心脏手术后急性肺功能障碍；④心肺复苏等。

12.3.4　心脏移植桥接的 ECMO 管理

VA-ECMO 作为桥接心脏移植的重要的临时循环支持技术，在管理上需要综合考虑血流动力学监测、感染预防管理以及并发症管理等多个方面，以确保患者的安全并提高移植成功率。

ECMO 参数调整：ECMO 上机后需在患者生命体征平稳后尽快开始评估，根据监测结果，调整 ECMO 流量、氧合器设置和血管活性药物的使用，以满足患者的具体需求。在膜功能核定项目内容无变化时，建议常规每日评估 1 次，在膜功能出现变动时需再次进行评估，在无肝素模式或膜功能下降显著（CO_2 清除量下降超过 25%/d）时，需增加评估频次。

循环状态监测。心电图和血流动力学监测：心电图监测对于检测心律失常至关重要，而有创动脉血压监测可以帮助确认主动脉瓣的开放情况和左心室的射血情况；超声心动图：在 ECMO 运行其间，超声心动图可以发现血流动力学不稳定的原因，有助于评估新的或恶化的低氧血症，并排除 ECMO 相关的并发症；其他的监测技术：包括脉搏轮廓波形分析、稀释法心排量监测等，但需注意 ECMO 的运行可能会干扰这些监测技术的准确性。

出血与血栓管理：①定期检测患者的凝血指标，如凝血酶原时间（PT）、活化部分凝血活酶时间（APTT）、血小板计数等。②抗凝策略调整：根据凝血功能的监测结果，调整肝素等抗凝药物的剂量，以达到适当的抗凝水平，避免过度抗凝导致的出血或抗凝不足导致的血栓形成。③密切观察患者有无出血的迹象，如皮肤瘀点、插管部位出血等，以及血栓形成的迹象，如血流下降、氧合器功能下降等。

神经系统保护：①神经状态监测：定期进行神经系统检查，包括意识水平、定向力、肌力等。脑损伤预防：采取措施预防脑损伤，如维持适当的血压和氧合水平，避免低血压和缺氧。②脑损伤识别：及时识别脑损伤，如使用脑电图监测、脑组织氧合监测等手段，以及通过神经系统症状的变化来识别。

血管并发症的管理：①血管通路维护：定期检查血管通路，如导管位置、血管穿刺部位等，确保导管位置正确，无移位或脱出。血管损伤的预防：采取措施预防血管损伤，如使用适当的导管尺寸，避免过大的导管对血管造成损伤。②血管并发症的治疗：对于出现的血管并发症，如血管出血、血栓形成、血管狭窄等，及时进行治疗，如调整导管的位置、使用溶栓药物等，必要时联系血管外科处理。

对于ECMO患者，置管过程中遵循严格的无菌操作规程，包括使用最大无菌屏障技术，应考虑使用抗生素预防导管相关感染，建议使用单间隔离，并由专人护理，以降低交叉感染的风险。建议对ECMO置管处以及连接处进行每日感染评估，并采用无菌敷贴进行密封。使用氯己定对管路及插管部位进行消毒，定期进行口腔护理和全身擦浴。定期进行血液和管路相关感染的监测，包括血培养和导管表面培养。对参与患者护理的所有的医疗人员进行感染控制教育和培训。保持ICU环境的清洁和消毒，减少病原体的环境负荷。

在患者血流动力学稳定的情况下，鼓励患者进行床上或床边的早期活动。制订个体化的康复计划，包括肌肉力量训练、关节活动度训练等。多学科团队合作：定期举行多学科团队会议，讨论患者的治疗进展和护理计划。同时，应提供心理咨询和支持，帮助患者及家属应对与疾病和治疗相关的心理压力。

在ECMO系统，尤其是氧合器中存在大面积的血液接触表面，激活炎性反应，会对心脏移植患者的预后产生负面影响；另外，ECMO血流增加左室后负荷，干扰主动脉瓣开放，尤其对于严重左室功能不全的患者，左室舒张末压（LVEDP）上升，随之产生肺水肿。LVEDP上升影响心内膜下冠脉血流分布，加剧氧供及氧耗失衡。临床工作中，应针对以上几点原因进行预防，及早发现，及早处理。

12.3.5　心脏移植桥接ECMO的撤机

VA-ECMO撤机是一个需要综合评估和谨慎执行的过程，撤机的决策至少满足下面2个条件：①当ECMO循环支持流量为患者心输出量的20%，在小量的血管活性药物的条件下，如多巴胺$<5\mu g/(kg \cdot min)$，多巴酚丁胺$<5\mu g/(kg \cdot min)$，肾上腺素$<0.02\mu g/(kg \cdot min)$，血流动力学稳定，成人MAP$>60mmHg$，小儿MAP$>50mmHg$，脉压$>20mmHg$，CVP$<10mmHg$，静脉氧饱和度（$SvO_2$）$>60\%$，乳酸$<2mmol/L$，可考虑脱机。②心脏功能评估：超声心动图动态评估左心室收缩性功能：主动脉速度—时间积分>10，左心室射血分数$>30\%$，左室压$<12mmHg$，右心功能评估良好，心室壁运动协调，心电图无恶性心律失常。

撤机过程通常包括逐步减少ECMO流量，监测患者对减少流量的耐受性，直至完全撤除ECMO。在VA-ECMO减流量之前，考虑到与血管活性药物相关的有害影响，包括心律失常、肾脏损伤和肢体缺血。在撤机的过程中，应当考虑患者的呼吸功能、肾功能，充分评估患者的意识、感染及营养等状况；即使在撤机后，也需要持续监测患者的状况，同时制订并实施个性化的康复计划，包括物理治疗和心理支持。

12.3.6 展 望

VA-ECMO作为心脏移植前后的桥接技术,对于晚期心脏病心力衰竭患者具有重要的临床意义。随着医疗技术的进步,VA-ECMO的应用将更加广泛,为更多的患者提供生命支持。然而,VA-ECMO的管理复杂,需要多学科团队合作,严格把握适应证和撤机标准,让患者的生存机会和生活质量最大化。

ECMO桥接心脏移植作为一种强有力的医疗技术,正在逐步改变我们对心脏移植的认识。随着科技的进步和临床经验的积累,相信ECMO桥接心脏移植将会在未来发挥更大的作用,为更多的患者带来生命的希望。尽管这种技术的应用还存在一定的风险和挑战,但它无疑为许多绝望的患者带来了新的希望。同时,ECMO的管理需要多学科的综合知识,需要人力、财力及物力的计划,组织及整合利用。我们认为ECMO支持疗法在重症循环呼吸衰竭的救治中是一种十分有效的辅助治疗方法。在等待患者心功能恢复或等待心脏移植供体其间,ECMO可提供短期的、完全的循环支持。尽早对心肺衰竭患者使用ECMO支持治疗,避免重要的脏器发生不可逆的损伤,对提高治疗效果有积极的帮助。建设一支专业的ECMO团队,可以使患者的救治更加及时,更加规范系统,更有利于改善ECMO患者的预后。

───────────── ● ─────────────

参考文献

陈凯,唐汉韡,侯剑峰.体外膜肺氧合在心脏外科领域的应用.中国循环杂志,2019,34(12):1244-1248.

陈志高,黄洁,郑哲.机械循环辅助过渡至心脏移植的现状和进展.实用器官移植电子杂志,2023,11(3):197-201.

郭剑.经股动静脉体外膜肺氧合下肢并发症的防治及管理策略.中国体外循环杂志,2019,17(1):22-25.

龙村,体外膜肺氧合循环支持专家共识.中国体外循环杂志,2014,12(2):65-67.

尹小雪.活化凝血时间和活化部分凝血活酶时间在成人体外膜肺氧合支持其间抗凝的作用探讨.中国体外循环杂志,2019,17(1):18-21.

中国急诊ECMO科研协作组与中华医学会急诊医学分会生命支持学组.成人体外心肺复苏经皮穿刺置管中国急诊专家共识.中国急救医学,2023,43(8):597-604.

中华医学会急诊医学分会复苏学组,中国医药教育协会急诊专业委员会.成人体外心肺复苏专家共识更新(2023版).中华急诊医学杂志,2023,32(3):298-304.

中华医学会器官移植学分会,国家肺移植质量管理与控制中心.肺移植围手术期体外膜肺氧合应用指南(2019版).器官移植,2019,10(4):402-409.

ASSMANN A.Use of extracorporeal circulation（ECLS/ECMO）for cardiac and circulatory failure - a clinical practice guideline level 3. ESC Heart Failure,2022,9(1):506-518.

BERMUDEZ C A. Extracorporeal membrane oxygenation for advanced refractory shock in acute and chronic cardiomyopathy. The Annals of Thoracic Surgery,2011,92(6):2125-2131.

FRIED J A. How I approach weaning from venoarterial ECMO. Critical Care,2020,24(1):307.

LEE H.Association between timing of extracorporeal membrane oxygenation and clinical outcomes in refractory cardiogenic shock. JACC：Cardiovascular Interventions,2021,14(10):1109-1119.

LORUSSO R. ELSO Interim guidelines for venoarterial extracorporeal membrane oxygenation in adult cardiac patients. ASAIO Journal,2021. 67(8):827-844.

RICHARDSON A. Extracorporeal cardiopulmonary resuscitation in adults. interim guideline consensus statement from the extracorporeal life support organization. ASAIO J,2021,67(3):221-228.

SHEKAR K. Extracorporeal life support devices and strategies for management of acute cardiorespiratory failure in adult patients：a comprehensive review. Crit Care,2014,18(3):219.

TONNA J E. Management of adult patients supported with venovenous extracorporeal membrane oxygenation (VV-ECMO)：guideline from the extracorporeal life support organization (ELSO). ASAIO J,2021,67(6):601-610.

YANNOPOULOS D.Advanced reperfusion strategies for patients with out-of-hospital cardiac arrest and refractory ventricular fibrillation (ARREST)：a phase 2, single centre, open-label, randomised controlled trial. Lancet,2020,396(10265):1807-1816.

（徐之鹏　李　彤）

第13章
复杂高危冠脉病变:病例分享

13.1 病例精析一

病史简介

患者,男,74岁,因"反复活动后胸闷10余年,再发伴胸痛3天"入院。患者10余年前无明显诱因下出现活动后胸闷气急,每次发作持续约10～15min,休息后可好转,无胸痛心悸,无肩背部放射痛,无发热寒战,无咳嗽咳痰,无呼吸困难,无头晕头痛等。就诊于我院心内科,查冠状动脉造影提示:冠心病,多支血管病变。予植入冠脉支架2枚。术后,长期服用抗血小板、降脂药物,定期来院复查。10余年来间断有胸闷发作,1～3次/月,性质同前,休息后好转。2个月前,患者复查冠状动脉CTA提示:冠状动脉三支病变,多发钙化及混合斑块,相应管腔轻重度狭窄。3天前在家中活动后出现胸痛,位于心前区,持续约5min,自服"速效救心丸"后好转,无肩背部放射痛,无意识丧失,无恶心呕吐,无咳嗽咳痰,无腹痛腹泻。3天来稍微活动时胸痛即发作,性质同前,为求进一步治疗就诊于我院,以"冠状动脉粥样硬化性心脏病,不稳定型心绞痛"收住入院。

既往有"心律失常,室性早搏,房性早搏"病史,否认"高血压""糖尿病""脑卒中""慢性肝炎""肾脏疾病"等病史,否认食物、药物过敏史。

有吸烟史20余年,20根/天,已戒10年;有饮酒史20余年,已戒10年。

ICU入科查体

体温36.0℃,脉搏75次/分,呼吸18次/分,血压125/78mmHg,神志清,精神可,颈静脉未见怒张,肝颈反流征阴性,心界未及扩大,心尖搏动位于左侧锁骨中线第五肋间内侧,未及心尖抬举样搏动,HR 75次/分,律齐,P2<A2,各瓣膜区未闻及病理性杂音,未闻及心包摩擦音。双肺呼吸音清,未及明显的啰音。腹平软,包块未及,无明显的压痛及反跳痛。四肢温暖,双下肢未见凹陷性水肿。

辅助检查

肌钙蛋白 I 1.482ng/mL,乳酸脱氢酶290U/L,肌酸激酶232U/L,肌酸激酶同工酶(CK-MB)22U/L,NT-proBNP 572pg/mL。

冠脉CTA:冠状动脉三支病变,多发钙化及混合斑块,相应的管腔有轻重度狭窄,建议DSA检查。

心脏超声:升主动脉粥样斑块形成;二三尖瓣轻度反流;主动脉瓣退变伴轻度反流;肺动脉瓣轻度反流;左室舒张功能减退;心律失常。

心电图:窦性心律,伴频发室性早搏,二联律;非特异性 ST 段与 T 波异常;QT 间期延长。

入ICU诊断

考虑:①冠状动脉粥样硬化性心脏病,急性冠脉综合征,不稳定型心绞痛,冠状动脉支架植入后状态,心功能Ⅳ级;②心律失常,室性早搏,房性早搏。

ICU诊疗经过

患者入院后予心电监护,鼻导管吸氧,拜阿司匹林片100mg qd、替格瑞洛片90mg bid抗血小板聚集,阿托伐他汀片20mg qd稳定斑块,单硝酸异山梨酯缓释片30mg qd扩张冠脉,比索洛尔片2.5mg qd减轻心脏氧耗,曲美他嗪片35mg Bid营养心肌等治疗。入院后,患者仍有反复胸痛发作,强化药物治疗的效果欠佳,结合冠脉CTA的表现,为冠状动脉病变复杂高危且有介入治疗指征的患者。考虑到患者的年龄大,冠状动脉病变复杂高危,处理冠脉病变的过程中出现恶性心律失常、心源性休克、心脏骤停等并发症的风险高,术前组织多学科讨论,认为具有在VA-ECMO支持下行冠脉介入治疗的指征。与患者家属充分沟通后,决定在术前预置股动静脉鞘管进行ECMO床旁备机,先行冠脉造影评估冠状动脉的情况,必要时立即行ECMO上机。术前完善双侧股动静脉血管超声、超声心动图等检查。根据血管内径预先选定ECMO的插管型号(静脉插管22F,动脉插管18F)备用。

2020年4月9日,行冠状动脉造影术+冠状动脉介入治疗。术前在床旁超声实时引导下分别在左侧股动脉和右侧股静脉置入鞘管,用肝素盐水封管,用无菌敷贴固定以备用。术中冠状动脉造影提示:冠心病,左主干远端至前降支近段血栓形成;前降支支架内膜增生;回旋支近段70%左右狭窄,远段50%左右狭窄;右冠近段30%左右狭窄,远段40%左右狭窄(图13.1)。患者的冠脉病变严重,左主干远端至前降支近段血栓形成。其为复杂高危的PCI,手术难度大,风险高,与家属商量后决定ECMO上机。遂以长导丝置换ECMO动静脉插管,床旁超声定位,调整静脉插管头端的位置,连接ECMO管路,开始VA-ECMO运行。初始设置:ECMO转速3500r/min,流量3.0L/min左右,氧流量3L/min,氧浓度100%。VA-ECMO循环建立后患者的生命体征稳定,遂继续行左主干前降支PCI,手术顺利,术中患者的血流动力学稳定。术后复查造影提示,冠脉未见夹层及血肿形成,TIMI 3级。

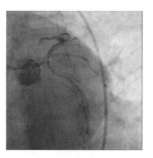

图 13.1　冠状动脉造影

术后予抗凝，抗血小板聚集，呋塞米针利尿减轻心脏前负荷，芬太尼针镇痛，阿托伐他汀片稳定斑块以及护胃、通便等治疗。ECMO 运行的第 3 天，患者的循环稳定，复查心脏超声 LVEF 53%，VTI 19.5cm，脉压差超过 30mmHg，心肌酶恢复正常，心电图未见明显的心律失常。逐步下调 ECMO 流量至 1L/min，监测循环稳定，患者无胸闷胸痛等不适主诉。血气分析提示内环境稳定，乳酸正常，考虑患者的心功能有改善，目前的心排量能够满足全身各器官灌注的需要，有撤除 ECMO 的指征。2020 年 4 月 13 日，成功撤除 ECMO。2020 年 4 月 14 日，转至心内科。

决策性临床思维与分析

复杂高危冠状动脉病变的介入治疗的手术难度高，风险大，其是心血管介入医生常面临的棘手问题。近年来，随着机械循环辅助装置的快速发展，文献报道建议此类手术可以在机械循环支持下完成。其中，ECMO 是临床上较为常用的机械循环辅助装置，ECMO 可以提供强大的循环支持，减少围术期并发症及死亡风险，改善患者的预后。该患者的年龄大，反复心绞痛发作，经强化药物治疗的效果欠佳，冠状动脉 CTA 提示三支病变，冠状动脉钙化严重，为典型的 CHIP，根据国内外的相关指南的推荐和临床实践，建议在 ECMO 支持下行冠状动脉介入治疗。但是，ECMO 也会增加患者的创伤和经济负担，且存在血管损伤、下肢动脉缺血、血细胞破坏及感染风险增加等并发症。对于择期手术的患者，介入手术前预置动静脉鞘管进行床边 ECMO 备机，既能在术中出现紧急情况时实现 ECMO 的紧急上机，缩短 ECMO 的上机时间，也能避免一部分不必要的 ECMO 支持，减轻患者的创伤及经济负担。其可作为临床上可选择的一种方案。

ECMO 管理中的主要问题与应对

在 PCI 的过程中，ECMO 管理面临的一个主要问题是：如何优化 ECMO 的流量以维持全身脏器特别是冠状动脉充分的灌注，同时避免过高的流量导致左室后负荷明显增加。在 ECMO 上机后，我们主要根据平均动脉压、中心静脉血氧饱和度以及右侧桡动脉脉压差等指标，并结合心脏超声主动脉瓣开合的情况及左室舒张末容积等来调整 ECMO 流量。目标是维持平均动脉压 >65 mmHg，中心静脉血氧饱和度 $>65\%$，右侧桡动脉脉压差 >10 mmHg。

治疗结果、随访及转归

2020 年 5 月 3 日，患者的症状好转，生命体征平稳，复查心肌酶、肌钙蛋白正常，心电图未见明显的缺血性改变，予办理出院。出院后去心内科门诊定期随访。

2020 年 6 月 1 日，超声心动图：EF 59%。心电图：窦性心律；左心室高电压；T 波改变。

2020 年 10 月 29 日，超声心动图：EF 75%。心电图：窦性心律；逆钟向转位。

（宋　佳　胡伟航　龚仕金）

13.2　病例精析二

病史简介

患者,男,75岁,因"胸痛1天"于2023年10月1日入院。患者于2023年9月30日无明显诱因下出现胸骨下端及剑突下烧灼样疼痛,可以忍受,阵发性,持续数分钟至半小时,未予以重视,未就医。2023年10月1日上午六七点再发,疼痛的持续时间长,一直到10点,无胸闷气闭,无大汗,无晕厥,无恶心呕吐,当地医院的心电图提示下壁心肌梗死考虑。当天13:00左右,行急诊冠脉造影,提示冠脉三支病变,左主干近端夹层形成,狭窄80%,左前降支近端狭窄90%,回旋支中段后闭塞,考虑右冠中段以下闭塞,支架手术风险极大,建议转我院。我院急诊科请心血管内科会诊后,有急诊PCI的指征,但患者的冠脉病变严重,建议请我科会诊后在VA-ECMO保障下行PCI治疗,拟"冠心病,急性心肌梗死"收住入院。

否认既往有心、肝、肾脏等基础疾病和遗传性疾病家族史。

ICU入科查体

患者的神志清,精神软,T 37.4℃,P 61次/分,R 23次/分,BP 100/62mmHg[去甲肾上腺素0.1μg/(kg·min)],SpO$_2$ 100%(文丘里面罩40%吸氧),双侧瞳孔等大等圆,对光反射灵敏,双肺呼吸音粗,可闻及湿性啰音,心律不齐,未闻及病理性杂音,腹部平软,无压痛及反跳痛,四肢肌力正常,肌张力无殊,双侧巴氏征阴性,四肢末梢湿冷。

辅助检查

床边彩超:左室壁节段性运动异常(以前侧壁、下侧壁、下壁明显),左室收缩功能减退(EF=40%);室间隔稍增厚;二尖瓣少-中量反流。

床边胸片:肺心膈未见异常的X线征象。

心电图:考虑下壁心肌梗死。

血常规:血红蛋白116g/L,白细胞计数15.1×10^9/L,中性粒细胞百分数78.2%,红细胞计数4.27×10^{12}/L,血小板计数99×10^9/L。

急诊生化检查:谷丙转氨酶122.3U/L,肌酸激酶874.5U/L,乳酸脱氢酶879.9U/L,肌酸激酶同工酶106.2U/L,钠135.5mmol/L,超敏C-反应蛋白101.70mg/L,血乳酸2.8mmol/L。

入ICU诊断

考虑冠状动脉粥样硬化性心脏病,急性下壁心肌梗死Killip Ⅱ级。

ICU诊疗经过

入院后予以心电监护,面罩吸氧,抗血小板聚集,稳定动脉斑块,脏器功能支持,用升压药物维持血压等治疗,同时联系心内科会诊,尽早行PCI来开通冠脉血管,结合患者外院的冠脉造影检查结果,行PCI的风险极大,治疗过程中可能出现心跳呼吸骤停,建议VA-ECMO保驾下行PCI治疗。予以气管插管机械通气,镇痛镇静,左侧股静脉(置管直径21F)、右侧股动脉(置管直径17F)置入VA-ECMO。设置初始离心泵转速为1700r/min,

初始流量 1.6L/min，空氧混合器氧浓度 100%，氧流速度 2.0L/min。ECMO 正常运转后急诊行 PCI。术中见：左主干远段钙化伴 80% 狭窄，并可见夹层影及造影剂滞留；左前降支开口 95% 狭窄，近中段可见斑块破裂伴 80% 狭窄，中远段心肌桥收缩期 60% 狭窄舒张期恢复，对角支开口 70% 狭窄近段 85% 狭窄，其分支近段 90% 狭窄，血流 TIMI3 级；左回旋支开口 80% 狭窄，近段 80% 狭窄，中段以下完全闭塞，左前降支远段供血左回旋支远段。右冠口造影示：右冠自近段至中段可见螺旋形夹层伴长病变，最重 90% 狭窄，远段 90% 狭窄，后降支开口 90% 狭窄，血流 TIMI1 级。予以行"双根导管的冠状动脉造影术、左前降支-左主干内支架植入术、左回旋支 PTCA、右冠内支架植入术（3 根血管、4 个支架、1 个药物球囊）"。术后继续予以机械通气，VA-ECMO 维持心脏支持，抗血小板，容量管理等治疗。

2023 年 10 月 2 日，术后第 2 天予以撤除 ECMO；2023 年 10 月 3 日，拔除气管插管；2023 年 10 月 6 日，转入心内科进一步诊治。

决策性临床思维与分析

患者入院的诊断明确，外院行急诊冠脉造影提示冠脉三支病变，无能力处理冠脉的情况。转入我院后血压需升压药物维持，乳酸高，四肢湿冷，予以容量控制、减轻氧耗等处理的同时，请心血管内科会诊，结合外院冠脉造影，存在急诊行 PCI 治疗的指征，但手术风险极大，为避免在手术过程中出现心脏骤停的情况，予以 VA-ECMO 保驾下行 PCI。

ECMO 管理中的主要问题与应对

该患者在 ECMO 上机前心彩超提示心功能尚可，无明显的肺水肿的表现，ECMO 上机主要是为冠脉开通手术保驾护航，预防在 PCI 手术中突发恶性心律失常、心脏骤停等严重的并发症。所以，初始流量为 1.6L/min，以满足机体组织灌注的较低的流量为宜，这样能尽量避免因左心室后负荷急剧增加而导致左心膨胀，从而影响心脏功能恢复。患者在小流量的 ECMO 运行中容易有膜肺血栓的形成，需加强抗凝治疗，但患者发生急性心肌梗死，拜阿司匹林联合波立维抗血小板；同时在行 PCI 中全身再次肝素化，容易导致穿刺部位及消化道出血，所以，我们在 ECMO 运行过程中动态检查凝血功能，维持 APTT 在 60～80s 之间，随时调整肝素抗凝剂量，PCI 术后尽早撤离 ECMO。

治疗结果、随访及转归

2023 年 10 月 10 日，患者的相关指标恢复正常，心功能有明显的改善，带药出院。出院后门诊随访，患者平时的日常生活无明显的不适，相关的复查结果如下。

2023 年 10 月 26 日，心脏彩超：心脏各腔室的大小正常，心功能监测正常，LVEF 47%。

2024 年 1 月 15 日，心脏彩超：心脏各腔室的大小正常，心功能监测正常，LVEF 46%。心电图：窦性心律，T 波改变（下壁、前壁、前侧壁，见低平、倒置改变）。

（吴　梦　胡建华　张伟文）

13.3　复杂高危冠脉病变的概述

冠心病是全球范围致死和致残的主要原因。随着我国进入老龄化社会，冠心病及其常见的合并症，如慢性肾脏病、慢性阻塞性肺病、糖尿病、外周血管疾病等的患病率呈明显上升的趋势,使得冠心病变得更加复杂、高危。治疗冠状动脉病变复杂高危且有介入治疗指征的患者目前对于全世界的心血管医生来说,仍是最具挑战性的难题之一。

随着心血管疾病治疗理念的不断更新,经皮冠状动脉介入治疗介入器械以及操作技术的不断提高,许多复杂高危的冠状动脉病变甚至既往被认为是介入治疗禁区的病变。目前,心血管介入医生也能够尝试进行血运重建,但同时也面临着冠状动脉开通困难、术中血流动力学不稳定、手术时间长、术后并发症高等难题。近年来,越来越多的证据建议使用经皮机械循环辅助装置作为CHIP介入治疗循环支持的手段,以减少围手术期的并发症及死亡风险。

13.3.1　CHIP的流行病学

CHIP患者是指冠状动脉病变复杂、高危且有介入治疗指征的患者,即病变解剖结构、临床特点和个体条件复杂,且无法耐受外科冠状动脉旁路移植术的冠心病人群。目前,关于CHIP临床数据的报道仍然相对缺乏,尤其是那些可能从血运重建术中获益却未得到治疗的患者数量,主要原因可能包括:①许多患者可能从未引起介入医生或心脏外科医生的关注;②这类患者的处理复杂且风险大,被大多数的临床试验排除在外。甚至有学者认为,临床上可能有相当大比例的严重的冠心病患者因为没有进行相关的检查而漏诊。虽然CHIP的介入治疗风险高、难度大,但成功实施血运重建后,与单纯的药物相比,患者通常能够获益,达到延长生命及改善生活质量的目的。因此,CHIP患者既为高危患者,又属于血运重建获益最大的人群。

13.3.2　CHIP的发病机制

关于CHIP的具体的病变情况,目前还没有明确的标准。从概念上看,CHIP包括以下3个特征:①复杂性体现在两个方面。其一,冠脉病变复杂,如慢性闭塞性病变、左主干病变、多支病变、弥漫性病变、严重钙化病变、分叉病变、扭曲病变等。其二,合并因素及疾病复杂,如高龄、糖尿病、肾功能不全、外周动脉疾病、脑卒中、慢性阻塞性肺疾病、急性心肌梗死等。②高危体现在血流动力学不稳定,存在休克或严重的左心室功能降低等。③有血运重建的指征,但由于存在高危因素或者严重的合并症而不能耐受外科手术,介入治疗可能是唯一的干预手段。

13.3.3　CHIP的ECMO指征

CHIP的手术往往更复杂,涉及多种血管内的操作,手术时间长,出现并发症的风险高。这部分患者中,即使是短暂的心肌缺血,也可能导致低血压和心输出量减少,从而导致冠状动脉低灌注、心力衰竭和血流动力学障碍等。因此,采用预防性的措施维持血流动力学稳定,成为CHIP成功实施介入手术的关键。对于已出现血流动力学障碍(包括心源性休克、严重的心力衰竭、恶性室性心律失常、机械性并发症)、术前评估术中有出现血流动力学不稳定的高风险及PCI其间出现严重并发症的患者,应考虑使用机械辅助循环提供血流动力学的支持,以保证组织和重要器官的灌注,减轻心脏负荷、室壁应力,减少心肌需氧量以及潜在的梗死面积,并增加冠状动脉灌注,改善患者的整体的血流动力学的状态,最终减少围手术期的并发症及死亡风险。ECMO是一种有效的循环辅助、呼吸支持的技术,其原理是将部分静脉血从体内引流至体外,经膜肺氧合后再由驱动泵装置将氧合的血液泵入人体内,可同时提供双心室联合呼吸功能辅助,达到代替部分心肺的功能。近年来,随着技术的革新及其本身具备提供循环支持,国内外多个指南及专家共识推荐将ECMO作为复杂高危PCI的循环支持手段。

目前,ECMO应用于CHIP介入治疗,尚缺乏多中心随机对照研究的临床证据。现有的临床证据多来自证据等级不高的病例报道和有限的单中心、观察或队列研究。鉴于有限的研究结果,目前国内外的指南及专家共识关于ECMO应用于复杂高危冠状动脉病变PCI治疗的推荐等级不高,对于患者的选择,ECMO的上机时机以及是否能改善患者的长期预后尚缺乏统一的标准和共识。2015年,美国发布了关于经皮机械式循环辅助设备的专家共识,指出:对于左主干、多支病变,尤其是不能进行外科手术或射血分数严重降低与心脏充盈压升高的患者,在PCI过程中应考虑包括ECMO在内的植入经皮机械循环辅助设备。《中国经皮冠状动脉介入治疗指南(2016)》建议:对于ECMO等辅助装置可降低危重复杂患者的PCI病死率,有条件时可选用。2018年,ESC血运重建指南对ECMO在内的循环辅助设备推荐级别为Ⅱb/c,用于急性冠脉综合征合并心源性休克的短期循环支持。2022年,《经皮机械循环辅助装置在复杂心血管疾病介入治疗应用中国专家共识》推荐PCI术前合并心血管并发症时,可直接选择VA-ECMO或VA-ECMO联合IABP。对于CHIP患者,PCI术复杂的同时合并严重的心功能不全(LVEF<35%),推荐应用VA-ECMO。

13.3.4　CHIP的ECMO管理

治疗管理:选用VA-ECMO循环及呼吸支持模式。ECMO其间,血压可偏低,特别是在ECMO初期。成人的ECMO平均动脉压不宜太高,维持在50～60mmHg即可。混合静脉血氧饱和度>65%、脉搏血氧饱和度>95%。乳酸<2mmol/L或逐渐下降,提示组织灌注良好。

容量管理:维持中心静脉压低于8mmHg、左心房压低于10mmHg,较为理想。中心静脉压过高时,可用利尿剂增加尿量,也可用肾替代治疗来加速液体的排出。对于严重的左心功能不全的患者,经左心房放置引流管,可有效降低左心室前负荷,使左心室得到充分休息。在此其间,常因发热、利尿、肾替代治疗排除过多水分、酸碱失衡等因素,需要监测血气分析和血流动力学,调整内环境平衡,对容量管理也是非常关键的。

药物调整:ECMO启动后逐渐降低正性肌力药物的用量至维持量的水平,保持心脏一定的兴奋性,并让心脏得到充分的休息。

抗凝管理:CHIP患者在ECMO支持下进行PCI时,在技术和疾病双方面都对抗凝有特殊的要求。其抗凝措施包括:①由于PCI对抗凝的要求高于ECMO,术中的抗凝目标首先应满足PCI的抗凝要求(肝素100U/kg);②根据PCI是否联合ECMO,以及ACT监测,决定不同的抗凝要求;如ECMO+PCI联合实施时,术中抗凝要求ACT应大于350s;而PCI后在单一的ECMO运行其间,ACT监测则可维持140～220s;③在急性心肌梗死发作时行PCI当天,首剂为抗血小板药物,优先考虑应用起效时间短的替格瑞洛

(180mg)以及阿司匹林(100~300mg),根据患者血栓与出血的临床表现,借助血栓弹力图动态评估,对不同药物的敏感度及耐受度来调整用药,维持出血—凝血功能的可控性,防止相关并发症的发生。

呼吸管理:保证呼吸通畅,避免肺泡瘪陷,减少肺泡渗出,避免氧中毒。持续机械通气应该采用肺保护性通气策略,根据临床表现和血气分析的结果,综合评定心肺功能。其间,应注意避免肺不张和肺部感染。

温度管理:注意保持体温在35℃~36℃。温度过高,机体氧耗量增加;温度过低,易发生凝血机制和血流动力学的紊乱。

肢体并发症:对于股动脉插管的患者,插管部位的远端肢体缺血是常见的并发症。为了避免发生,可采用以下方法:①比较观察双侧肢体的情况,如温度、颜色、周径等。②用适当的灌注管供血给远端下肢,建立远端灌注。③从肢体远端的灌注管泵入肝素,减少血栓形成。

13.3.5 CHIP 的 ECMO 撤机

待患者的生命体征平稳,即可逐步降低 ECMO 流量。通常,ECMO 流量在3~4h下调约1L/min,或者每6~24h下调0.5L/min。此时,可适当上调呼吸机参数和血管活性药物,评估生命体征、血流动力学及心功能的各项指标。如 ECMO 流量<1.5L/min时,患者的混合静脉血饱和度>65%,动脉血氧饱和度>90%,超声心动图提示 LVEF>30%,生命体征趋于平稳,则可考虑撤机。

总之,ECMO 是 CHIP 患者行 PCI 重要的循环支持手段之一,可以提高手术的安全性,降低围手术期患者的死亡率,在临床上安全可行。高效的 ECMO 团队,精细化、个体化的管理,有效避免各类并发症的发生,是 ECMO 治疗成功的关键。

———————————————— • ————————————————

参考文献

韩雅玲.中国经皮冠状动脉介入治疗指南(2016).中华心血管病杂志,2016,44(5):382-400.

BAI M,LU A,PAN C,et al. Veno-arterial extracorporeal membrane oxygenation in elective high-risk percutaneous coronary interventions. Front Med,2022,9:913403.

GRIFFIOEN A M,VAN DEN OORD S C H,VAN WELY M H,et al. Short-term outcomes of elective high-risk PCI with extracorporeal membrane oxygenation support:a single-centre registry. J Interv Cardiol,2022:7245384.

HAN Y. Chinese expert consensus on clinical application of percutaneous mechanical circulatory support devices in interventional therapy for patients with complex cardiovascular disease. Eur Heart J,2023,44:1586-1588.

MANIAN N,THAKKER J,NAIR A. The use of mechanical circulatory assist devices for acs patients with cardiogenic shock and high-risk PCI. Curr Cardiol Rep,2022,24:699-709.

SHAUKAT A,HRYNIEWICZ-CZENESZEW K,SUN B,et al. Outcomes of extracorporeal membrane oxygenation support for complex high-risk elective percutaneous coronary interventions：a single-center experience and review of the literature. J Invasive Cardiol,2018,30:456-460.

UNGUREANU C，BLAIMONT M，TRINE H，et al. Prophylactic ECMO support during elective coronary percutaneous interventions in high-risk patients：a single-center experience.J Interv Cardiol,2023:5332038.

ZEITOUNI M,MARQUIS-GRAVEL G,SMILOWITZ N R,et al. Prophylactic mechanical circulatory support use in elective percutaneous coronary intervention for patients with stable coronary artery disease. Circ Cardiovasc Interv,2022,15:e011534.

ZUIN M，RIGATELLI G，DAGGUBATI R. Cardiac intensive care management of high-risk percutaneous coronary intervention using the venoarterial ECMO support. Heart Fail Rev,2020,25:833-846.

（宋　佳　胡伟航　龚仕金）

第14章
妊娠合并主动脉夹层:病例分享

14.1 病例精析

病史简介

患者,女,31岁,因"停经34⁺周,背痛伴胸闷气急4h"于2017年9月28日入院。患者4h前产检回家途中无明显诱因下出现背部剧痛,伴胸闷气急,呼吸困难,就诊于我院急诊科,测血压78/45mmHg,床边心超提示"主动脉夹层",急诊拟"孕1产0孕34周LOA待产、主动脉夹层、休克"收住入院。入院后完善各项检查,经多学科讨论后,急诊行子宫下段剖宫产,随后经右腋动脉/右股静脉+上腔静脉插管建立体外循环下行Bentall术。术中出血约400mL,总体外循环时间225min,主动脉阻断166min,心脏停跳181min,深低温停循环18min,术中出血约400mL。总体外循环时间225min,主动脉阻断166min,心脏停跳181min,深低温停循环18min,术后转入ICU监护治疗。图14.1为2017年9月28日胸主动脉CTA。

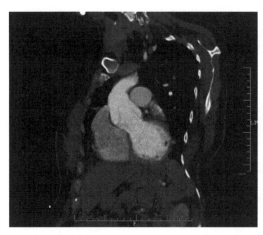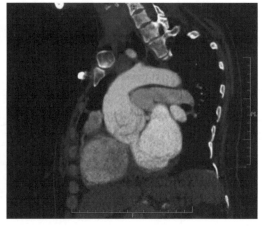

图14.1 2017年9月28日胸主动脉CTA

ICU入科查体

患者全麻未醒,体温36℃,心率124次/分,呼吸16次/分,血压110/70mmHg[肾上腺素0.8μg/(kg·min)+去甲肾上腺素1.6μg/(kg·min)维持],气管插管呼吸机支持通气,胸部切口敷料干洁,心包、纵隔引流管位通畅,引出淡血性的液体,腹部切口敷料干洁,子宫脐下一横指,双下肢不肿。

辅助检查

心脏彩超:主动脉夹层(累及左冠)带瓣人工大血管置换术后,左心扩大,轻中度二尖瓣、三尖瓣反流,心功能不全(simEF 0.15,9:20)(simEF 0.10,16:40),目前心包腔内未见明显的积液。

实验室检查:白细胞计数 $12.5.2×10^9$/L,中性粒细胞百分数84.9%,谷丙转氨酶48U/L,肌酐130.7μmol/L,肌酸激酶同工酶250U/L,肌钙蛋白Ⅰ 64.8μg/L,B型尿钠肽2660pg/mL,血乳酸12.8mmol/L,超敏C反应蛋白26mg/L,降钙素原17.2ng/mL。

入ICU诊断

考虑主动脉夹层破裂(Stanford A型),失血性休克,Bentall术后,心源性休克,先天性心脏病,房间隔缺损修补术后,孕1产1孕34+周难产活婴,剖宫产术后,脊柱侧弯。

ICU诊疗经过

入科后给予机械通气,镇痛镇静以减轻心脏氧耗;适当补液,抗休克治疗;并予肾上腺素联合去甲肾上腺素维持循环,但患者的血压进行性下降,床边超声提示低心排(LVEF小于20%)且心功能进行性恶化,血气分析提示内环境差,乳酸水平进行性升高;经多学科讨论,通过右侧股静脉(置管直径21Fr)、左侧股动脉(置换直径17Fr)置入VA-ECMO,设置初始离心泵转速3945r/min,初始流量4.5L/min,空氧混合器氧浓度100%,氧流速度5L/min。运行其间,给予肝素抗凝维持活化凝血时间(ACT)在180~220s。因患者的左心瘀滞明显,当日(2017年9月29日)予以床边置入IABP。根据循环和呼吸的情况,2017年10月2日,撤离呼吸机行清醒ECMO;2017年10月6日,撤离ECMO(运行172.4h);2017年10月9日,停用连续性血液滤过;2017年10月7日,撤离IABP;2017年10月20日,转入普通病房。

决策性临床思维与分析

患者入科后的心功能进行性恶化,循环同步恶化,肌酸激酶同工酶、肌钙蛋白Ⅰ上升显著,考虑与患者的主动脉夹层累及冠状动脉有关,虽经Bentall手术冠状动脉移植治疗,但前期冠状动脉缺血对心肌的影响短期内难以逆转,该阶段系心源性休克恶化,故根据心源性休克治疗规范,予以肾上腺素强心、去甲肾上腺素维持循环,但患者经上述处理后心功能仍无改善,组织灌注仍有恶化的趋势,提示患者自身的心排血量不能满足机体组织灌注的需求,VA-ECMO指征明确。但该患者系主动脉夹层术后、剖宫产术后,对于ECMO抗凝目标的确立要求极高。在ECMO前再次进行多学科讨论,认为患者的主动脉夹层已行手术干预,建立ECMO无明确禁忌,抗凝需求可予滴定式管理,因此,床边予以VA-ECMO支持。

ECMO管理中的主要问题与应对

该患者在ECMO上机前无明显的左心瘀滞、肺水肿的表现,因患者的自身心功能差,初始予以全流量的ECMO支持,但患者上机后迅速出现左心室瘀滞、肺水肿加重,予以下调ECMO流量、CRRT后左心瘀滞、肺水肿的情况无明显改善,结合患者的冠脉情况,予以IABP置入,一方面可以减轻左心负荷、增加左心射血,另一方面可以增加冠脉血供,对于该患者的意义显著。

本例患者在剖宫产、体外循环Bentall手术后,带有心包及纵隔引流管,除观察患者ECMO动静脉的穿刺部位、皮肤黏膜、痰液、大小便有无出血情况外,还需严密观察胸腹部切口、恶露量、心包及纵隔的出血情况,尤其术后2h加强恶露量及引流液量的观察。此外,低血小板时还需警惕颅内出血情况的发生。本例患者的ACT的控制比一般ECMO患者显得更为严格,没有明显出血的情况下维持ACT在180~220s,置管处、胸腹部切口有出血,或恶露量、心包及纵隔引流管引流量增多时控制ACT在160~180s。在患者的Bentall手术术后8h心包引流管的引流量为120mL,纵隔引流管的引流量为25mL,ECMO上机肝素泵全身抗凝后,未见心包引流管及纵隔引流管的引流量增多及颜色变鲜艳的情况,ECMO上机后6h胸腹部切口敷料见少许的渗血情况,予加强换药,次日未见胸腹部切口有渗出;ECMO治疗的第3天,左股动脉ECMO置管口渗血明显,对置管处予重新外科缝扎,并予沙袋压迫置管口处等处理后好转;未出现恶露增多及消化道、泌尿道、颅内出血等情况。

本例患者因胸廓畸形、经口气管插管不能耐受,需大剂量的镇痛镇静及肌松药物维持。2017年10月2日,患者的心脏超声提示LVEF已恢复到35%左右,预计发生左室瘀滞、肺水肿的可能性较小,为避免长时间的大剂量的镇痛镇静药物的使用,决定拔除气管插管。拔管后无创呼吸机辅助通气续贯,清醒ECMO其间无镇静药物的使用,定期监测心超、肺超、胸片,无左室瘀滞、肺水肿的发生。

治疗结果、随访及转归

2017年11月27日,患者的相关指标恢复正常,心功能明显有改善,带药出院。出院后门诊随访,患者在平时的日常生活中无明显的不适,相关的复查结果如下。

2017年12月12日,心脏彩超:Bentall术后,人工主动脉瓣口轻度反流,左心扩大,轻微二尖瓣反流。左心功能不全(simEF 0.42)。

2019年2月26日,心脏彩超:Bentall术后(图14.2),人工主动脉瓣口轻度反流,左心扩大,轻微二尖瓣、三尖瓣反流。左心功能不全(simEF 0.48)。相关的情况见图14.2。

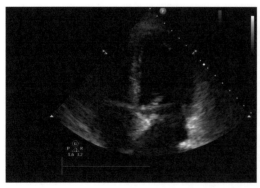 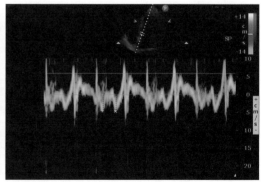

(a)2017年9月29日术后低心排

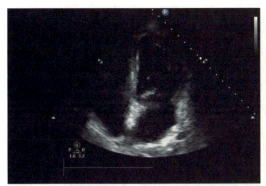
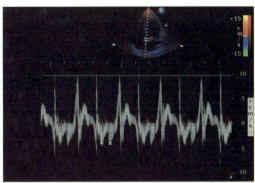

(b)2017 年 9 月 30 日 ECMO 上机后

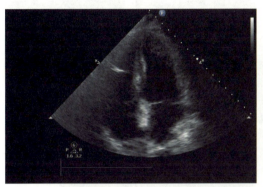
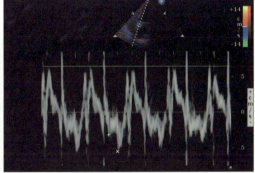

(c)2017 年 10 月 6 日 ECMO 下机前

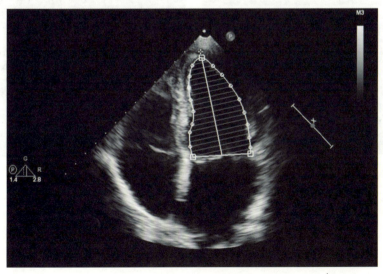

(d)2017 年 10 月 9 日 ECMO 撤离后

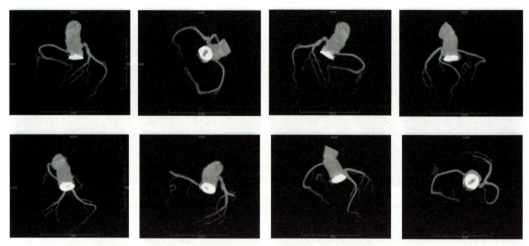

(e)2017年10月9日,术后冠状动脉CTA:升主动脉夹层术后改变,
左冠开口轻度狭窄,左前降支中段肌桥形成

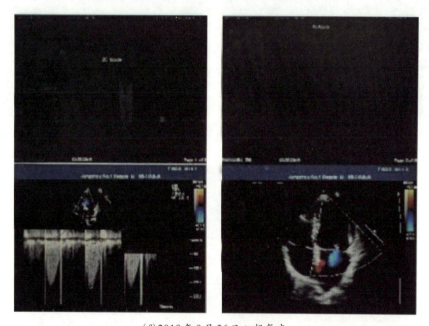

(f)2019年9月26日心超复查

图14.2 相关的检查结果

(曾小康 胡 炜)

14.2　妊娠合并主动脉夹层的概述

14.2.1　流行病学

主动脉夹层是一种极为凶险的心血管突发性疾病,具有发病突然、病情复杂、进展迅速、病死率高等特点。依据夹层累及的范围,分为累及升主动脉的 Stanford A 型和未累及升主动脉的 Stanford B 型。在急诊中因胸背部疼痛就诊的患者中,主动脉夹层占 0.5%。结合近些年的调查研究成果,发现该病在一般人群中发生的概率约为 2.6/10 万人年至 3.5/10 万人年。该病发病呈现出一定的季节性,好发于冬春两季。性别是影响主动脉夹层发病、症状和预后的一个重要因素。多中心研究报道,男女的发病率比为 2.8∶1。Nienaber C A 等分析显示,女性的发病率较男性低(32.1%),但发病年龄较大,并发症较多,预后较差。妊娠是发生主动脉夹层的独立危险因素,妊娠合并 AD 是妊娠期罕见的疾病,发病率为 14.5/100 万,病情凶险,孕产妇的死亡率高达 30%,新生儿及胎儿的丢失率高达 50%,严重危害母儿的生命安全。

急诊外科手术是治疗该类患者的首选方法,由于急性 A 型主动脉夹层的死亡率以每小时 1%~2% 增加,一旦影像学确诊,原则上应尽早实施手术治疗。近年来,国内外 Stanford A 型主动脉夹层外科治疗水平突飞猛进,但是整体的死亡率仍较高,国际主动脉夹层最大样本登记注册研究显示,A 型主动脉夹层外科术后 30 天的死亡率仍高达 18.4%。该类患者的外科治疗仍然面临着巨大的挑战,特别是主动脉根部的处理。对于妊娠合并主动脉夹层患者,孕妇的病情与胎儿成熟度的平衡关系将决定采用保守还是侵入性的治疗方法。然而,在危及生命的情况下,母亲的健康始终是首要关注的问题。因为胎儿的结局在很大程度上取决于母亲的状况,母亲健康与否比其他危险因素对胎儿的影响更大。所以,手术需最大程度地保证孕妇的安全。此外,在许多 A 型主动脉夹层孕妇的病例报告中都报道了心脏手术中较高的胎儿死亡率。这表明,当胎儿成熟到可以存活时,在心脏手术之前行剖宫产分娩可能更为可行。这种手术策略能保证孕妇和胎儿在治疗上达到最佳的收益风险比。

14.2.2　发病机制

主动脉夹层是由于主动脉弹力纤维发生变性,为动脉内膜撕裂形成双层管腔的一种疾病。主动脉夹层的发病机制如下：遗传因素,以遗传性结缔组织病(马方综合征、Loeys-Dietz 综合征、主动脉瓣二叶式畸形、Loeys-Dietz 综合征等)为主,其中,马方综合征,属于较常见的一种染色体显性遗传病,与编码原纤维蛋白 I 的基因突变有关,且以微纤维累及骨骼、眼、心血管为基础病变。经临床的实践发现,75% 的马方综合征患者容易引发主动脉夹层。Loeys-Dietz 综合征为常染色体显性遗传病,以血管、骨骼病变为特点,并且该病的发生与转化生长因子 B 受体 1/*TGF-13R2* 突变所致的 *TGF-13R1*、*TGF-13R2* 突变有关,随着病情的进一步发展,导致血管扩张/主动脉剥离,最终形成主动脉夹层。

妊娠是发生主动脉夹层的独立危险因素。40 岁以下女性的主动脉夹层约半数发生在妊娠期,且多发生在妊娠晚期和产褥早期。妊娠期的血容量、心率、每搏输出量、左室舒张末期容积等的增加,使血管抵抗力增加,容易使内膜破裂和夹层形成。此外,妊娠期雌、孕激素水平升高,雌激素抑制胶原蛋白和弹性纤维在主动脉壁的沉积,而孕激素促进非胶原蛋白的沉积,使血管壁弹性降低而脆性增加,均为主动脉夹层的诱发因素。

14.2.3　ECMO 指征

ECMO可用于心脏手术术中无法脱离体外循环,以及术中脱离体外循环后或术后出现难治性心源性休克的患者。尽管主动脉夹层过去被列为ECMO的禁忌证,但是随着ECMO管理水平的提高,修复后的主动脉夹层已不再作为禁忌证。不同的研究报道的A型主动脉夹层术后ECMO辅助患者的住院死亡率的差异很大($14.7\%\sim89.7\%$)。A型主动脉夹层术后ECMO与非主动脉夹层术后ECMO相比,其管理难度更大。

在需要ECMO支持的患者中,死亡率从50%到70%不等。累及冠状动脉的A型主动脉夹层常导致心肌缺血,这是采用ECMO的主要原因。心肌保护不良是采用ECMO的另一个原因。一些患者在急诊的情况下未发现慢性动脉粥样硬化性冠状动脉疾病,这也可能导致心肌保护不良,影响术后心功能的恢复。通过使用ECMO,心肌恢复是可能的。ECMO应用简单可行,血流动力学稳定,为抢救休克心肌提供了一个治疗窗口。

绝大多数的情况下,主动脉术后ECMO辅助采用VA-ECMO模式。VA-ECMO的适应证包括:①应用最大剂量的正性肌力药物或联合IABP仍无法脱离体外循环;②体外循环脱机后或心脏手术后血流动力学不稳定,尽管使用了最大量的血管活性药物、容量治疗或联合IABP,血乳酸水平仍持续增加。

部分患者合并难治性呼吸功能衰竭,采用VV-ECMO模式。VV-ECMO的适应证包括:①尽管进行了气道吸引、肺复张和呼吸机设置调整,但仍无法脱离体外循环;②尽管有肺保护策略、利尿和俯卧位,但仍存在低氧血症(动脉血氧分压与吸入气氧浓度的比值 $<150\mathrm{mmHg}$,$1\mathrm{mmHg}=0.133\mathrm{kPa}$)。

14.2.4　ECMO 管理

精细化术后管理对于接受ECMO的患者的生存也是至关重要的,组织缺血、出凝血障碍仍是ECMO的主要的并发症。

（1）ECMO流量管理及血流动力学的监测

研究显示,ECMO辅助流量越大,左心室后负荷增加越明显。因此,ECMO循环辅助流量的标准是既能保证氧供,又不明显增加左心室后负荷。血流动力学稳定后考虑维持一定剂量的正性肌力药物,尽快降低血管收缩药物的剂量,以减少心肌耗氧,缓解外周组织和器官缺血。ECMO运行期间,应每日进行心脏超声监测,主要观察左心室的大小、主动脉瓣瓣上血流、左心室室壁运动的情况、是否合并二尖瓣中重度关闭不全和心包积液等。当出现左心室胀满、主动脉处于不能开放的状态、胸片提示肺水肿进行性加重时,应积极行左心减压,措施包括IABP、肺动脉引流、经右上肺静脉或心尖放置左心减压引流管、经皮穿刺房间隔造瘘和联合使用Impella辅助装置等。

（2）ECMO治疗的管道管理

在VA-ECMO的插管方式方面,首选顺行性ECMO插管,选择四分支人工血管的分支或腋动脉作为动脉灌注管,也可选择股静脉-股动脉插管方式。对于非夹层的患者,首选股静脉-股动脉插管。对于VV-ECMO,采用股静脉-右颈内静脉插管。A型主动脉夹层患者的VA-ECMO插管方式有其特殊性。尽管有研究显示,对于心脏手术后ECMO辅助的患者,采用外周插管的患者的死亡率低于采用中心插管的患者,但是该结论不完全适用于A型主动脉夹层患者。ECMO股动脉插管和IABP放置操作均有误入假腔并导致腹腔脏器灌注不良的风险。安贞医院的一项纳入36例主动脉手术后ECMO辅助患者(其中包括20例A型主动脉夹层患者)的回顾性研究显示,逆行血流VA-ECMO是在院死亡的独立危险因素。

（3）栓塞及下肢缺血的观察

因Bentall手术术中阻断动脉,很容易导致肢体血栓栓塞,引起肢体缺血,加上ECMO股动静脉的置管,也容易引起下肢缺血。故在ECMO建立初期(运行早期2～4h),每半小时监测足背动脉搏动及下肢皮肤的颜色、温度,以后每小时监测上述指标并记录,同时注意插管侧下肢有无肿胀,每日测量双下肢的腿围。若出现肢体麻木、苍白、皮肤温度下降、动脉搏动减弱或消失,应警惕有血栓形成或下肢缺血情况的发生,及时行多普勒检查,栓塞诊断明确者做好股动脉切开取栓治疗的准备;若因ECMO插管原因而导致下肢缺血、末梢循环功能障碍,可放置远端灌注管,增加动脉插管侧下肢血液供应,以防止下肢缺血的发生。同时,Bentall手术因主动脉阻断时间过长,术后吻合口及移植血管内的血栓形成,导致脑组织缺血,也可因血液供应恢复后引起脑组织缺血再灌注后损伤,这些原因都可导致意识障碍。

（4）感染的预防

Bentall手术术野的暴露时间长,手术创伤大及人工血管植入,易发生细菌感染,并会导致吻合口瘘、血栓形成和心内膜炎,加上ECMO管道、IABP管道、血滤管道、深静脉置管等侵入性的管道多,容易成为病原菌侵入血液的途径。另外,患者在剖宫术后,抵抗力下降,做好产科相关的护理,严防产褥感染。每日观察患者的体温、血常规及降钙素原等指标情况,使用抗生素,及时对胸腹部、ECMO置管处等部位换药。做好机械通气时的护理,防止呼吸机相关性肺炎的发生,定时吸痰、拍背,以防止痰液淤积和肺不张。改善患者的全身状况,予以营养支持治疗,有助于机体的恢复。ECMO其间,在循环稳定后早期给予适量的肠内营养,在一定的程度上保护了胃肠道的功能,避免肠道菌群失调的发生。

（5）ECMO撤离后做好抗凝治疗

在ECMO运行其间,进行全身肝素化治疗,但ECMO下机后停止全身肝素化治疗,此时需做好Bentall术后心功能维护以及抗凝治疗。Bentall术后机械瓣可能带来比如出血或者栓塞等严重的抗凝并发症,需要做好终身抗凝的管理。

14.2.5　ECMO撤机

VA-ECMO为心脏和呼吸系统提供临时的支持,已成为血流动力学受损或休克患者的一种有效的抢救干预的手段。因此,它可以作为一种桥接技术用于恢复、永久性心室辅助装置、移植或决策等。然而,不同的治疗中心的VA-ECMO的撤机方案也不同,而且缺乏标准化的撤机策略。鉴于接受VA-ECMO治疗的患者的死亡率很高,因此,回答这一领域仍未解决的许多问题就显得尤为重要。推荐使用标准化流程来优化撤机过程,并确定VA-ECMO是否可以安全移除。已经有多种不同的撤机流程被描述过,采用标准化的流程来优化撤机过程是无可争议的。

VA-ECMO的撤机标准:①心脏功能恢复良好,ECMO流量减至原流量的1/3或低于1.5L/min时,较少的血管活性药物能够维持满意的循环;②心脏功能评估:超声心动图动态评估左心室收缩性的功能:主动脉速度—时间积分>10,左心室射血分数(LVEF)>30%,右心功能评估良好,心室壁运动协调。

VA-ECMO撤机有快撤机和慢撤机两种方式。慢撤机,即逐渐减小辅助流量,观察患者的情况,一般需6~24h;快撤机直接将流量降至最低(1.5L/min),如患者在低剂量的正性肌力药物的作用下维持循环稳定,一般在1~2h内完成。中心撤机的流程见图14.3、表14.1。

由于在ECMO撤机过程中流量较低,血流缓慢,为避免血栓形成,应当调整肝素的用量,观察临床出血的情况和ACT。

总之,虽然妊娠合并主动脉夹层的病情重,病死率高,但我中心这种多学科的联合诊疗策略成功地救治了该例晚期妊娠合并A型主动脉夹层的患者,并且在随访其间未出现严重的并发症。因此,妊娠合并主动脉夹层的诊断和治疗需要多学科的密切合作,才能制定个体化的诊疗策略,这对挽救孕妇的生命以及确保胎儿的存活至关重要。

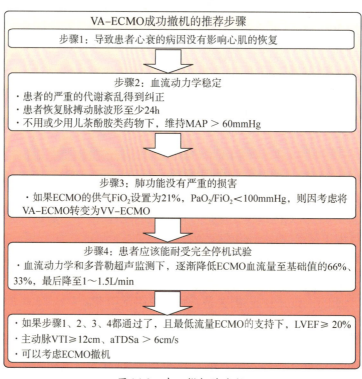

图14.3 中心撤机的流程

表14.1 使用TEE监测血流动力学指导VA-ECMO撤机的流程

阶段	处理措施
撤机前的评估	先决条件:患者的血容量充足、无发热、胸片清晰、终末器官损伤得到解决。增加肝素化,使得APTT目标为60～70s。置入hTEE探头
第一阶段	ECMO全流量下评估的右室和左室功能的基础值
第二阶段	全流量以每次0.5L/min逐渐减至半流量,每次减量后至少0.5h内通过hTEE评估左室和右室的功能。如果发生心室扩张,调回全流量,终止试验
第三阶段	半流量的状态下,20min内给予容量负荷(10mL/kg),并通过hTEE评估RV和LV的功能至少1h
第四阶段	强心药物负荷(多巴酚酰胺或米力农),将流量降至最小(1～1.5L/min),并评估LV和RV功能至少1h
评估撤机后的措施	如果双心室衰竭持续存在,应该开始考虑临终问题的讨论 如果LV功能障碍持续,但RV功能恢复,请考虑LVAD插入 如果RV功能障碍持续,但LV功能恢复,请考虑使用外部RV辅助装置 如果LV和RV功能都恢复,请考虑拔除ECMO管路 恢复全流量,讨论外科干预时机
撤机失败后	恢复全流量,讨论外科干预时机

参考文献

AUER J,BERENT R,EBER B.Aortic dissection:incidence,natural historyand impact of surgery. J Clin Basic Cardiol,2000,3:151-154.

FAN F,ZHOU Q,PAN J,et al. Clinical outcomes of postoperative extracorporeal membrane oxygenation support in stanford type A aortic dissection. BMC Anesthesiol,2021,21(1):35.

HIRAYA D,SATO A,AONUMA K. Circulating microRNAs as an emerging biomarker for acute aortic dissection diagnosiscomparing with prior biomarkers. J Thorac Dis,2018,10(3):1186-1189.

HOU J Y,WANG C S,LAI H,et al. Veno-arterial extracorporeal membrane oxygenation for patients undergoing acute type A aortic dissection surgery:a six-year experience. Front Cardiovasc Med,2021,8:652527.

KAMEL H,ROMAN M J,PITCHER A,et al. Pregnancy and the risk of aortic dissection or rupture:a cohort-crossover analysis. Cir-culation,2016,134(7):527-533.

KIM W H,BAE J,CHOI S W,et al. Stanford type A aortic dissection in a patient with Marfan syndrome during pregnancy:a case report. Korean J Anesthesiol,2016,69:76-79.

LIN T W,TSAI M T,HU Y N,et al. Postoperative extracorporeal membrane oxygenation support for acute type A aortic dissection.Ann Thorac Surg,2017,104(3):827-833.

LIU Y,HAN F,ZHUANG J,et al. Cardiac operation under cardiopulmonary bypass during pregnancy. J Cardiothorac Surg,2020,15(1):92.

LORUSSO R,WHITMAN G,MILOJEVIC M,et al. 2020 EACTS/ELSO/STS/AATS expert consensus on post-cardiotomy extracorporeal life support in adult patients. J Thorac Cardiovasc Surg,

2021,161(4):1287-1331.

MARISCALCO G,FIORE A,RAGNARSSON S,et al. Venoarterial extracorporeal membrane oxygenation after surgical repair of type A aortic dissection. Am J Cardiol,2020,125(12):1901-1905.

MARISCALCO G,SALSANO A,FIORE A,et al. Peripheral versus central extracorporeal membrane oxygenation for postcardiotomy shock:multicenter registry, systematic review, and meta-analysis. J Thorac Cardiovasc Surg,2020,160(5):1207-1216.

MARK P C,ASAD S,ELIZABETH O,et al. Ascending aortic dissection in a pregnant patient with neo-natally repaired coarctation of aorta and bicuspid aortic valve.BMJ Publishing Group Ltd, 2019,12(12):1136-1138.

MEHTA R H,MANFREDINI R,HASSAN F,et al. International registry of acute aortic dissection investigators.Chronobiological Patterns Ofacute Aortic Dissection,2002,106:1110-1115.

MERKLE J,SABASHNIKOV A,DEPPE AC,et al. Impact of hypertension on early outcomes and long-term survival of patients undergoing aortic repair with Stanford A dissection. Perfusion, 2018,33(6):463.

NASIELL J,LINDQVIST P G. Aortic dissection in pregnancy:the inci-dence of a life-threatening disease.Eur J Obstet Gynecol Reprod Biol,2010,149(1):120-121.

NIENABER C A,FATTORI R,MEHTA R H,et al. Gender-related differencesin acute aortic dissection. Circulation,2004,109(24):3014-3021.

PATEL C,AKHTAR H,GUPTA S,et al. Pregnancy and cardiac interventions:what are the optimal management options? J Card Surg,2020,35(7):1589-1596.

REGITZ-ZAGROSEK V,BLOMSTROM L C,BORGHI C,et al. ESC guidelines on the management of cardiovascular diseases during pregnancy:the task force on the management of cardiovascular diseases during pregnancy of the European Society of Cardiology(ESC).Eur Heart J,2011, 32(24):3147-3197.

SULTAN I,HABERTHEUER A,WALLEN T,et al. The role of extracorporeal membrane oxygenator therapy in the setting of type A aortic dissection. J Card Surg,2017,32(12):822-825.

VAN HAGEN I M,CORNETTE J,JOHNSON M R,et al. Managing cardiac emergencies in pregnancy. Heart,2017,103(2):159-173.

WANG Y,PIAO H,LI B,et al. Extracorporeal membrane oxygenation in stanford type A aortic dissection. Int Heart J,2019,60(4):845-848.

（曾小康　胡　炜）

第15章
急性心肌梗死合并难治性室速/室颤 VA-ECMO 桥接 LVAD：病例分享

15.1 病例精析

病史简介

患者，男，65岁，因"胸痛半个月余，加重2天"于2023年2月10日入院。患者半个月前无明显诱因下突发胸痛，当地医院就诊行冠脉造影示右冠中段狭窄约为70%，左室后支开口偏心狭窄约为60%；回旋支全程弥漫性狭窄性病变，近端狭窄约80%，远端狭窄约75%，前降支近中段可见血栓影，中段血管弥漫性狭窄，可见挤奶征，对角支弥漫性狭窄，未行支架植入。术后入当地医院CCU后出现心源性休克，予以气管插管、机械通气和IABP支持。入院4天前，患者的循环稳定后撤除IABP，并拔出气管插管后转入普通病房。入院2天前，患者在夜间突发室颤、心跳呼吸骤停，予电除颤、心肺复苏持续7min后恢复自主心跳，转入CCU治疗。因患者的血流动力学极不稳定，且频发心室颤动，转至我院急诊科，在急诊抢救室频发室速、室颤，并行电除颤3次恢复自主心律，为求进一步救治拟"急性心肌梗死，心源性休克，心肺复苏术后"收入ICU治疗。

患者既往有2型糖尿病病史20余年，平日用药物＋胰岛素控制血糖。

ICU入科查体

患者在药物维持下处于镇痛镇静的状态，两瞳孔等大等圆，约为2mm，对光反射灵敏。气管插管接呼吸机辅助通气（PC模式：FiO_2 50%，PEEP 8cmH$_2$O），体温36.7℃，血压（90～110）/（50～70）mmHg[去甲肾上腺素2.22μg/（kg·min）]。双肺听诊呼吸音粗，双下肺可闻及少许的细湿啰音。心率100～180次/分，频发室速、室颤，各瓣膜区未闻及明显的病理性杂音。腹平软，肝脾肋下未及，移动性浊音阴性，双下肢无明显的水肿；双侧巴氏征阴性，四肢末梢湿冷。

辅助检查

床边心脏彩超检查：左心增大，左室壁多节段运动异常，二尖瓣中度反流，LVEF 25%。

床边胸片：两肺纹理增粗，两肺野散在斑片状渗出影。

心电图：V1～V5导联异常Q波，频发室速、室颤。

实验室检查。血气分析检查：pH 7.39，PaO_2 76mmHg，$PaCO_2$ 27.6mmHg。血常

规：白细胞计数 $15.9 \times 10^9/L$，中性粒细胞百分数 90.8%；谷丙转氨酶 45U/L，肌酐 266.1μmol/L，CK-MB274.2U/L，肌钙蛋白 I 4.1621μg/L，BNP＞5000pg/mL，血乳酸 4.2mmol/L，超敏C反应蛋白184.4mg/L。PCT 4.2ng/mL。

痰培养：耐碳青霉烯鲍曼不动杆菌。

入ICU诊断

考虑：①急性心肌梗死，心源性休克；②呼吸心脏骤停，CPR术后；③室性心律失常：尖锐扭转性室速，室颤；④急性肾损伤，损伤期；⑤2型糖尿病。

ICU诊疗经过

入ICU后频发室速、室颤，予可达龙、利多卡因针抗室性心律失常，电除颤4次，心肺复苏2次，紧急启动ECPR。VA-ECMO置管：右侧股动脉置管15F，左侧股静脉置管21F，设置初始离心泵转速为2700r/min，初始流量2.6L/min，空氧混合器氧浓度100%，氧流速度2.5L/min。建立VA-ECMO循环后，在VA-ECMO膜肺前后串联CVVH，CVVH血流速度150mL/min，置换量2L/h。VA-ECMO联合CVVH运行其间，给予肝素抗凝，ACT维持在180～200s，APTT维持在60～80s。同时予以阿司匹林和波立维抗血小板，舒普深针抗感染、亚低温(35～36℃)脑保护综合治疗。患者在VA-ECMO的支持下仍频发室速、室颤，被予可达龙、利多卡因针药物和电除颤的效果不佳，提高VA-ECMO流量至3.2L/min，停止反复电复律和电除颤。2023年2月11日，VA-ECMO运行下患者的心电与循环逐渐稳定，停用去甲肾上腺素、可达龙和利多卡因针。2023年2月12日，VA-ECMO流量下调至2.5L/min，BP 125/72mmHg。床旁心脏超声示LVEF 26%，左室流出道VTI 8.9cm，TAPSE 1.9cm；尿量1850mL/24h，停用CRRT。2023年2月16日，行VA-ECMO撤机实验，复查心脏超声：LVEF 22%～25%；VTI 10.6cm；TDSa 9.39cm/s；右室FAC47%，TAPSE 2.1cm。ECMO流量下调1.2L/min，患者的血压下降至87/53mmHg，呼吸急促，并出现肺水肿的表现，提示VA-ECMO撤机失败。2023年2月18日，患者在胸腔镜下行 VA-ECMO 桥接左室辅助装置(LVAD)，LVAD流量4.2L/min，sPAP 33mmHg，CVP 8～10cmH₂O，MAP维持70～80mmHg。

决策性临床思维与分析

VA-ECMO是重症呼吸循环衰竭患者心肺支持的一个重要手段。接受VA-ECMO的患者转归主要包括以下几个方面：患者的心肺功能恢复，撤离VA-ECMO；心肺功能无法恢复，桥接心肺移植或植入长期的LVAD；或桥接短期的LVAD等待抉择。本例急性心梗合并心源性休克的患者，在VA-ECMO支持8天后行撤机试验失败后，面临转归，需要桥接LVAD或心脏移植的抉择。随着LVAD技术在国内逐渐开展，部分VA-ECMO撤机失败的患者有机会选择桥接LVAD，因此，需要明确VA-ECMO患者桥接LVAD的指征与时机。对于因各种病因需要接受VA-ECMO的患者，心功能短期无法恢复而不能撤离VA-ECMO或VA-ECMO的支持下机体仍处于低灌注的状态，则要考虑桥接LVAD或心脏移植。VA-ECMO患者转化植入长期的LVAD的指征：INTERMACS 1～2级，实施VA-ECMO支持，患者的循环稳定后心功能仍不能恢复，或潜在需要循环支持更长时间的患者；或存在心脏移植的禁忌。研究报道，VA-ECMO患者转化桥接LVAD占其转归的15%。相比较桥接心脏移植，VA-ECMO患者桥接LVAD的比例逐年增加，并已超过桥接心脏移植,且VA-ECMO患者桥接LVAD与心脏移植后的存活率无显著的差异。VA-ECMO患者桥接LVAD的时机尚不明确,缺乏循证医学的研究证据。ELSO登记数据回顾性研究显示:在VA-ECMO支持的第4天撤机,患者的存活率最高;如果VA-ECMO支持时间持续1周以上,患者的存活率会显著下降。ELSO指南推荐:VA-ECMO患者如不能在5~7天内撤离VA-ECMO,可考虑临时LVAD支持,以便在其右室收缩功能保留的状态下为左室恢复留出时间。此外,如患者在VA-ECMO实施前已知左室收缩功能严重降低,可考虑早期桥接LVAD或心脏移植。因此,对VA-ECMO患者的LVAD植入时机需要评估其心功能恢复的时间窗,如PCI开通血管后心功能恢复。同时需考虑LVAD植入手术的最佳时间窗,如患者能否耐受LVAD手术。此外,需要评估患者的其他肝肾终末器官功能的恢复情况。目前认为VA-ECMO患者转化桥接长期LVAD的植入时机在48h~7d,其1年存活率在65%~80%。影响VA-ECMO患者桥接长期LVAD的生存预后因素除了年龄、肝肾功能、肺动脉压力及血管活性药物的使用等,患者的舒张末期内径也是预测其死亡的独立危险因素。

ECMO管理中的主要问题与应对

患者入院前后频发室速、室颤,伴有血流动力学极不稳定,经可达龙、利多卡因针等药物抗心律失常治疗的效果欠佳,并出现数次电除颤和短暂的心肺复苏,入院后紧急实施ECPR后,患者仍频发尖锐的扭转性室速和室颤。对于患者建立VA-ECMO循环后是否需要反复电复律或电除颤,以及如何干预,目前缺乏循证医学的证据。理论上来说,对于合并顽固性室速和室颤的患者,VA-ECMO支持能提供足够的流量来保证重要器官的灌注;此外,实施VA-ECMO后可允许使用负性肌力抗心律失常药物(如艾司洛尔)支持,减少儿茶酚胺药物的使用,从而终止儿茶酚胺驱动的电风暴恶性循环;同时,VA-ECMO也能为顽固性室速和室颤的患者在射频消融的过程中提供血流动力学的支持。已有研究报道,VA-ECMO支持能终止各种病因所致的顽固性室速或室颤,并能降低顽固性室速或室颤患者的死亡率。目前,VA-ECMO已成为顽固性室速/室颤患者的一线适应证。对于顽固性室速或室颤患者实施VA-ECMO后仍不能终止,需要积极寻找恶性心律失常的诱因,如纠正电解质紊乱;改善低氧血症和低灌注状态;开通罪犯血管灌注;异位起搏点消融。另外,是否电复律或除颤干预需要综合考虑:①初始电复律和除颤效果;②VA-ECMO流量能否维持重要器官的灌注,特别是维持有效的冠脉灌注;③原发疾病如爆发性心肌炎、急性心梗合并心源性休克、扩张性心肌病等;④患者的基础心功能和心脏结构的大小。如患者的初始电复律和除颤效果欠佳,同时VA-ECMO能提供充分的流量,特别是对于暴发性心肌炎的患者,可不需反复电复律或电除颤,避免反复电复律或除颤给心肌带来额外的损伤,密切监测患者的左心膨胀和组织灌注指标的变化。

LVAD管理中的主要问题与应对

VA-ECMO转化LVAD围手术其间,需要对患者的血流动力学进行精准管理,特别是右心功能维护。常规进行Swan-Ganz漂浮导管来监测患者的CVP、mPAP、PCWP以及MAP。CVP需要维持在8~12mmHg,CVP高于或低于正常的范围,通常通过容量管理或调节右心功能达到平衡。如CVP持续上升或>14cmH$_2$O,可能提示存在右心功能问题,需要加以关注并积极处理。当mPAP升高>40mmHg,提示右心后负荷增加,可考虑吸入性NO或者西地那非等药物来降低肺动脉高压。当PCWP升高时,则调高LVAD转速使之下降。同样,在LVAD围手术其间,常规的食管超声评价患者的右心功能和室间隔的正常运动,避免LVAD转速过高或太低而导致室间隔摆动。术后右心功能管理的重点是避免容量过负荷和肺动脉压力升高。由于体外循环后患者体内常积聚大量的液体,需要积极使用白蛋白联合利尿剂脱出体内多余的液体,促进右心卸负荷。同时,需要优化呼吸机参数,密切监测患者血气中的pH和$PaCO_2$,避免呼吸性酸中毒;降低PEEP,降低肺循环阻力。此外,需要警惕心包填塞,术后密切观察心包引流管的引流量和心包积液的变化。患者的MAP维持在70～80mmHg,如MAP>90mmHg,需要积极控制血压。

治疗结果、随访及转归

患者于2023年2月24日行气管切开;2023年3月6日脱离呼吸机,予以经鼻高流量氧疗;2023年3月8日气切套管封管;2023年3月12日转入康复科行康复治疗;2023年4月2日转当地医院继续康复。

（呼邦传　孙仁华）

15.2　急性心肌梗死合并难治性室性心律失常的概述

15.2.1　流行病学

难治性室性心动过速(VT)是一种危及生命的疾病。在美国,VT和心室颤动(VF)是导致大多数心源性猝死的原因,每年约有30万人死亡。不稳定VT的频繁发作可导致血流动力学受损和/或恶化为VF。急性心肌梗死(AMI)合并最常见的恶性心律失常是持续性VT,可导致心室颤动(VF)、心源性猝死(SCD)或心源性休克(CS),可能与心肌梗死后的瘢痕组织形成有关。VF和持续性VT是急性心肌梗死(AMI)的潜在的危及生命的并发症,ST段抬高型心肌梗死(STEMI)患者的发生率高达5%;非ST段抬高型心肌梗死(NSTEMI)合并VT/VF的发病率被报道为1.5%～4.6%。

15.2.2　发病机制

急性心肌梗死后发生的VT/VF往往是多种因素交互作用的结果,这些因素包括心脏结构异常、自主神经功能异常以及复极异常诱发因素等。研究发现,心肌梗死所致的交感神经发生重构,导致区域交感神经高支配是室性心律失常发生的重要机制。心脏交感神经自心脏底部放射分布到心肌和心室外膜下,心室分布的密度较高,心室基底部的密度高于心尖部并伴随冠状动脉进入以支配心脏传导系统。研究发现,急性心肌梗死在发生VT/VF之前心脏交感神经活动显著增加,提示交感神经活动与VT/VF相关。动物模型研究也证实,心脏交感神经易受缺血而损伤,心肌梗死可引起心室内神经纤维损伤,损伤后外周神经发生瓦氏变性,进而导致心肌的交感神经新生。新生的交感神经导致心肌局部区域性交感神经高支配,经心肌细胞的离子通道调节可导致室性心律失常和心源性猝死。交感神经新生的分布密集程度与室性心律失常和心源性猝死的高发生率显著相关。

15.2.3　ECMO指征

难治性室性心律失常是一种危及生命的紧急状态,管理合并心源性休克的患者尤其困难。正性肌力药物如多巴酚丁胺被推荐用于心源性休克,但可能加剧室性心律失常或增加这些患者的心率。抗心律失常药物如胺碘酮,又具有负性肌力的作用,可能恶化心源性休克的状态。在重症心源性休克的患者中,电复律往往有加重循环衰竭或心脏骤停的风险。因此,紧急实施 VA-ECMO 是稳定心源性休克患者的一个有效方法,对减少或撤离儿茶酚胺类药物特别有用,有助于终止儿茶酚胺驱动的电风暴,恢复体循环稳定;并允许医生有一个稳定的时间窗口来明确心律失常的根本原因及实施治疗干预(血运重建术和半紧急消融)。

研究报道,11 例顽固性 VT 患者,对抗心律失常药物治疗和心脏复律均无效;9 例患者顺利撤离 ECMO,且心功能恢复正常后出院,提示 VA-ECMO 能有效终止难治性 VT。Le 等报道在 26 例顽固性电风暴致心源性休克的患者中,17 例合并缺血性心肌病,16 例实施 VA-ECMO 后转为窦性心律。与顽固性室颤患者相比较,VA-ECMO 实施后转为窦性心律的患者的存活率显著增加。VA-ECMO 能稳定各种原因所致的难治性 VT/VF 患者的血流动力学,在难治性电风暴导致心源性休克的患者中,紧急实施 VA-ECMO 作为一个挽救性的治疗策略,能够让患者的生存率提高至 50% 以上。在抗心律失常药物治疗或射频消融时,VA-ECMO 能提供连续性血流,为发生 VT/VF 或电风暴的患者维持充分的血流动力学,稳定患者的心电循环,或者桥接心脏移植或 LVAD 植入,进而挽救患者的生命。

VA-ECMO 已推荐作为顽固性 VT 的治疗适应证。适合 VA-ECMO 应用的心律失常包括因心脏缺血引发的心律失常风暴,暴发性心肌炎、低体温以及中毒所致的室性心律失常。此外,右心衰如合并 Ebstein 综合征或其他先天性心脏病也可能引发顽固性室性心律失常,且由呼气末正压过高引起的急性肺心病进一步加重心律失常风暴。早期应用 VA-ECMO 有助于阻止顽固性室性心律失常患者的机体持续性低心输出量的状态和进展多器官功能衰竭。此外,ECMO 支持允许使用具有显著负性肌力和降压作用的抗心律失常的药物,并防止左心室扩张。因此,VA-ECMO 在难治性 VT 伴血流动力学不稳定的情况下使用是有效的,建议在继发性器官损伤发生之前使用。

15.2.4　ECMO管理

1.VA-ECMO 的启动时机

血管活性药物治疗顽固性室性心律失常所致的心源性休克的效果往往较差,而 VA-ECMO 能提供恢复其血流动力学和防止终末器官损伤的能力,决定启动 VA-ECMO 的时机至关重要。挽救性 VA-ECMO 干预存在一个狭窄的"时机窗口",一旦错过这个时机,患者可能出现低灌注脑损伤、多器官衰竭以及再灌注脓毒症,即使再行 ECMO 支持治疗,也很难从中获益。对于实施 ECPR 患者,VA-ECMO 启动的理想窗口是从目击心脏骤停至开始运行 ECMO 的时间在 40min 之内。从心脏骤停到接受 CPR 的时间不应超过 5min。初始目击心脏骤停的心律是可电击的 VT/VF 与患者的良好预后密切相关。因此,恶性心律失常的患者实施ECMO的决策时机除了需要考虑能否通过抗心律失常药物或心脏电复律中止,还要评估恶性心律失常发作的频次、合并心源性休克的严重程度以及发生心脏骤停的风险。特别对于频发致死性室性心律失常或电交感风暴的患者,应尽早启动实施VA-ECMO。

2.VA-ECMO下的顽固性室性心律失常的干预

顽固性室性心律失常是否需要反复电复律或除颤,主要考虑两方面的因素:①初始电复律和除颤效果;②VA-ECMO流量能否维持重要器官的灌注,特别是维持有效的冠脉灌注。如患者的初始电复律和除颤效果欠佳,同时VA-ECMO能提供充分的流量,特别是对于暴发性心肌炎患者,可无须反复电复律或除颤,避免反复电复律或除颤给心肌带来额外的损伤,但要密切监测患者的左心膨胀和组织灌注指标的变化。多数患者在VA-ECMO的支持下,心肌组织灌注有改善后,顽固性室性心律失常通常能自行终止。

15.2.5 ECMO撤机

VA-ECMO支持的时间从数天到数周不等,当患者的呼吸循环功能恢复后,即可尝试撤机。VA-ECMO成功撤机的定义为心源性休克患者撤除VA-ECMO后30天内无须其他机械循环支持。目前,研究报道VA-ECMO的撤机成功率为24%～69%。VA-ECMO撤机时机的总体原则是原发疾病得到有效控制;自身心肺功能有改善,ECMO的支持强度降低<30%;血管活性药物和机械通气支持能有低水平替代。为了提高VA-ECMO撤机的成功率,临床上需要实施规范化的撤机流程。

1.评估原发疾病的严重程度

原发疾病的严重程度是影响患者VA-ECMO成功撤机的关键因素。尽管原发疾病的严重程度无法直接帮助确定患者能否完成ECMO成功撤机,但它有助于对ECMO撤机设定初始预期。如患者的初始心肌严重受损且合并器官功能障碍,可能需要考虑尽早植入长期的左室辅助装置或心脏移植。在VA-ECMO开始时,休克严重程度的指标,如乳酸、终末器官灌注指标、血流动力学参数及心肌损伤的程度,可以预测患者能否有ECMO撤机成功和存活。如患者的血乳酸<3mmol/L,初始ECMO实施24h内MAP升高≥18mmHg和MAP/MPAP>3.5,或初始6h内PP≥30mmHg,则提示VA-ECMO患者的撤机成功率高。

2.监测组织器官灌注恢复的情况

当VA-ECMO为组织和器官提供充分的氧合血流后,患者的低灌注和终末器官损伤的指标通常会迅速恢复正常。研究表明,在VA-ECMO实施最初的72h内,乳酸清除率和谷草转氨酶恢复正常,提示ECMO的撤机成功率增加;最初48h内的微循环改善也与ECMO成功脱机显著相关。如患者持续存在低灌注的状态,则需要通过增加VA-ECMO流量或提高自身心输出量、减少静脉充血以及寻找可以解决的低灌注的局部原因(如肠系膜血管缺血)来进一步改善血流。如果在VA-ECMO的最大循环的支持下,患者组织灌注仍没有充分恢复,通常表明其发生了不可逆的器官功能损伤。

3.评估自身心功能的恢复

一旦患者的组织灌注恢复,下一步需要评估心脏功能的恢复情况。在恒定的通气量下,$EtCO_2$能准确反映跨肺流量的变化,其比血流动力学的变化能更早反映自身心输出量的恢复。评价患者的左室功能恢复指标包括:左室射血分数(LVEF)>20%或VA-ECMO后改善LVEF>5%;左室流出道主动脉血流速度—时间积分(VTI)>10cm;二尖瓣环收缩峰值速度(TDSa)>6cm/s。右室功能恢复指标:TAPSE≥16mm,RVEF≥25%。在完全VA-ECMO支持下,LV功能指数往往会低估真实的LV性能,而RV功能指数往往会高估真实的RV性能。

4.实施减流量试验

VA-ECMO撤机有快减流量和慢减流量两种方式。快流量撤机是先将流量降至初始流量的50%,观察30min。如患者的血流动力学目标:MAP>60mmHg,HR<100bpm,PP≥15mmHg,CVP<18mmHg;呼吸氧合目标:P/F>200mmHg或SpO_2≥92%;血乳酸<2mmol/L;血管活性药物,如多巴酚丁胺≤5μg/(kg·min)、米力农≤0.25μg/(kg·min)、去甲肾上腺素≤0.1μg/(kg·min),则继续降低流量至初始流量的25%,观察30min,如达到上述目标,则继续降低流量至1L/min,达到目标即可撤离VA-ECMO。缓慢减流量是按照0.5L/min的流量下调,每次降低流量后观察5~10min,如MAP<65mmHg或较基线下降>10mmHg,或左室充盈压显著增加,或呼吸状态显著恶化,则提示患者不能耐受当前的流量。当患者的流量降低至2L/min,需要观察8~24h,如能耐受,则进一步降低流量至1L/min,评估患者的心肺功能和血流动力学是否稳定。由于在ECMO撤机过程中流量较低,血流缓慢,为避免血栓形成,应当调整肝素的用量,观察临床出血的情况和监测ACT的变化。

5.撤机试验

VA-ECMO撤机试验除了减流量试验,还包括体外建立动静脉侧支循环和泵控逆流撤机试验(pump-controlled retrograde trial off,PCRTO)。动静脉侧支桥通过连接动静脉侧支,夹闭动静脉插管管路,间断开放侧支循环,使停机更充分,但增加插管血栓的风险。2013年,Westrope等提出泵控逆流撤机试验,利用ECMO离心泵非阻闭的特性,用泵的转速控制血液逆向运动,评价心肺功能是否能够耐受撤机状态。当减低VA-ECMO离心泵转速以可控的方式逐渐降低流量,直至离心力小于动脉压力,ECMO回路血流逆行,形成动静脉分流(一般不超过10%的心排量),然后评估心脏功能能否维持循环。与体外建立动静脉侧支撤机试验相比较,PCRTO撤机试验无须建立侧支,降低了血栓和感染的风险,同时增加右心前负荷。因此,对于合并右心功能不全的患者,PCRTO撤机试验更能准确地指导VA-ECMO撤机。

VA-ECMO撤机是VA-ECMO管理中的一个极具挑战性且至关重要的步骤,其关键点在于尽量减少与ECMO相关的并发症。如果VA-ECMO撤机过早,可能导致患者撤机失败,导致其血流动力学恶化和脏器功能损伤。因此,VA-ECMO撤机时需要全面评估患者的状态,同时重视重症超声在VA-ECMO撤机的整个流程中的评估作用。

参考文献

BHANDARY S P,JOSEPH N,HOFMANN J P,et al. Extracorporeal life support for refractory ventricular tachycardia. Ann Transl Med,2017,5(4):73.

CHARBONNEAU F, CHAHINIAN K, BEBAWI E, et al. Parameters associated with successful weaning of veno-arterial extracorporeal membrane oxygenation:a systematic review. Crit Care, 2022,26(1):375.

GUGLIN M,ZUCKER M J,BAZAN V M,et al. Venoarterial ECMO for adults:JACC scientific expert panel. J Am Coll Cardiol,2019,73(6):698-716.

KOWLGI G N,CHA Y M. Management of ventricular electrical storm:a contemporary appraisal. Europace,2020,22(12):1768-1780.

LE PENNEC-PRIGENT S, FLECHER E, AUFFRET V, et al. Effectiveness of extracorporeal life support for patients with cardiogenic shock due to intractable arrhythmic storm. Crit Care Med,2017,45(3):e281-e289.

LE PENNEC-PRIGENT S, FLECHER E, AUFFRET V, et al. Effectiveness of extracorporeal life support for patients with cardiogenic shock due to intractable arrhythmic storm. Crit Care Med, 2017,45(3):e281-e289.

TAVAZZI G,DAMMASSA V,COLOMBO C N J,et al. Mechanical circulatory support in ventricular arrhythmias. Front Cardiovasc Med,2022,9:987008.

TSAI F C,WANG Y C,HUANG Y K,et al. Extracorporeal life support to terminate refractory ventricular tachycardia. Crit Care Med,2007,35(7):1673-1676.

WESTROPE C,HARVEY C,ROBINSON S,et al.Pump controlled retrograde trial off from VA-ECMO. ASAIO J,2013,59(5):517-519.

（呼邦传　孙仁华）

第16章
VV-ECMO的概述

静脉-静脉体外膜氧合技术(veno-venous extracorporeal membrane oxygenation, VV-ECMO)是一项在重症患者中提供呼吸支持的先进技术。VV-ECMO主要关注呼吸支持,通过将血液从患者的静脉系统抽取出来,经过体外膜氧合器进行氧合,然后再回输到患者的静脉系统。这提供了足够的氧合,减轻了患者的呼吸负担。其具有以下特点。

● **VV-ECMO的安全性**

VV-ECMO在安全性方面展现出许多优势,确保患者在使用过程中最大限度地减少并发症的风险。VV-ECMO的插管相对简单,通常只需通过皮肤进行穿刺,避免了复杂的大动脉切开以及辅助结束时血管修复等相关操作。这降低了操作的难度,减少了潜在的感染和出血风险。由于VV-ECMO不涉及动脉系统,它的使用相对安全,减少了与大动脉插管相关的并发症,如血栓形成和血管损伤。VV-ECMO对患者的循环动力学参数的影响较小,维持相对稳定的心血管状态,有助于减少心血管并发症的发生。

● **血流动力学的特点**

VV-ECMO通过在体外提供氧合血液,将其重新灌注到患者的静脉系统,以实现对呼吸系统的全面支持。使用VV-ECMO进行呼吸辅助患者,通常其心脏无基础病变,而且要求功能良好,辅助过程中血流动力学的指标一般较稳定。而且,VV-ECMO对血流的搏动性无影响,保持了生理血流的特征,对各器官的灌注和血管阻力的影响较小。由于VV-ECMO不涉及动脉系统,因此对心输出量的影响较小。这有助于维持相对稳定的心血管功能,减轻心脏的负担。

● **病理生理学**

VV-ECMO在处理呼吸衰竭等疾病时,通过改善氧合和二氧化碳清除,对患者的病理生理状态产生积极的影响。VV-ECMO通过提供足够的氧合和二氧化碳清除,支持患者的肺功能。这有助于减轻肺部炎症反应和促进受损肺组织的恢复。VV-ECMO通过维持正常的气体交换,有助于纠正酸中毒的状态,改善患者的酸碱平衡。

● **循环和呼吸辅助**

VV-ECMO的应用范围不仅局限于呼吸支持,还在一定的程度上对循环系统产生积极的影响。与VA-ECMO相比,VV-ECMO对心脏的影响较小,主要关注呼吸支持,无须直接干预心脏的泵功能。VV-ECMO主要涉及静脉系统,对心脏的负荷较小。这有助于减轻心脏的工作负担,为心肌恢复提供更好的条件。随着氧供的改善,心功能能得到改善。

16.1　VV-ECMO的适应证和禁忌证

VV-ECMO呼吸辅助的基本适应证为：患者经传统的呼吸衰竭疗法治疗无效的可逆性肺部疾病且在2～4周内自身肺脏功能可以恢复的患者。但随着辅助经验的不断积累和设备的改进，前人所定下的ECMO辅助适应证和禁忌证都有所改变，许多以前认为是禁忌证的患者现在取得较好的辅助结果，严格的辅助适应证和禁忌证的界线变得并不那么明确。VV-ECMO辅助可成功应用于所有的年龄段的急性呼吸衰竭的患者，满足ECMO适应证的急性呼吸衰竭（acute respiratory failure，ARF）的患者都可首选VV-ECMO辅助。但对于急性呼吸衰竭伴有循环系统功能不全的患者是否选择VV-ECMO支持，应视具体的情况而定。但从以往新生儿和儿童应用VV-ECMO辅助的经验来看，即使转流前有明显的循环功能受抑制，需要较大剂量的缩血管和强心药物才能维持血压的患者，也能耐受VV-ECMO，辅助开始后平均动脉压得以改善，允许减停强心药。目前，尚无ARF患者需行VV-ECMO辅助的绝对标准，选择合适的ECMO支持模式，要对患者的临床状况做仔细的评估。不能耐受DLVV插管的新生儿，VV-ECMO其间静脉引流量不足和气体交换不能满足要求的儿童和成人，感染性休克患者，以及应用最大剂量的升压药物难以控制的休克、心脏骤停、心脏术后循环功能衰竭、难以控制的心律失常伴低血压的患者，通常不被推荐应用VV-ECMO模式。对于ECMO辅助模式难以做出选择的患者，则可采用如下方法：同时游离出患者的颈总动脉和颈内静脉，开始首先采用VV-ECMO辅助模式；如15～30min后患者的均动脉压和氧合状况都得到改善，则继续VV-ECMO辅助；如在ECMO其间，患者的状况未见改善或发生进行性恶化，则行颈总动脉插管，双腔管的引流口和灌注口都用于静脉引流，从而改为VA-ECMO辅助。

（1）VV-ECMO的适应证

VV-ECMO适用于对最佳机械通气和药物治疗无效的严重的呼吸衰竭患者。成人呼吸衰竭的ECMO通常采用VV配置进行管理，即血液从右心房或上腔静脉和下腔静脉引流并返回右心房。这种技术将人工肺与正常肺串联而不是并联（如体外循环）。含氧血液与自然静脉回流（未通过ECMO回路）混合，从而产生的动脉PaO_2饱和度代表氧合体外血液和通过非功能性天然肺的无氧静脉血的混合物。这种去饱和的动脉血与正常的心输出量（CO）相结合，提供了足够的全身氧气输送来支持新陈代谢，并且在休息时管理气道。使用VV配置时，患者依赖于自己的血流动力学，因此在体外气体交换其间，CO以及肺和全身血管的阻力不变。

应考虑将VV-ECMO作为一种治疗选择的主要适应证是可逆性呼吸衰竭，包括由支气管肺误吸、细菌、病毒或非典型病原体肺炎、气压伤和急性或慢性间质性肺炎引起的急性呼吸窘迫综合征。有晚期和/或不可逆疾病的患者，例如无法控制的脓毒症、非肺多器官衰竭、不可逆的神经损伤、绝症或其他限制生命的疾病的患者，不应成为VV-ECMO的候选人。此外，不符合肺移植条件的慢性呼吸衰竭或呼吸机依赖型呼吸衰竭的患者不应被视为VV-ECMO的候选者。最后，伴有心功能不全和/或心源性休克的患者应接受VA-ECMO支持。

（2）VV-ECMO的禁忌证

启动ECMO的唯一绝对禁忌证是在没有可行拔管计划的情况下预计无法恢复,当患者有以下任何一种情况出现时认为不适合进行VV-ECMO辅助。

- 不可复性中枢神经系统损伤。
- 严重的慢性肺部疾患。
- 伴有重度预后不良性疾病（如终末期癌症）。
- 免疫抑制性疾患。
- 多器官功能衰竭。
- 由于肝素涂层管路的运用,抗凝禁忌性疾病已不作为绝对禁忌证。
- 颅内出血＞Ⅰ级。

16.2　VV-ECMO的置管型号选择

表16.1为VV-ECMO的置管型号选择。

表16.1　VV-ECMO的置管型号选择

体重(kg)	2～4	4～15	15～20	20～30	30～50	＞50
引流插管(F)	12～15	不建议采用 VV模式	14～19	17～21	19～23	21～23
灌注插管(F)	*		14～19	17～21	19～23	21～23

注:*表示2～4kg时使用静脉双腔插管,灌注和引流使用同一根插管。

16.3　VV-ECMO的常见并发症

表16.2为VV-ECMO的常见并发症。

表16.2　VV-ECMO的常见并发症

并发症		新生儿		小儿		成人	
		发生率 (%)	生存率 (%)	发生率 (%)	生存率 (%)	发生率 (%)	生存率 (%)
机械并发症	血栓形成	18.3	67	6.9	52	9.5	55
	插管问题	11.2	69	13.9	49	10.8	40
	氧合器功能障碍	5.7	55	13.7	45	18.0	42
	空气栓塞	5.2	72	2.0	52	1.1	58
	泵故障	1.8	68	3.0	48	1.1	35
	泵管破裂	0.3	61	0.7	35	0.7	29

续表

并发症		新生儿		小儿		成人	
		发生率 (%)	生存率 (%)	发生率 (%)	生存率 (%)	发生率 (%)	生存率 (%)
患者并发症	插管局部出血	6.2	68	9.4	61	12.2	45
	外科创面出血	6.1	46	15.6	47	22.2	35
	胃肠道出血	1.7	46	4.0	25	4.3	24
	感染	6.5	55	20.8	46	21.2	41
	颅内出血	5.8	46	4.9	27	2.6	22
	脑梗死	8.6	55	3.2	41	1.9	35
	癫痫	10.7	62	7.2	34	1.9	45
	溶血	12.0	67	8.8	42	5.2	27
	高胆红素血症	8.2	66	3.2	28	4.3	13
	肺出血	4.3	45	4.5	32	5.0	26

ECMO并发症可分为ECMO系统并发症(包括设备故障、气栓、插管)和患者自身并发症(包括出血与血栓、院内感染、脏器功能损伤、溶血、辅助流量不足)。

16.3.1 插管问题

(1)插管位置:引流端的插管位置不到位可能导致静脉端引流不畅,目标流量无法达到,进而出现管道抖动。对于VV-ECMO,可能会出现再循环增加。如果动脉端压力过高,可能导致插管崩脱或血细胞破坏过多。

(2)插管松脱:静脉端松脱可导致失血或气栓;动脉端松脱可致大量失血。一旦出现大量的出血,可能在短时间内出现失血性休克。

(3)插管处有血管损伤:ECMO插管时出现血管穿破或夹层,进而导致血管逆性撕裂。

16.3.2 出血和血栓

导致患者出血的原因包括:①凝血功能紊乱,如原发病、凝血因子和血小板消耗;②全身肝素化;③ECMO插管操作,如插管固定不当、止血不彻底;④ECMO过程中侵入性操作;⑤其他原因,如呼吸道与消化道黏膜受损、缺氧/再灌注损伤等。

16.3.3 院内感染

ECMO患者是院内感染的高危人群。研究发现,无论是新生儿患者、儿童患者,还是成人患者,ECMO支持的时间越长,发生院内感染的风险就越高。ECMO启动1周后感染风险开始增加,2周后成人感染风险增加6倍,14天时成人感染的发生率约为53%。与非ECMO患者相比,ECMO患者更易发生血行感染。

参考文献

ABRAMS D,GRASSELLI G,SCHMIDT M,et al. ECLS-associated infections in adults:what we know and what we don't yet know. Intensive Care Med,2020,46(2):182-191.

BRODIE D,CURTIS J R,VINCENT J L,et al. Treatment limitations in the era of ECMO. Lancet Respir Med,2017,5(10):769-770.

COMBES A,PEEK G J,HAJAGE D,et al. ECMO for severe ARDS:systematic review and individual patient data meta-analysis. Intensive Care Med,2020,46(11):2048-2057.

HADAYA J,BENHARASH P. Extracorporeal membrane oxygenation. JAMA,2020,323(24):2536.

HARDIN C C,HIBBERT K. ECMO for severe ARDS. N Engl J Med,2018,378(21):2032-2034.

MUNSHI L,WALKEY A,GOLIGHER E,et al. Venovenous extracorporeal membrane oxygenation for acute respiratory distress syndrome:a systematic review and meta-analysis. Lancet Respir Med,2019,7(2):163-172.

NUNEZ J I,GOSLING A F,O'GARA B,et al. Bleeding and thrombotic events in adults supported with venovenous extracorporeal membrane oxygenation:an ELSO registry analysis. Intensive Care Med,2022,48(2):213-224.

OSTERMANN M,LUMLERTGUL N. Acute kidney injury in ECMO patients. Crit Care,2021,25(1):313.

PEÑA-LÓPEZ Y,MACHADO M C,RELLO J. Infection in ECMO patients:Changes in epidemiology,diagnosis and prevention. Anaesth Crit Care Pain Med,2024,43(1):101319.

SCHMIDT M,HAJAGE D,LEBRETON G,et al. Prone positioning during extracorporeal membrane oxygenation in patients with severe ARDS:the PRONECMO randomized clinical trial. JAMA,2023,330(24):2343-2353.

SHEKAR K,ABDUL-AZIZ M H,CHENG V,et al. Antimicrobial exposures in critically ill patients receiving extracorporeal membrane oxygenation. Am J Respir Crit Care Med,2023,207(6):704-720.

（罗　建　张伟文）

第17章
重症肺炎:病例分享

17.1 病例精析一

病史简介

患者,女,32岁,因"咳嗽咽痛2天,发热12h,停经20^{+1}周"于2023年3月2日入院。患者2天前出现咳嗽,咳少量的黄黏痰,伴咽痛、胸闷不适,12h前出现发热,体温38.6℃,无畏寒寒战,自觉胸闷、气闭加重,无恶心呕吐,无腹痛腹泻,无尿频、尿急、尿痛等,来我院急诊科。查血常规:白细胞计数9.9×10^9/L,中性粒细胞百分数85.6%,淋巴细胞百分数7.4%,血红蛋白100g/L,红细胞3.1×10^{12}/L,血小板166×10^9/L;超敏C-反应蛋白59.33mg/L;胸部CT提示两肺多发浸润灶。测血氧饱和度89%,考虑病情危重,收治ICU。

既往2020年曾行剖宫产术,青霉素类抗生素过敏,孕3产1。

ICU入科查体

患者神志清,精神软,呼吸急促;体温39.1℃,心率134次/分,血压134/65mmHg,脉搏34次/分,血氧饱和度90%(面罩吸氧10L/min)。肺部听诊呼吸音粗,闻及痰鸣音及湿啰音,心律齐,未闻及病理性杂音,四肢肌力及肌张力无殊,双下肢无水肿,双侧巴氏征阴性。

辅助检查

床边胸片:两肺多发浸润灶,考虑感染性病变。

心电图:窦性心动过速。

床边心脏彩超及肝胆胰脾彩超未见明显的异常。

实验室检查。动脉血气分析:pH 7.484,PaO_2 68.6mmHg,$PaCO_2$ 31.2mmHg,HCO_3^- 22.9mmol/L,BE 0.4mmol/L,SpO_2 95.1%,FiO_2 50%。血常规:白细胞计数13.3×10^9/L;中性粒细胞百分数90.1%;淋巴细胞百分数5.6%;血红蛋白99g/L;红细胞计数3.01×10^{12}/L;血小板165×10^9/L。超敏-C反应蛋白251.77mg/L;降钙素原7.77ng/mL;肝素结合蛋白37.31ng/mL。

入ICU诊断

考虑"①重症肺炎,ARDS(中度);②孕20周(孕3产1孕20^{+1}周单活胎)"。

ICU诊疗经过

入ICU后立刻予气管插管以实施保护性肺通气的策略;亚胺培南(0.5g q6h)+利奈

唑胺（0.6g q12h）抗感染，奥司他韦（75mg bid）抗病毒治疗。2023年3月4日，复查床边胸片，提示两肺多发感染性病变较前进展。血气分析：pH 7.351，PaO_2 68.0mmHg，$PaCO_2$ 37.4mmHg，SpO_2 85%，FiO_2 80%，氧合指数80，患者的病程进展快，常规的机械通气治疗后病程仍持续进展，遂通过右颈深静脉（置管直径17F）、左股深静脉（置管直径21F）行VV-ECMO治疗。设置初始离心泵转速2500r/min，流量3.5L/min，空氧混合器气体流量 3.0L/min。2023年3月5日，患者的血培养、肺泡灌洗液及痰培养均提示耐甲氧西林金黄色葡萄球菌，予达托霉素（0.5g qd）＋利奈唑胺（0.6g q12h）＋派拉西林他唑巴坦（4.5g q8h）抗感染；2023年3月15日，患者的床边胸片提示病灶较前好转，氧合循环稳定，予ECMO撤机；2023年3月17日，予气管切开；2023年4月4日，拔除气切套管；2023年4月5日，转出ICU；2023年4月14日，顺利出院。具体见图17.1。

决策性临床思维与分析

患者的起病时间短，病情进展十分迅速，入院时已出现中度ARDS。按照ARDS诊疗指南实施肺保护性通气策略，但患者的氧合指数仍进行性下降，发展为重度ARDS。患者为孕妇，导致俯卧位通气治疗难以实施，为避免缺氧进一步加重而导致胎儿宫内窘迫及母体有生命危险，我们决定立即启动VV-ECMO治疗。

ECMO管理中的主要问题与应对

该患者被确诊为CA-MRSA，在实施VV-ECMO过程中痰液引流难以有效保证，孕妇的特殊性限制了俯卧位通气的实施，我们实施的策略是左右的大侧体位，同时辅助物理排痰，与间断性的支气管镜引流策略。同时，由于孕妇为高凝体质，在ECMO运行的过程中，始终将ACT维持在200～220s，将APTT维持在60～70s，整个过程运行顺利，未发现膜肺血栓形成的情况。

治疗结果、随访及转归

2023年4月5日，转入普通病房，4月12日行引产，4月14日康复出院。

2023年7月29日，胸部CT：两肺多发浸润灶，较前减少，考虑炎性病变；两肺散在含气囊腔。见图17.1。

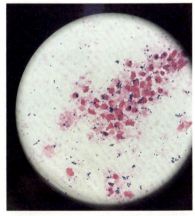

（a）2023年3月5日肺泡灌洗液，
有金黄色葡萄球菌

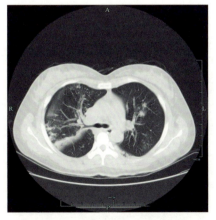

（b）2023年3月3日的胸部CT

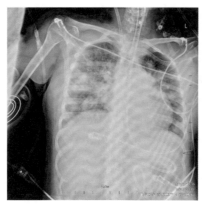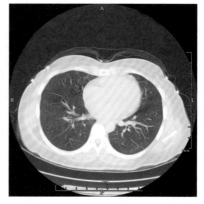

(c)2023年3月5日的胸片 (d)2023年7月29日(随访)的胸部CT

图17.1 患者的各项检查情况

（王丹琼 张伟文）

17.2 病例精析二

病史简介

患者,男,学生,17岁,因"发热3天,胸闷胸痛1天"于2020年1月18日入院。患者3天前无明显诱因下出现发热,伴少许的干咳,伴咽痛、口干,遂至当地医院就诊,测得体温38.5℃,予"奥司他韦、莲花清瘟"等对症处理后上述症状稍缓解。1天前患者感胸闷、胸痛,深呼吸时心前区的疼痛明显,伴恶心呕吐,呕吐为少许的胃内容物,伴腹痛,至衢州市人民医院急诊科就诊,测体温40.1℃,血压85/49mmHg,急查"超敏C反应蛋白73.07mg/L。血气分析:二氧化碳分压27.6mmHg,氧分压53.0mmHg,实际碳酸氢盐18.4mmol/L,剩余碱-4.1mmol/L。甲流抗原阴性,胸部CT平扫示:两肺多发浸润灶,考虑炎症性病变。给予补液抗休克、抗感染,气管插管呼吸机辅助通气等治疗,拟"重症肺炎"收住ICU监护治疗。

否认既往有心、肝、肾脏等基础疾病和遗传性疾病家族史。

ICU入科查体

患者处于药物镇静的状态,使用气管插管呼吸机辅助呼吸(压控模式,PC 18cmH₂O,PEEP 5cmH₂O,FiO₂ 100%),四肢末梢冷,经皮氧合测不出,T 38.6℃,P 124次/分,BP 72/33mmHg,R 30次/分,颈软,双侧瞳孔等大等圆,直径为2.5mm,对光反射迟钝,两肺听诊呼吸音粗,可闻及湿啰音,心律不齐,未闻及病理性杂音,腹软,压痛、反跳痛不配合,四肢肌力检查不配合,双下肢无水肿。

辅助检查

胸部CT平扫:两肺多发浸润灶,考虑炎症性病变。

心脏彩超:超声所见无明显的异常。

实验室检查:淋巴细胞百分数19.4%,中性粒细胞绝对值1.69×10⁹/L,白细胞计数2.8×10⁹/L,血红蛋白156g/L,血小板计数104×10⁹/L,谷丙转氨酶3.6U/L,超敏C反应蛋白

73.07mg/L。二氧化碳分压 27.6mmHg，氧分压 53.0mmHg，实际碳酸氢盐 18.4mmol/L，剩余碱-4.1mmol/L，甲流病毒抗原阴性。

入院诊断

考虑"重症肺炎，Ⅰ型呼吸衰竭，脓毒性休克"。

ICU诊疗经过

入院后给予气管插管机械通气，保证组织氧供；积极补液，抗休克治疗；根据病史及影像学资料，首先考虑病毒性肺炎，予以（注射用哌拉西林钠/他唑巴坦钠）特治星针抗感染、磷酸奥司他韦胶囊抗病毒；机械通气 2h 后复查血气分析，提示氧合指数 78mmHg，潮气量进行性降低，床边胸片提示两肺多发浸润灶，考虑炎症性病变；遂决定通过左侧股静脉（置管直径 21F）、右颈内静脉（置管直径 17F）置入 VV-ECMO。设置初始离心泵转速为 2988r/min，初始流量 3.65L/min，空氧混合器氧浓度 100%，氧流速度 1.5L/min。目标氧合 $SaO_2 > 85\%$，PCO_2 35～45mmol/L，运行其间 1～2h 给予监测 ACT，必要时行肝素钠抗凝，维持 ACT 在 150～180s 之间。

同时为减少呼吸机相关性肺炎及肺损伤，采用肺超保护性通气策略（PCV 模式 PC 15cmH_2O，PEEP 8cmH_2O，FiO_2 0.4）；予镇静镇痛（RASS-4 分、CPOT-2 分）、扩容补液、输血，抗休克治疗，以去甲肾上腺素维持血压，以（注射用哌拉西林钠/他唑巴坦钠）特治星针抗感染、奥司他韦胶囊抗病毒、激素抗炎抗渗出、护肝、护胃、维持水电解质平衡、营养支持治疗等。在 ECMO 运行的第 2 天，患者的血压明显好转，但血 PCT、CRP、血象等感染指标仍进行性升高，床边胸片提示两肺有明显的浸润灶，右下肺的病灶较前增多。疾控中心电告患者的乙型流感病毒抗原呈阳性。结合血化验及胸片变化，需考虑继发细菌感染，G^+ 首先考虑，予加用利奈唑胺针抗感染治疗，间断行支气管镜清除痰液；ECMO 运行的第 3 天，肺泡灌洗液宏基因检测结果提示：金黄色葡萄球菌、流感嗜血杆菌，继续使用哌拉西林他唑巴坦联合利奈唑胺抗感染；ECMO 运行的第 7 天，胸片提示右侧有大量的气胸，予胸腔穿刺闭式引流术，考虑呼吸机肺损伤仍存在，予调整呼吸机参数，维持潮气量 4mL/kg、驱动压 13～15cmH_2O、PEEP 3cmH_2O，继续间断行支气管镜清除痰液；ECMO 运行的第 9 天，血 CRP、PCT 明显下降，胸片提示两肺浸润灶减少，右侧有少量的气胸，血气分析提示氧合稳定，内环境稳定，设置 ECMO 血流量 3.5L/min，关闭氧流量，呼吸机支持（A/C 模式 PC 15cmH_2O，PEEP 5cmH_2O，FiO_2 0.4）。运行 6h 后，患者的血压无明显的变化，动态复查血气分析提示 $SaO_2 > 95\%$，氧合指数维持在 200～300mmHg 之间，二氧化碳轻度潴留，$PCO_2 < 50$mmol/L，乳酸正常，提示自身肺组织通气足够满足全身的氧代谢。

根据氧合情况，2020 年 1 月 27 日，撤离 VA-ECMO；2020 年 1 月 29 日，拔除气管插管。

2020 年 2 月 4 日，出现发热，38.6℃，血 CRP、PCT 及血象升高，胸部 CT 提示两侧包裹性胸腔积液、脓胸，两下肺阻塞性肺不张，结合 NGS 的检测结果，考虑金黄色葡萄球菌引起的肺脓肿，予右侧胸腔闭式引流管更换较大的引流管，加强体位引流，鼓励咳嗽咳痰，继续予哌拉西林他唑巴坦针联合利奈唑胺针抗感染；2020 年 2 月 22 日，无发热畏寒，血炎症指标下降，胸片提示两肺包裹性积液明显减少，右侧无明显的气胸，右侧胸腔闭式引流管可见水柱波动，予转入普通病房。

决策性临床思维与分析

该患者的临床表现有发热、咽痛等上呼吸道感染，结合患者的影像学表现，首先考虑病毒性肺炎，发病时正处于新型冠状病毒多发时期，但患者无相关的流行病学史，新型冠状病毒感染不考虑。患者入院时的胸闷症状明显，储氧面罩吸氧难以维持氧合，紧急予气管插管呼吸机辅助通气，插管后呼吸机的条件高，氧合仍差。病情进展迅速，出现血压降低，考虑脓毒性休克，予积极进行液体复苏后血压有所好转，但仍需去甲肾上腺素维持血压，且出现肺水肿、肺毛细血管渗漏，气道内可见泡沫样稀水样痰液，潮气量进行性降低，氧合机械通气2h后复查血气，提示氧合指数仍进行性下降、内环境紊乱。考虑当前机械通气难以维持机体氧供，且该患者因肺部感染引起的呼吸衰竭和严重的低氧血症为可逆性，为了迅速改善机体的缺氧状态，当即采用VV-ECMO治疗，避免因顽固性缺氧引起多器官功能衰竭等并发症的发生。

ECMO管理中的主要问题与应对

在ECMO置管时，选用的导管为右颈内静脉17F动脉导管，右股静脉导管为21F静脉导管，考虑患者为未成年人，在导管置入长度时应结合患者的实际身高，如果导管置入过深，可能会出现两根导管头端的距离太近，出现再循环的现象，我们采用床边X线确定导管位置，最终颈内17F导管置入12cm，右股21F导管置入35cm，两根导管头端的距离为20cm。在ECMO运行初期，肝素钠抗凝，目标ACT为180～220s，患者出现气道少量痰中带鲜血，考虑抗凝所致，予降低肝素钠的剂量，维持ACT目标为130～160s，约12h后患者的气道无明显的新鲜血痰，ECMO运行约48h后患者的膜肺可见血栓聚集，膜后氧分压较前有下降。此时，我们再次提高ACT目标至180～200s，整个运行过程顺利，未出现因抗凝不足而导致更换膜肺或因抗凝过度而导致活动性出血的发生。

治疗结果、随访及转归

2020年2月29日，患者的相关感染指标正常，复查胸部胸片提示两肺多发浸润灶，两下肺病灶较前减少，右侧胸腔积液（部分包裹性），较前减少。无胸闷、咳嗽等表现，带药出院。出院后门诊随访。

2020年3月9日，胸腔积液B超检查：左侧胸腔可见0.4cm的液性暗区，右侧胸腔未见明显的液性暗区。

2020年3月30日，复查胸腔积液B超检查左侧胸腔积液0.6cm。

2020年7月13日，复查胸部CT右肺及左肺下叶有少量的浸润灶，较前减少。

患者的检查情况见图17.2。

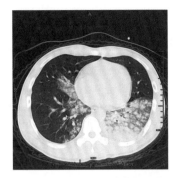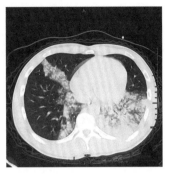

(a)2020 年 1 月 18 日,入院

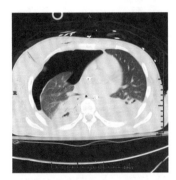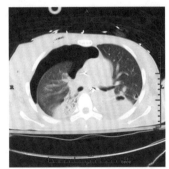

(b)2020 年 1 月 29 日,转出 ICU

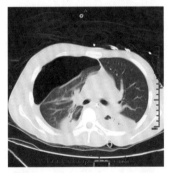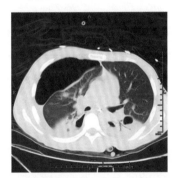

(c)2020 年 2 月 9 日复查

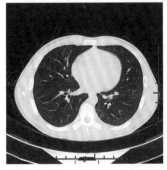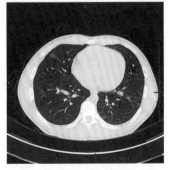

(d)2020 年 7 月 13 日门诊随访

图 17.2　患者的检查情况

（吴　阳　张伟文）

17.3 耐甲氧西林金黄色葡萄球菌重症肺炎的概述

17.3.1 流行病学

耐甲氧西林金黄色葡萄球菌(methicillin resistant staphylococcus aureus,MRSA)是指含有 mecA 基因或者苯唑西林 MIC≥2μg/mL 的金黄色葡萄球菌菌株,对β-内酰胺类抗生素耐药,可引起复杂的皮肤软组织感染、坏死性肺炎、感染性心内膜炎、血流感染等,重症感染患者常表现出起病急、进展快、病情重,病死率高等特征。耐甲氧西林金黄色葡萄球菌感染的流行是一个严重的临床医学及公共卫生问题。自1961年首次发现 MRSA以来,MRSA 分离率逐年增加,其成为医院感染重要的革兰氏阳性细菌。近年来,世界各地相继发现了致病力极强的社区获得性耐甲氧西林金黄色葡萄球菌(community-acquired MRSA,CA-MRSA),流行范围不断扩大。我国是 MRSA 流行强度较高的地区,防治形势十分严峻。

17.3.2 发病机制

社区获得性耐甲氧西林金黄色葡萄球菌(CA-MRSA),致病力极强,短时间可发展为坏死性肺炎及脓毒血症,严重感染时可危及生命。CA-MRSA 产生杀白细胞毒素(PVL)、表皮剥脱毒素、溶血素等多种外毒素。其中,PVL 具有一定的透膜效应,使细胞发生溶解,溶解的中性粒细胞释放免疫酶和细胞因子,介导炎症反应;同时抑制巨噬细胞功能,使机体免疫功能受到抑制,不利于炎性细胞杀死局部的病原菌,其导致的脓毒性休克病情错综复杂,可能发展为多器官功能障碍综合征,其发生发展的核心环节是炎症因子瀑布样释放。

17.3.3 ECMO指征

VV-ECMO 作为一种体外生命支持技术已经证明其在重症呼吸衰竭治疗中的作用,能够有效维持足够的氧合和清除多余的二氧化碳,提高氧输送量,改善组织灌注和代谢,同时能够有效实施肺保护策略。1972年,ECMO 被报道首次成功应用于 ARDS 患者的救治。多项研究表明:对于急性呼吸衰竭的患者尤其是在急性呼吸窘迫综合征的患者中,使用 ECMO 具有生存益处。CA-MRSA 导致的 ARDS,往往起病急,病情凶险,进展迅速,可在数小时内进展为重度 ARDS,死亡率高,一旦常规机械通气治疗策略难以达到临床预期的效果,需要果断判断 VV-ECMO 的启动时机。启动 VV-ECMO 最重要的评估是确定呼吸衰竭的病因是可逆的,且常规的治疗难以达到效果。推荐严重的 ARDS 和难治性低氧血症($PaO_2/FiO_2 < 80mmHg$)或者严重的高碳酸血症($pH < 7.25$ 且 $PaCO_2 > 60mmHg$),在最佳的常规治疗后考虑实施 VV-ECMO。由于对 ARDS 的认识与治疗不断发展,是否建立 VV-ECMO 支持,应考虑下列相对禁忌的因素:①高浓度机械通气时长超过7天的患者;②过去24h内严重创伤,颅内出血(如创伤或出血已得到有效控制或者能够控制,不是绝对禁忌);③濒临死亡或者存在其他继续抢救禁忌的患者。ARDS 往往是患者全身病理状态的一部分,启动ECMO是提供患者生存的希望。

17.3.4 ECMO的流量管理

(1)上机初始流量:一旦预充完毕,开始ECMO运转,将流量逐渐提高至静脉回流最大,静脉引流管管径合适的情况下,大部分的成人可达5L/min的流量,如果血容量足够而静脉引流量远低于这个数值,必须检查流量难以达标的因素,如管路打折、插管位置以及是否存在胸腔内压或者腹腔内压过高等情况,直至达到目标流量。待VV-ECMO流量达到目标值后,将呼吸机参数调整至肺休息的状态,VV-ECMO流量可根据动脉以及静脉饱和度逐渐调整至合适的水平,目标动脉氧饱和度90%,呼吸机的FiO_2维持在50%以下。

(2)维持期的流量以及呼吸机管理:VV-ECMO运行稳定后,尽可能维持HCT在40%~45%,调整流量以维持血氧饱和度80%~85%、动脉氧饱和度90%左右。VV-ECMO实施过程中需要实施肺保护通气策略,关键原则是气体交换是由体外循环支持,而不是自然肺,因此,需要避免呼吸机相关的肺损伤发生。主要的设置可参考PCV模式,FiO_2为30%,平台压小于$20cmH_2O$,PEEP为$10cmH_2O$,呼吸频率为10次/分,1∶1的吸呼比。不管使用何种呼吸机参数,如患者的氧合以及二氧化碳未达标时,主要通过VV-ECMO调整,而不是呼吸机增加设置。

17.3.5 ECMO的撤离

当患者的CA-MRSA得到有效控制,需要进行VV-ECMO撤离的筛查。VV-ECMO撤离的筛查条件包括:原发病改善或者得到控制;肺部影像学好转,氧合良好;血气分析结果良好,无组织灌注不足的表现。当患者满足撤离筛查的条件时,建议实施自主氧合试验(spontaneous oxygenation trial,SOT)进行呼吸功能评估,具体如下:ECMO血流速度不变,关闭进气口和出气口,膜肺停止氧合,$FiO_2 \leqslant 60\%$,$PEEP \leqslant 5cmH_2O$,观察10min,如动脉氧饱和度>92%,动脉血二氧化碳分压<50mmHg,静态肺顺应性>$0.5mL/(cm \cdot kg)$,中心静脉血氧饱和度($ScvO_2$)>70%,心率、血压、氧合波动小于20%;继续观察6h,心率、血压以及氧合波动小于20%,血气分析无明显的恶化,可考虑撤离VV-ECMO。对于静脉插管,可直接拔管按压,一般按压1h以上,密切观察局部出血的情况。

综上,CA-MRSA导致的ARDS病程进展迅速,死亡率高,临床医师需要高度重视,一旦进行常规优化的机械通气的治疗效果不佳时,需要尽早给予VV-ECMO支持以及全身的支持治疗,有效的治疗能提高患者的抢救成功率,获得良好的临床结局。

————————————— • —————————————

参考文献

DAVID M Z,DAUM R S.Community-associated methicillin-resistant staphylococcus aureus:epidemiology and clinical consequences of an emerging epidemic. Clinical Microbiology Reviews,2010, 23:616-687.

GRASSELLI G,ZANELLA A,PESENTI A. Veno-venous extracorporeal membrane oxygenation in acute respiratory distress syndrome: should the EOLIA Study results change our clinical approach? Minerva Anestesiol,2019,85:909-913.

HE H,WANG H,LI X,et al. Successful rescue combination of extracorporeal membrane oxygenation,high-frequency oscillatory ventilation and prone positioning for the management of severe methicillin-resistant Staphylococcus aureus pneumonia complicated by pneumothorax: a case report and literature review. BMC Pulmonary Medicine,2017,17:103.

HILL J D,O'BRIEN T G,MURRAY J J,et al. Prolonged extracorporeal oxygenation for acute post-traumatic respiratory failure (shock-lung syndrome). The New England Journal of Medicine,1972,286:629-634.

LIU C,BAYER A,COSGROVE S E,et al. Clinical practice guidelines by the infectious diseases society of america for the treatment of methicillin-resistant Staphylococcus aureus infections in adults and children: executive summary. Clinical Infectious Diseases: an Official Publication of the Infectious Diseases Society of America,2011,52:285-292.

QUINTEL M,BARTLETT R H,GROCOTT M P W,et al. Extracorporeal membrane oxygenation for respiratory failure. Anesthesiology,2020,132:1257-1276.

SEN A,CALLISEN H E,ALWARDT C M,et al. Adult venovenous extracorporeal membrane oxygenation for severe respiratory failure: current status and future perspectives. Annals of Cardiac Anaesthesia,2016:19.

SHORT B,BURKART K M. Extracorporeal life support in respiratory failure. Clin Chest Med,2022,43:519-528.

ZIESMANN M T,MARSHALL J C. Multiple organ dysfunction: the defining syndrome of sepsis. Surgical Infections,2018,19:184-190.

（王丹琼　张伟文）

第18章
重症新型冠状病毒感染:病例分享

18.1 病例精析一

病史简介

患者,女,77岁,因"咳嗽1周,加重伴气急2天"于2023年1月4日急诊入院。患者1周前无明显诱因下出现咳嗽咳痰,痰少色灰黑、能咳出,无发热,无胸闷,无恶心呕吐等不适。在家自测新型冠状病毒抗原为阳性,未治疗。2天前咳嗽加重,并气急明显,伴有头晕、乏力,无腹痛腹泻等不适。今至我院急诊,普通面罩吸氧5L/min的状态下,SpO_2 82%,T 37.4℃,为求进一步诊治,急诊拟"肺部感染"收呼吸内科住院治疗。

既往有糖尿病、高血压及冠状动脉粥样硬化性心脏病史。

入院查体

患者的情况为T 37.4℃,P 112次/分,R 34次/分,BP 169/95mmHg,肥胖,神志清醒,精神软,呼吸急促,对答切题,口齿清晰,查体合作。全身皮肤黏膜无黄染,全身表浅淋巴结无肿大,颈软,颈静脉无充盈与怒张,气管居中,双侧甲状腺无肿大。胸廓正常,无肋间隙增宽,双肺叩诊清音,呼吸音粗糙,闻及干湿啰音,闻及哮鸣音,心界叩诊无扩大,心率112次/分,节律齐,心音正常,无杂音。腹部饱满,无腹部压痛,无腹部反跳痛,肝脏未触及,脾脏未触及,Murphy's征阴性,肠鸣音正常。脊柱正常,活动正常,四肢正常,活动正常,关节正常,无肾区叩击痛,双下肢无浮肿。

辅助检查

2023年1月4日,新型冠状病毒*ORF*基因Ct值为30.49,*N*基因Ct值为30.5。

血气分析:酸碱度7.360,氧分压57.9mmHg,二氧化碳分压55.3mmHg,实际碱剩余3.8mmol/L,实际碳酸氢盐30.5mmol/L,阴离子间隙13.0mmol/L,乳酸1.42mmol/L。

血常规+CRP:白细胞计数$11.9×10^9$/L↑,中性粒细胞%为86.4%,淋巴细胞%为9.1%,嗜酸性粒细胞%为0.2%,中性粒细胞绝对数$10.3×10^9$/L,超敏C反应蛋白96.39mg/L。

凝血类:纤维蛋白原5.83g/L,部分凝血活酶时间24.14s,D-二聚体2.95mg/L FEU。

生化:脂肪酶65.6U/L,葡萄糖9.88mmol/L,白蛋白36.4g/L,直接胆红素9.6μmol/L,γ-谷氨酰转肽酶130U/L,乳酸脱氢酶405U/L。

高敏肌钙蛋白-Ⅰ：0.073μg/L。

B型利钠肽：231.0ng/L。

胸部CT：两肺多发病灶，考虑感染。主动脉及冠脉钙化斑块。肺动脉增粗；心脏增大。

入院诊断

考虑：①新型冠状病毒感染，重型Ⅱ型呼吸衰竭；②2型糖尿病；③高血压2级，极高危；④冠状动脉粥样硬化性心脏病。

诊疗经过

入呼吸科后予经鼻高流量吸氧，莫西沙星针0.4g静滴1次/日抗感染，阿兹夫定片5mg口服1次/日抗病毒，地塞米松磷酸钠针5mg静推1次/日抗炎等。2023年1月4日下午，患者的FiO_2 100%，SpO_2 90%，意识由清醒转为嗜睡[2023年1月4日血气分析（检验科）：酸碱度7.330↓，氧分压62.8mmHg↓，二氧化碳分压58.2mmHg↑，氧饱和度89.3%↓]，立即行气管插管，并将其转重症监护室治疗。入科优化呼吸机设置，俯卧位通气，因有严重的氧合功能障碍，常规的呼吸机支持难以维持氧合，告知家属相关的风险后，取得知情同意，遂决定通过右侧股静脉（置管直径21F）、右侧颈内静脉（置管直径17F）置管VV-ECMO支持。设置初始离心泵转速4000r/min，初始流量4.0L/min，空氧混合器氧浓度100%，氧流速度4.0L/min。运行其间，给予肝素抗凝维持ACT在180~220s。同时，在ECMO支持下的第2天，行俯卧位通气。其间多次行纤维支气管镜检查，见气管及左右主支气管及两肺各叶段支气管管腔相对狭窄，气道黏膜广泛出血（图18.1）。患者短时间内难以拔除气管插管。在VV-ECMO支持下的第16天，即2023年1月19日，暂停肝素抗凝数小时，行床旁气管切开术，采用电凝止血的方法，减少渗出。患者的氧合好转，于2023年1月20日撤离ECMO。2023年2月25日改高流量（费雪派克）吸氧。2023年3月7日转出ICU，继续康复治疗。图18.2为当时的肺部CT。

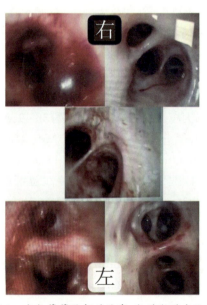

图18.1　支气管管腔相对狭窄，气道黏膜广泛出血

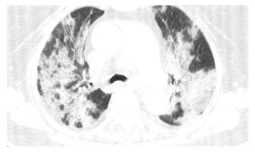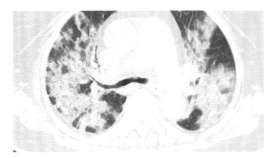

图 18.2　肺部 CT

决策性临床思维与分析

患者咳嗽 1 周,气急 2 天,入院时呼吸急促,新型冠状病毒检测为阳性。肺部 CT 提示双肺弥漫性渗出改变,俗称"白肺",考虑急性呼吸窘迫综合征。普通氧疗的治疗效果不佳,病情进展迅速。给予机械通气支持,经过充分的镇痛镇静、优化呼吸机的设置,纯氧支持下,俯卧位通气,氧合指数<60,持续 6h 无法缓解,因此,我们决定立即启动 VV-ECMO 治疗,避免因延迟上机而导致氧合指数进一步下降,出现多脏器功能受损而影响预后。

ECMO 和呼吸机都是呼吸支持手段而非病因治疗。呼吸机已被广泛用于 COVID-19 危重症患者,但死亡率仍然很高。ECMO 与呼吸机不同的是:①呼吸机对肺通气帮助大,而对肺换气的帮助有限,难以解决肺弥散功能障碍的极端低氧血症,ECMO 则可以提供足够的氧合和二氧化碳的清除能力;②呼吸机需要肺持续工作,甚至在高驱动压力水平下工作,而 ECMO 则不依赖自身的肺功能,能使肺脏得到休息,直至肺功能恢复。因此,ECMO 对于药物治疗和机械通气治疗反应均差的危重症 COVID-19 患者仍可能有效。

ECMO 管理中的主要问题与应对

(1)气道出血的处理:由于血液和 ECMO 管路之间的非生物表面接触激活凝血通路,ECMO 其间需要持续抗凝,最常用的是肝素。同时,ECMO 其间,因凝血因子、血小板的消耗,纤维蛋白溶解被激活,使出血成为 ECMO 相关的常见并发症,除置管和手术等侵入性操作导致的局部出血,出血部位还常发生于血管通路、肺、胃肠道、口、鼻、胸腔、腹腔和颅内。严重的脑出血、肺出血和消化道出血都可导致整个治疗失败,本例患者就出现了严重的气道出血。越来越多的研究显示,随着 ECMO 设备和制造工艺的发展,低剂量或不抗凝 ECMO 是安全可行的,且并未增加血栓事件,一般文献提及的时间在 3~7 天。因此,针对该患者出现严重的气道出血,气管镜下是两肺弥漫性出血的情况,介入治疗不合适,我们选择早期停用肝素 24h,纠正凝血异常,监测凝血状态,关注 ECMO 膜的功能状况,肺部活动性出血基本停止后开始使用低剂量的肝素,维持 APTT 在 36~45s 左右,逐步提高抗凝目标。

(2)气管切开的时机与方式:研究显示,COVID-19 患者的早期气管切开术与有创机械通气持续时间、ICU 住院时间减少相关。ECMO 运行其间,气管切开也是可行的,首选经皮扩张气管切开术,本病例因特殊时期严重的 ICU 医生工作超负荷,我们选择五官科床旁电凝止血方式气管切开。决定气管切开时,根据当时的抗凝水平结合肝素的半衰期,停用肝素 4h 左右开始手术,气管切开术后 12h 开始低剂量的抗凝,监测凝血状态、局部出血情况,逐步提高抗凝目标。

治疗结果、随访及转归

患者于2023年3月7日转出ICU。后期回访,患者能自主进食,独立行走。

(范钊坤 李成恩)

18.2 病例精析二

病史简介

患者,男,79岁因"溺水致神志不清14天"于2023年6月14日16:48收住我科。患者14天前不慎溺水,致神志不清,被送至当地中医院,予气管插管机械通气、抗感染等治疗后病情好转,12天前拔除气管插管,改为鼻导管高流量吸氧。复查新型冠状病毒仍为阳性,给予抗病毒治疗,肺部感染进一步加重。4天前经皮氧饱和度下降至65%~70%,立即予气管插管呼吸机辅助通气,复查胸部CT提示:两肺多发感染。为进一步治疗,遂至我院急诊科就诊。查血气分析:pH 7.491,氧分压96.5mmHg,二氧化碳分压46.2mmHg,实际碳酸氢根34.9mmol/L,实际剩余碱10.40mmol/L,乳酸2.2mmol/L,为进一步治疗,拟"重症肺炎"收住我科。

既往20天前有"新型冠状病毒"感染,出现乏力胸闷症状,未服药诊治。有"冠心病"病史10年,长期规律服用"阿司匹林、波立维、单硝酸异山梨酯、美托洛尔、盐酸曲美他嗪片"。

ICU入科查体

体温37.3℃,心率84次/分,呼吸17次/分,血压154/91mmHg,患者处于镇静镇痛的状态,气管插管呼吸机辅助通气(AC模式,FiO_2 50%,PC 16cmH$_2$O,PEEP 8cmH$_2$O),经皮血氧饱和度95%,双侧瞳孔等大等圆,直径约为2nm,对光反射迟钝,双肺呼吸音粗,双肺底可闻及湿性啰音,心律齐,未闻及病理性心脏杂音,腹软,双下肢无浮肿,右手中指与无名指缺如,双侧巴氏征未引出。

辅助检查

床边心脏彩超检查:①主肺动脉增宽;②主动脉瓣少中量反流;③二三尖瓣少量反流;④轻度肺高压。

床边胸片:两肺炎性病变,建议治疗后复查。

实验室检查。2023-06-14快速生化:葡萄糖8.47mmol/L,肌酐42.1μmol/L,尿素氮(尿素)12.00mmol/L,总胆红素23.4μmol/L,谷丙转氨酶107.0U/L,谷草转氨酶90.0U/L,乳酸脱氢酶727.0U/L,肌钙蛋白L 0.104μg/L。2023年6月14日,降钙素原(急)＋白介素6(急);降钙素原0.23ng/mL,白介素6为20.63pg/mL。

入院诊断

考虑重症肺炎,急性呼吸窘迫综合征,冠状动脉粥样硬化性心脏病,肝功能不全。

诊疗经过

患者入院后的肺部浸润灶进行性增多。给予气管插管呼吸机辅助呼吸,肺复张及俯卧位通气等处理后的效果差，氧合指数极低，遂于 2023 年 6 月 17 日行 VV-ECMO 治疗，置入右股静脉 21F 引流管，右侧颈内静脉 19F 灌注管，初始转速 3000r/min，流量 4.6L/min。

图 18.3 为患者的情况。

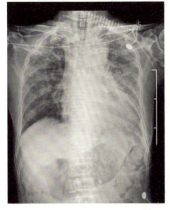
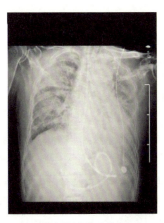
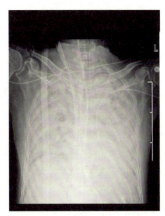

（a）2023 年 6 月 14 日　　　（b）2023 年 6 月 16 日　　　（c）2023 年 6 月 18 日

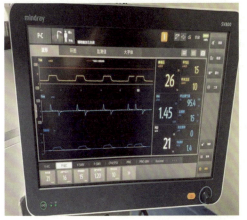

（d）2023 年 6 月 26 日

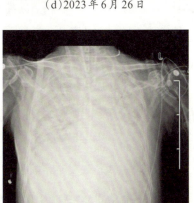

（e）2023 年 6 月 29 日

图 18.3　患者的情况

ECMO 运行其间,患者的自身肺功能极差,潮气量维持在 100mL 左右。2023 年 6 月 25 日,患者在原有的流量支持下氧合下降,通过抽取膜前膜后血气及混合静脉氧饱和度,计算出患者的再循环率高(0.83),原因可能与引血管与灌注管距离太近有关,故消毒后拔出 4cm 的灌注管并充分固定,患者的氧合情况明显有改善。患者在 VV-ECMO 支持下的氧合情况稳定,但肺部病灶无明显好转,无有效肺泡通气量,家属商议后于 2023 年 6 月 29 日决定自动出院。

决策性临床思维与分析

患者在新冠肺炎感染其间偶有轻度乏力胸闷的症状,未予重视,自行至水库游泳,出现溺水,考虑沉默低氧型新冠肺炎继发吸入性肺炎。在当地医院,患者持续处于新冠抗体阳性,予抗病毒治疗,双肺渗出磨玻璃样炎性改变,符合新冠肺炎影像学的表现。给予气管插管呼吸机辅助呼吸后,氧合改善不明显,采用肺复张及俯卧位通气后效果差,呼吸机的条件高,患者的氧合指数下降至 56.3,家属同意后予启动 VV-ECMO 治疗,避免因延迟上机而导致肺部进一步损伤。上机后,对于该患者实施肺保护性机械通气策略(A/C 模式,FiO_2 40%,PC 10cmH$_2$O,R 12 次/分,PEEP 6cmH$_2$O)。

ECMO 管理中的主要问题与应对

患者于 2023 年 6 月 25 日经皮氧饱和度下降,需考虑患者的因素:有无新发感染发热等引起氧耗量增加;心功能下降及血色素低而引起氧供减少等。同时,也需要考虑 ECMO 机器的因素:患者的 ECMO 管路有无打折;跨膜压有无增高的情况。在排除上述因素后,最后考虑再循环原因中插管位置的原因,予调整灌注管的位置,拉开了引流管与灌注管间的距离后患者的氧合情况好转。在 VV-ECMO 治疗的患者中,再循环是每天都需要面对及计算的问题,再循环会导致经过氧合的血液再次进入氧合器,这降低了氧合器的工作效率,使得实际供给患者的氧量减少。因此,需要密切关注氧合器的性能,评估膜功能,确保足够的氧供。患者的血色素减少需要引起重视。前期,该患者的血色素持续减少未引起明显的重视,因为再循环可能增加血液在体外循环中的暴露时间和机械剪切力,从而增加血液成分(如红细胞)损伤的风险。这种损伤可能导致溶血或血液凝固等问题。

治疗结果、随访及转归

2023 年 6 月 30 日,患者家属考虑经济因素,决定自动出院。ECMO 共持续维持 14 天。

(陈 可 陈 琨)

18.3 重症新冠肺炎的概述

18.3.1 新型冠状病毒的病原学特点以及发病机制

2019 年末,一种新型冠状病毒 SARS-CoV-2 在中国湖北省武汉市引起肺炎病例聚集,之后迅速传播,在中国各地乃至全球大流行,各大洲均有病例报告。2020 年 2 月,WHO 将该病命名为 2019 冠状病毒病(coronavirus disease 2019,COVID-19)。全球已报告超过 7.5 亿例 COVID-19 的确诊病例,已成为全球性的公共卫生问题。估计截至

2021年11月，有超过30亿人或世界人口的44%至少感染过1次SARS-CoV-2。所有的病例中约1/3发生在南亚（包括印度）。在COVID-19爆发3年多之后，WHO于2023年5月宣布COVID-19全球卫生紧急状态结束。

新型冠状病毒（以下简称新冠病毒，SARS-CoV-2）为β属冠状病毒，有包膜，颗粒呈圆形或椭圆形，直径为60～140nm。病毒颗粒中包含4种结构蛋白：刺突蛋白（spike，S）、包膜蛋白（envelope，E）、膜蛋白（membrane，M）、核壳蛋白（nucleocapsid，N）。新型冠状病毒基因组为单股正链RNA，全长约为29.9kb，基因组所包含的开放读码框架依次排列为5′-复制酶（ORF1a/ORF1b）-S-ORF3a-ORF3b-E-M-ORF6-ORF7a-ORF7b-ORF8-N-ORF9a-ORF9b-ORF10-3′。核壳蛋白N包裹着病毒RNA形成病毒颗粒的核心结构——核衣壳。核衣壳再由双层脂膜包裹，双层脂膜上镶嵌有新冠病毒的S、M、N蛋白。

新冠病毒入侵人体呼吸道后，主要依靠其表面的S蛋白上的受体结合域（RBD）识别宿主细胞受体血管紧张素转化酶2（ACE2），并与之结合感染宿主细胞。新冠病毒在人群中流行和传播的过程中频繁发生突变，当不同的亚型或子代分支同时感染人体时，还会发生重组，产生重组病毒株；某些突变或重组会影响病毒生物学的特性，如S蛋白上特定的氨基酸突变后，导致新冠病毒与ACE2的亲和力增强，在细胞内复制和传播的能力增强；S蛋白的一些氨基酸突变也会增加对疫苗的免疫逃逸能力，并降低不同亚分支变异株之间的交叉保护能力，导致突破感染和一定比例的再感染。

18.3.2　重症新冠肺炎的诊断标准

重症新冠肺炎是新型冠状病毒感染的严重类型，其致死率一直居高不下。多数患者需重症监护治疗，治疗中常需要高级生命支持，如：呼吸机、ECMO等技术。该疾病的早期识别及干预对改善其预后具有积极的意义。诊断标准如下。

（1）重型：确诊新冠肺炎并符合下列任何一条。

1）呼吸窘迫，呼吸频率（RR）≥30次/分；

2）静息状态下，指氧饱和度≤93%；

3）动脉血氧分压（PaO_2）/吸氧浓度（FiO_2）≤300mmHg（1mmHg=0.133kPa）。

（2）危重型：符合以下情况之一。

1）出现呼吸衰竭，且需要机械通气（使用无创或有创呼吸机）；

2）出现休克；

3）合并其他器官功能衰竭，需ICU监护治疗。

临床可统一将"重型""危重型"划为重症型。

18.3.3　重症新冠肺炎的ECMO指征

ECMO技术是一种先进的生命支持技术，主要用于常规治疗失败时的严重呼吸或心力衰竭的患者。ECMO的工作原理是将静脉血从体内引流到体外，经膜式氧合器氧合和二氧化碳排出后再用离心泵将血液注入体内，承担气体交换和血液循环的功能。按照血液回输的途径不同，通常将ECMO分为两种类型：从静脉系统引出，动脉回输，为VA-

ECMO;从静脉引出,又注入静脉,为 VV-ECMO。前者同时具有循环和呼吸辅助的功能;后者仅具有呼吸辅助的功能。

重症新冠肺炎的患者常并发严重的呼吸衰竭,常规的呼吸机支持常无法满足机体的氧供要求。VV-ECMO 主要用于急、慢性呼吸衰竭患者的临时支持,是重症新冠肺炎患者呼吸支持的强有力的手段,在其诊疗中得到广泛应用。因此,严格掌握新冠重症 ECMO 的启动时机,对其临床救治具有重要意义。

新冠重症 ECMO 的启动时机如下:在最优的机械通气条件下($FiO_2 \geqslant 80\%$,潮气量为 6mL/kg 理想体重,$PEEP \geqslant 5cmH_2O$,且无禁忌证),且保护性通气和俯卧位通气的效果不佳,并符合以下之一,应尽早考虑评估实施 ECMO。①$PaO_2/FiO_2 < 50mmHg$ 超过 3h;②$PaO_2/FiO_2 < 80mmHg$ 超过 6h;③动脉血 $pH < 7.25$ 且 $PaCO_2 > 60mmHg$ 超过 6h,且呼吸频率 > 35 次/分;④呼吸频率 > 35 次/分时,动脉血 $pH < 7.2$ 且平台压 $> 30cmH_2O$。对于符合 ECMO 指征,且无禁忌证的危重型病例,应尽早启动 ECMO 治疗,避免延误时机,导致患者的预后不良。ECMO 的模式选择:仅需呼吸支持时选用 VV-ECMO,其是最为常用的方式;需呼吸和循环同时支持时,则选用 VA-ECMO;VA-ECMO 出现头臂部缺氧时可采用静脉-动脉-静脉方式(VAV-ECMO)。实施 ECMO 后,严格实施保护性肺通气策略。推荐初始设置:潮气量 $< 4 \sim 6mL/kg$ 理想体重,平台压 $\leqslant 25cmH_2O$,驱动压 $< 15cmH_2O$,$PEEP\ 5 \sim 15cmH_2O$,呼吸频率 $4 \sim 10$ 次/分,$FiO_2 < 50\%$。对于氧合功能难以维持或吸气费力、双肺重力依赖区实变明显或需气道分泌物引流的患者,应积极进行俯卧位通气。

18.3.4　重症新冠肺炎的 ECMO 撤机

由于 ECMO 的相关并发症可造成较为严重的临床后果,所以 ECMO 的撤机应尽早进行。目前,呼吸衰竭患者的 ECMO 撤机主要分为两种情况:一种情况为出现严重的并发症(如颅内出血、消化道出血、ECMO 相关血流感染)、穿刺部位感染、病情不可逆、不可逆的意识障碍等问题;另一种情况为导致此次呼吸衰竭的病因已经去除或有改善,且通过其他的呼吸支持手段能够满足目前的气体交换需要。

VV-ECMO 的撤机标准如下:①肺部原发病、肺功能以及影像学等情况有改善;②机械通气:吸入氧浓度 $< 50\%$、潮气量 $6 \sim 8mL/kg$ 的情况下,气道峰压 $< 30cmH_2O$,气道平台压 $< 25cmH_2O$,呼气末正压 $\leqslant 10cmH_2O$,维持氧合指数满意;③血气分析:二氧化碳清除能力、氧合指数及内环境稳定。

总之,重症新冠肺炎常引起严重的心肺功能的衰竭,传统的治疗手段常难以维持机体的循环及呼吸功能,ECMO 的使用可为临床治疗争取时间,进而为心肺功能的恢复创造条件,这一"硬核"技术可有效提高新冠肺炎危重症患者的救治成功率。需要注意的是,ECMO 操作复杂、费用高昂,且存在并发症的风险,因此在实际的应用中,需要严格掌握适应证,根据患者的病情和实际情况进行评估和决策。

参考文献

姜利,潘纯,桑岭,等.重症新型冠状病毒肺炎管理专家推荐意见.中华重症医学电子杂志(网络版),
　　2020,6(1):1-11.

龙村,李欣,于坤.现代体外循环学.北京：人民卫生出版社,2017.

龙村.体外膜肺氧合循环支持专家共识.中国体外循环杂志,2014,12(2):65-67.

闵苏,敖虎山.不同情况下成人体外膜肺氧合临床应用专家共识(2020版).中国循环杂志,2020,35(11):
　　1052-1063.

CHEN L,LIU W,ZHANG Q,et al.RNA based mNGS approach identifies a novel human coronavi-
　　rus from two individual pneumonia cases in 2019 Wuhan outbreak.Emerging Microbes and Infec-
　　tions,2020,9(1):313-319.

TOIT A D .Outbreak of a novel coronavirus.Nature Reviews Microbiology,2020,18(3):123-123.

TEAM E E .Note from the editors：World Health Organization declares novel coronavirus(2019-
　　nCoV) sixth public health emergency of international concern.Eurosurveillance,2020,25(5).

COVID-19 Cumulative Infection Collaborators. Estimating global, regional, and national daily and
　　cumulative infections with SARS-CoV-2 through Nov 14, 2021： a statistical analysis. Lancet,
　　2022,399:2351.

ZHOU P,YANG X L,WANG X G,et al.Discovery of a novel coronavirus associated with the recent
　　pneumonia outbreak in human s and its potential bat origin.Biorxiv,2020.

KIKKERT M.Innate immune evasion by human respiratory RNA viruses.J Innate Immun,2020,12
　　(1):4-20.

LIU L,WEI Q,LIN Q,et al.Anti-spike Ig G causes severe acute lung injury by skewing macrophage
　　responses during acute SARS-CoV infection.JCI Insight,2019,21,4(4):123158.

MUBARAK A, ALTURAIKI W, HEMIDA M G. Middle east respiratory syndrome coronavirus
　　(MERS-COV)：infection, immunological resp onse, and vaccine development. J Immunol Res,
　　2019:6491738.

COMAR C E,GOLDSTEIN S A,LI Y Z,et al.Antagonism of ds RNA-Induced innate immune
　　pathways by NS4a and NS4b accessor y proteins during MERS coronavirus infection.M Bio,
　　2019,10(2):e00319-19.

KULKARNI T, SHARMA N S, DIAZ-GUZMAN E. Extracorporeal membrane oxygenation in
　　adults：a practical guide for internists. Cleve Clin J Med,2016,83(5)： 373-384.

COMBES A,HAJAGE D,CAPELLIER G,et al. Extracorporeal membrane oxygenation for severe
　　acute respiratory distress syndrome. N Engl J Med,2018,378:1965.

AGERSTRAND C L,BURKART K M,ABRAMS D C,et al. Blood conservation in extracorporeal
　　membrane oxygenation for acute respiratory distress syndrome. Ann Thorac Surg,2015,99:590.

HELMS J,FRERE C,THIELE T,et al. Anticoagulation in adult patients supported with extracorpo-
　　real membrane oxygenation：guidance from the scientific and standardization committees on peri-
　　operative and critical care haemostasis and thrombosis of the international society on thrombosis
　　and haemostasis. J Thromb Haemost,2023,21:373.

SKLAR M C,SY E,LEQUIER L,et al. Anticoagulation practices during venovenous extracorporeal membrane oxygenation for respiratory failure：a systematic review. Ann Am Thorac Soc,2016,13：2242.

TONNA J E,ABRAMS D,BRODIE D,et al. Management of adult patients supported with venovenous extracorporeal membrane oxygenation（VV-ECMO）：guideline from the extracorporeal life support organization（ELSO）. ASAIO J,2021,67：601.

KONDO Y,OHBE H,ASO S,et al. Efficacy of prophylactic antibiotics during extracorporeal membrane oxygenation：a nationwide cohort study. Ann Am Thorac Soc,2021,18：1861.

（范钊坤　李成恩　江荣林）

第19章
吸入性气体中毒:病例分享

19.1 病例精析

病史简介

患者,男,49岁,因"刺激性咳嗽伴胸闷气闭8h"于2021年1月4日入院。患者在化工厂作业时吸入有机氟气体,当时感恶心、刺激性咳嗽、胸闷,未引起重视,6h后感胸闷气闭加重入院。查血气分析pH 7.42,PCO_2 42.8mmHg,PO_2 56.4 mmHg,HCO_3^- 27.8mmol/L。查胸部CT"两肺弥漫性斑片状稍高密度影",为求进一步诊治,拟"急性有机氟中毒呼吸衰竭"入院。

否认既往有心、肝、肾脏等基础疾病和遗传性疾病家族史。

ICU入科查体

患者的神志清楚,精神一般,呼吸急促,未吸氧状态下经皮氧合维持在85%~88%,T 36.8℃,R 27次/分,BP 138/75mmHg,颈软,双侧瞳孔等大等圆,直径约为2.0mm,对光反射灵敏,皮肤巩膜无黄染,听诊双肺呼吸音粗,两肺可闻及少量的湿啰音,心率108次/分,律齐,各瓣膜区未闻及病理性杂音,腹软,全腹无压痛及反跳痛,肝脾肋下未及,肠鸣音3~5次/分,四肢肌力5级,双侧巴氏征阴性。

辅助检查

胸部CT示:两肺弥漫性斑片状稍高密度影。

实验室检查:白细胞计数$14.4×10^9$/L,血红蛋白173.1g/L;C反应蛋白22.43mg/L,血气分析pH 7.42,PCO_2 42.8mmHg,PO_2 56.4mmHg,HCO_3^- 27.8mmol/L。

入ICU诊断

考虑"急性有机氟中毒"。

ICU诊疗经过

入院后给予甲强龙80mg抗炎,同时予高流量吸氧、俯卧位通气。患者的病情进展迅速,氧合进行性下降,同时出现意识淡漠、二氧化碳潴留、循环逐渐恶化,立即转入ICU给予气管插管呼吸机辅助呼吸(P-CMV模式,PC 30cmH$_2$O,PEEP 10cmH$_2$O,FiO$_2$ 100%)。机械通气2h复查血气,提示氧合指数80.7,潮气量进行性降低,当即采用VV-ECMO治疗(右侧股静脉-右侧颈内静脉),设置初始离心泵转速3450r/min,初始流量3.6L/min,空氧混合器氧浓度100%,氧流速度2.5L/min。

　　ECMO建立后行保护性肺通气策略（P-CMV模式，PC 15cmH$_2$O，PEEP 10cmH$_2$O，f 10次/分，FiO$_2$ 50%），目标氧饱和度85%~90%，PaCO$_2$<45cmH$_2$O。同时予以西维来司他钠（中性粒细胞弹性蛋白酶抑制剂）、甲强龙抗抗炎，血浆置换，以（注射用哌拉西林钠/他唑巴坦钠）特治星针预防感染，采用限制性液体管理策略，俯卧位通气，使用乙酰半胱氨酸抗肺纤维化，使用血管活性药物维持血压，逐步开放肠道营养及对症支持治疗。2021年1月7日，患者停用血管活性药物后循环稳定，复查胸部CT提示"双侧白肺"，继续上述的治疗方案于2021年1月10日复查胸部CT，示肺部病变较前明显有好转，当日撤离VV-ECMO。2021年1月11日拔除气管插管，患者的氧合指数稳定。具体见图19.1。

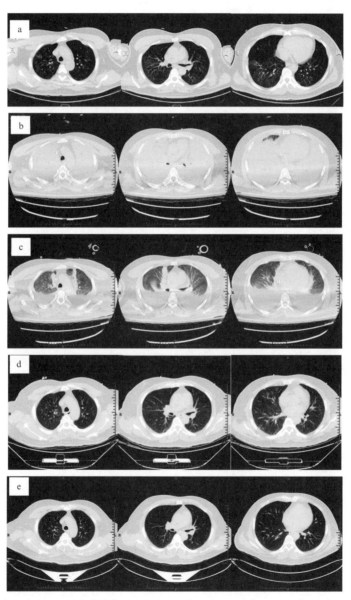

图19.1　a.2021年1月4日入院时的胸部CT；b. 2021年1月7日胸部CT；c. 2021年1月10日胸部CT；
d. 2021年1月28日胸部CT；e.2021年3月9日胸部CT

决策性临床思维与分析

患者入院后的病情进展迅速,经过高流量吸氧、俯卧位通气、激素对症处理后氧合仍进行性下降,同时出现意识淡漠、二氧化碳潴留,立即转入 ICU 给予气管插管机械通气。插管后呼吸机的条件高,潮气量进行性低,氧合指数下降至 80.7mmHg,当即采用 VV-ECMO 治疗。成功上机后,复查胸片(距离吸入时间 12h),已提示"白肺"。早期启动 ECMO 治疗能迅速改善机体缺氧的状态,避免顽固性缺氧引起多器官衰竭等并发症,同时也避免了长时间靠机械通气引起的呼吸机相关性肺损伤,给予肺脏充分恢复的时间。

ECMO 管理中的主要问题与应对

限制性液体管理策略:患者入院后的血红蛋白从 173.1g/L 上升至 205g/L,明显提示存在血液浓缩,循环逐渐恶化,我们采用限制性液体管理联合大剂量的血管活性药物[去甲肾上腺素 1.0μg/(kg·min)]维持循环,早期补充大量的血浆、白蛋白等胶体液。第 1 天,液体正平衡 3000mL,循环相对稳定后即采取液体负平衡策略,这样明显减少毛细血管渗漏的发生。

实施俯卧位通气:患者在 VV-ECMO 早期进行俯卧位通气并没有任何获益,但我们仍然坚持每日俯卧位通气 16h,这可能是患者在"白肺"其间以及病情恢复期未发生明显的肺部感染的主要原因。

治疗结果、随访及转归

2021 年 1 月 28 日,复查胸部 CT,提示肺部浸润灶进一步吸收好转,给予出院。2021 年 3 月 9 日,门诊复查胸部 CT,未见明显的肺纤维化病变。

(汪凯昱　方红龙)

19.2　吸入性有机氟中毒的概述

19.2.1　流行病学

我国每年的含氟高分子材料数占世界产能的 18%。我国是世界第二大氟聚合物生产国,劳动者发生有机氟中毒的概率大大增加。有机氟化合物是指分子结构中有氟碳键的化合物,根据化学结构主要分为氟烷烃和氟烯烃。有机氟化合物的毒性随分子中氟原子数的增加而降低,一般认为氟烷烃的毒性小于氟烯烃。有机氟化合物常温下多为气体,易经呼吸道进入人体。接触有机氟化合物时,早期无明显的体征或出现以中枢神经系统为主的"上感样"症状,表现为鼻塞、咽痛和咳嗽等。有机氟中毒多见于职业伤害,常隐匿起病,由于其潜伏期相对较长,若不与职业接触史相联系,非常容易造成误诊、误治和漏诊。据报道,国内历次发生群体重度有机氟中毒,部分因错失早期的诊治机会,造成肺纤维化、急性呼吸窘迫综合征、多器官功能衰竭,甚至死亡。

19.2.2　发病机制

有机氟气体是一种脂溶性亲肺的剧毒物质,吸入后经细支气管及肺泡上皮吸收,通过脂质过氧化反应直接损害肺泡 Ⅰ 、Ⅱ 型上皮细胞和肺毛细血管内皮细胞,而白蛋白等可通过被破坏的细胞间隙进入肺间质和肺泡腔,很快引起两肺弥漫性渗出。因此,吸入性有机氟中毒主要表现为高通透性肺水肿,早期即可出现ARDS。此外,有研究认为有机氟气体除引起肺损伤而导致呼吸衰竭外,亦可作用于心肌糖代谢来干扰三羧酸循环,发生细胞内外膜电解质分布异常,从而导致心律失常和心肌损伤。

19.2.3 ECMO指征

急性有机氟中毒目前尚无特效的解毒剂,治疗措施主要是及时采用足量的糖皮质激素进行抗炎、抗纤维化治疗,以及呼吸支持。2020年,《刺激性气体中毒诊治专家共识》提出,积极维护刺激性气体中毒患者的器官功能,在最佳机械通气策略下仍无法纠正低氧血症的ARDS患者来说,有条件时可应用ECMO治疗。在常规治疗无效时,ECMO无疑成为挽救急性刺激性气体中毒患者生命的关键。参照2021年ELSO发布的VV-ECMO支持的成年患者管理指南及EOLIT试验ECMO入组标准,ARDS中的VV-ECMO指征为:在积极处理病因、俯卧位通气、肺复张、神经肌肉阻滞剂、高PEEP后,若①患者的氧合指数<80mmHg的时间大于6h;②氧合指数<50mmHg的时间大于3h;③pH<7.25并且$PaCO_2$>60mmHg的时间超过6h。满足三者中的任何一条,积极进行ECMO治疗;或④氧合指数>150,但pH<7.25且$PaCO_2$>60mmHg的时间超过6h,也考虑积极行ECMO。VV-ECMO的相对禁忌证包括:中枢神经系统出血、严重的中枢神经系统损伤、不可逆性神经系统病理学、出血、抗凝禁忌、免疫抑制状态、机械通气>7天且P_{plat}>30cmH_2O,FiO_2>90%。

19.2.4 ECMO的应用管理

有机氟中毒患者的VV-ECMO流量管理中最重要的是理解ECMO建立前后的病理生理状态,对患者的氧供氧耗状态进行充分的评估。安全的VV-ECMO的限值应为3:1。有机氟中毒的患者应用VV-ECMO支持后,大部分的静脉血流通过插管引流,经过膜肺充分氧合和排出二氧化碳,再回输到患者的静脉系统(右心),与未通过ECMO管路的静脉血混合。患者的氧供主要取决于膜肺的氧供(为主)和残余肺的氧供(为辅),膜肺的氧供由ECMO血流量、血红蛋白、膜前饱和度和氧分压(自循环比率)、ECMO气体氧浓度以及膜肺功能决定,残余肺的氧供由心排量、残余肺功能、机械通气策略决定。二氧化碳的弥散能力远超氧气,血流量1~3L/min通常可满足患者CO_2的清除,但不足以满足氧气的供给,因此,ECMO流量调整的主要目的仍是保证机体的氧供。当ECMO膜前氧饱和度偏高、引流管和回输管的距离过近,提示自循环比率过高,导致ECMO效率降低,需优化ECMO的插管位置。当患者出现发热、躁动、呼吸困难、寒战等时,代谢需求增加、氧气利用率增加,导致全身气饱和度降低,需给予相应的处理。对于贫血的患者,应考虑输血,有学者建议目标血红蛋白为100~120g/L。当心输出量过低时,可通过强心药物和优化容量状态来提升心输出量,增加患者的氧供。当心输出量过高时,ECMO的血流量占心输出量的比率过低,需要提升ECMO流量或降低心输出量,β-受体阻滞剂可用于减少自身循环而不经过ECMO循环的血流量。

尽管低氧血症和高氧血症都与患者的病死率增加有关,但对于VV-ECMO支持患者的氧分压(PaO_2)、二氧化碳分压($PaCO_2$)的目标范围尚无循证证据。临床上,推荐采用EOLIA试验中的气体交换目标:PaO_2 65～90mmHg、$PaCO_2$<45mmHg。在VV-ECMO开始后,应避免快速纠正高碳酸血症,因为过快地降低二氧化碳分压会增加神经并发症。VV-ECMO支持的过程中,患者可能存在低氧血症(动脉氧饱和度低)但不缺氧,或者动脉饱和高但缺氧的情况,临床上应综合判断患者是否出现低氧血症和缺氧。应避免VV-ECMO其间有低氧饱和度而增加呼吸机设置补偿的陷阱,使用VV-ECMO后未能降低通气设置,会消除其带来的主要益处。

19.2.5 ECMO的撤机

ECMO撤机评估应该是在原发病好转后开始,而不是已经达到完全撤机条件后再评估。可以尝试通过以下因素综合考虑:①导致ECMO上机的因素是否已经去除或者好转;②影像学是否开始好转;③肺部超声评分是否开始好转;④氧供/氧耗比是否好转;⑤二氧化碳/pH是否好转。

VV-ECMO的撤机标准:①肺部原发病、肺功能以及影像学等情况有改善;②机械通气:吸入氧浓度<50%、潮气量6～8mL/kg的情况下,气道峰压<30cmH$_2$O,气道平台压<25cmH$_2$O,呼气末正压≤10cmH$_2$O,维持氧合满意;③血气分析:二氧化碳清除能力、氧合指数及内环境稳定。2021年,VV-ECMO ELSO指南中具体的操作流程的推荐:①减少膜肺氧浓度。以20%的速度降低FiO_2,逐步使FiO_2从1.0至0.21;保持SpO_2>92%或PO_2>70mmHg;ABG临床满意。②减少膜肺气流量。降气流量:以0.5～1L/min速度逐步降至目标1L/min;每次减少气流量时,查ABG;根据临床的情况,保持在可接受的pH,且无过度通气。③如可耐受,停用ECMO,尝试关闭气源2～3h或更长;之后监测SpO_2和ABG。④通知拔管医生:确认夹闭气源后ABG示$PaO_2$270mmHg+可接受的pH,无过度通气;做好大量出血的准备;做好镇痛镇静;拔管前保持肝素至少1h;缝合伤口,加压观察;24h后检查DVT。

实际操作中可能会遇到几个问题。

(1)是否需要下调氧浓度?根据ELSO指南的要求,需要逐步下调ECMO的氧浓度,减少氧气支持。但实际下调了氧浓度并不一定代表氧供的减少。比如,调整前,ECMO氧浓度100%,膜后氧分压500mmHg,当改为50%浓度时,膜后氧分压250mmHg。氧分压虽然下降了一半,然而由于氧气的供给主要靠血红蛋白的化学结合,根据解离曲线,ECMO的氧供几乎毫无变化。

(2)停气需要多久比较合适?本质上说,停气对于患者的二氧化碳耐受的考验比氧气要大得多。指南中推荐2～3h或者更久,但是一般人体都有一定的代偿能力,比如呼吸频率,2～3h很有可能导致比较高的撤机失败率,目前没有大规模随机研究的支持下,停气多少时间并没有一个合适的范围。本中心在临床实践中一般采取停气6～12h,但需结合患者的情况。

(3)撤机评估中,呼吸机参数应该在什么水平?指南中的描述较为简单,ELSO红宝书中推荐,无论使用何种通气模式,FiO_2应保持在30%～60%,PEEP应至少保持在5～10cmH$_2$O,呼吸频率应小于30次/分。对于容量控制模式,潮气量可以以每千克理想体重

增加 $1\sim2mL/kg$ 的增量，最大达到 $6\sim8mL/kg$ 的 PBW，并且接受的平台压力（P_{plat}）小于 $28cmH_2O$。对于压力控制或压力支持模式，驱动压可以增加至不超过 $15\sim20cmH_2O$，并且提供的潮气量应在 $6\sim8mL/kg$ 的 PBW 范围内。

—————————————————— • ——————————————————

参考文献

曹隽，范晓理，黄伟，等.工业有机氟气体中毒致心肌损伤三例分析.中华急诊医学杂志,2017,26(5): 586-588.

沈悦恬，姚峰，匡兴亚.职业性急性有机氟中毒救治要点分析.职业卫生与应急救援,2016,34(1):36-38.

粟小理.中国有机氟行业发展现状与趋势//2008中国氟化工生产与应用技术研讨会论文集.洛阳:中国 氟硅有机材料工业协会,2008:1-8.

余清卿，黄毅.职业性急性有机氟中毒的应急救援对策.职业卫生与应急救援,2001,19(3):115.

中国心胸血管麻醉学会，中华医学会麻醉学分会，中国医师协会麻醉学医师分会，等.不同情况下成人体 外膜肺氧合临床应用专家共识(2020版).中国循环杂志,2020,35(11):1052-1063.

中国医师协会急诊医师分会，中国急诊专科医联体，中国医师协会急救复苏和灾难医学专业委员会，等. 刺激性气体中毒诊治专家共识围.中华急诊医学杂志,2020,29(12):1527-1536.

BARTLETT R H. Physiology of gas exchange during ECMO for respiratory failure.J Intensive Care Med,2017,32(4):243-248.

COMBES A,HAJAGE D,CAPELLIER G,et al. Extracorporeal membrane oxygenation for severe acute respiratory distress syndrome. The New England Journal of Medicine,2018,378(21): 1965-1975.

COMBES A,SCHMIDT M,HODGSON C L,et al. Extracorporeal life support for adults with acute respiratory distress syndrome. Intensive Care Med,2020,46(12):2464-2476.

LORUSSO R,GELSOMINO S,PARISE O,et al.Neurologic injury in adults supported with veno-venous extracorporeal membrane oxygenation for respiratory failure: findings from the extracorporeal life support organization database. Crit Care Med,2017,45(8):1389-1397.

PERINA D G. Noncardiogenic pulmonary edema.Emerg Med Clin North Am,2003,21(2):385-393.

THOMPSON B T. Corticosteroids for ARDS. Minerva Anestesiol,2010,76(6):441-447.

TONNA J E,ABRAMS D,BRODIE D,et al. Management of adult patients supported with venovenous extracorporeal membrane oxygenation (VV-ECMO):guideline from the extracorporeal life support organization (ELSO). American Society for Artificial Internal Organs,2021,67(6):601-610.

（孙　勇　吕　良　方红龙）

第 20 章
创伤性湿肺病:病例分享

20.1 病例精析

病史简介

患者,男,57岁,因"高处坠落致多处疼痛出血伴意识障碍2h余"于2023年2月12日收住入院。患者约2小前不慎从9楼高处坠落,伤后意识模糊、烦躁不安,全身多处创面渗血,于8:47到达我院,急诊科予输红细胞悬液、补液、改善凝血功能、维持内环境等对症治疗,急诊创伤团队会诊后暂无急诊手术指征,为进一步诊治,拟"多发性创伤失血性休克创伤性凝血病"收住入院。

否认既往有心、肝、肾脏等基础疾病和遗传性疾病家族史。

ICU入科查体

T 34.1℃,P 134次/分,R 33次/分,BP 107/48mmHg[去甲肾上腺素1.6mg/(kg·h)维持],SpO_2 94%(储氧面罩10L/分),疼痛评分7分。患者的神志模糊,烦躁,双侧瞳孔等大等圆,直径为4.0mm,光反射迟钝,右颜面部及右外耳道可见少许的血迹,双肺尚可性啰音,心律齐,腹肌稍紧张,上腹部有可疑的压痛,四肢可见不自主的活动,肌力不能配合,骨盆外固定带在位,全身多处挫伤灶,左右babinski(−)。

辅助检查

头胸腹CT+全腹部增强CT(图20.1):①右侧颧骨骨折,右侧额部头皮软组织肿胀。②右肺多发浸润灶,考虑肺挫伤,建议随诊。③右侧第2、3、4、6～12及左侧第5、9、12肋骨骨折,建议2～3周复查以排除隐匿性骨折。④腰2右侧横突,右侧肩胛骨,胸骨骨折。⑤右侧胸腔积气、积液。⑥颈椎未见明显的骨折征象。⑦肝周积血,肝挫裂伤。⑧左肾小囊肿。⑨骶骨右侧、双侧耻骨上支、左侧耻骨下支,周围软组织肿胀。⑩主动脉弓周围高密度影,壁内血肿、主动脉夹层待排,建议CTA检查。

心脏彩超+组织多普勒+室壁运动+左心功能测定:心脏各房室的腔内径正常,室壁厚度正常。室壁运动协调。各瓣膜形态、活动回声正常。主动脉、肺动脉的内径正常,心包腔内心尖部可见0.4cm的液性暗区。左室收缩功能正常(EF=60%)。二尖瓣口血流频谱PW示VE/VA<1,TDI显示二尖瓣环运动频谱e′/a′<1。

膈上膈下腹腔彩超:双侧胸腔未见明显的液性暗区。肝肾间隙可见0.9cm的液性暗区;脾肾间隙、下腹腔未见明显的液性暗区。

195

凝血功能:部分凝血活酶时间77.0s,凝血酶原时间20.7s,纤维蛋白原1.45g/L,国际标准化比值1.75,凝血酶原活动度43%。

急诊生化:谷丙转氨酶564.0U/L,钙2.05mmol/L,糖11.53mmol/L,肌酸激酶680.9U/L,乳酸脱氢酶1802.8U/L,肌酸激酶同工酶531.6U/L,淀粉酶155.7U/L,脂肪酶308.0U/L。

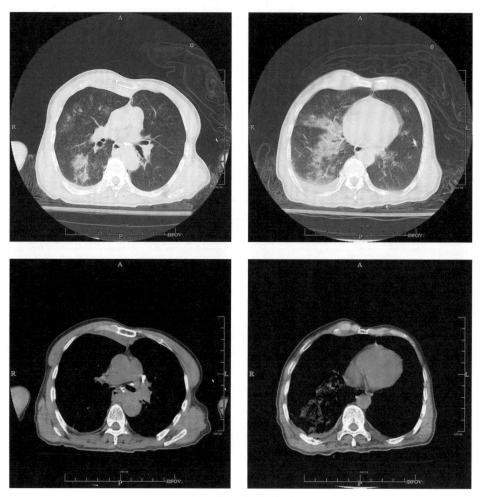

图20.1　患者的CT图

入ICU诊断

多发伤:创伤失血性休克代谢性酸中毒;肝挫裂伤、肝周积血;胸部损伤、多发肋骨骨折(右侧第2、3、4、6~12及左侧第5、9、12肋骨骨折)、右侧肩胛骨、胸骨骨折、创伤性湿肺、心肌损伤、心包积液、血气胸、急性呼吸衰竭;骨盆骨折(骶骨右侧、双侧耻骨上支、左侧耻骨下支)、闭合性颅脑损伤、右侧颧骨骨折;腰2右侧横突;主动脉夹层待排;创伤性凝血病;低体温;多处软组织挫伤。

ICU诊疗经过

入院后给予气管插管机械通气,减轻心脏氧耗;适当补液,抗休克治疗;维护凝血功能,维持内环境稳定;急诊行胸主动脉造影覆膜支架植入腔内隔绝术。治疗1天后,患者的氧合不佳,P/F＜100,考虑重症肺炎合并重度ARDS。因患者多处多发骨折,存在俯卧位通气禁忌,有VV-ECMO指征,家属同意后决定通过右侧股静脉(置管直径21F)、右侧颈内静脉(置管直径17F)置入VV-ECMO,设置初始离心泵转速为4000r/min,初始流量4.0L/min,空氧混合器氧浓度100％,气流4L/min。

患者存在重度ARDS,选择小潮气量肺保护通气策略,潮气量选择4mL/kg,PEEP滴定后选择10cmH$_2$O,同时改特治星针(注射用哌拉西林钠/他唑巴坦钠)抗感染、甲泼尼龙注射液抗炎治疗、护肝、护胃、维持水电解质平衡、营养支持治疗等。在ECMO运行的第6天,患者的P/F明显有改善,达220。运行的第9天,P/F上升至260,肺部影像学提示渗出灶明显减少,呼吸机参数降低明显,PEEP 5cmH$_2$O,P$_{plat}$ 15cmH$_2$O,逐步下调气流至关闭气流运行24h后,动态复查血气分析,提示氧合正常,循环稳定,提示肺部氧合功能够满足全身的氧代谢。图20.2为患者经治疗后的影像图。

根据患者的氧合及循环情况,2023年2月26日,撤离ECMO;2023年3月1日,拔除气管插管;2023年3月6日,转康复科治疗。

图20.2为患者经治疗后的影像图。

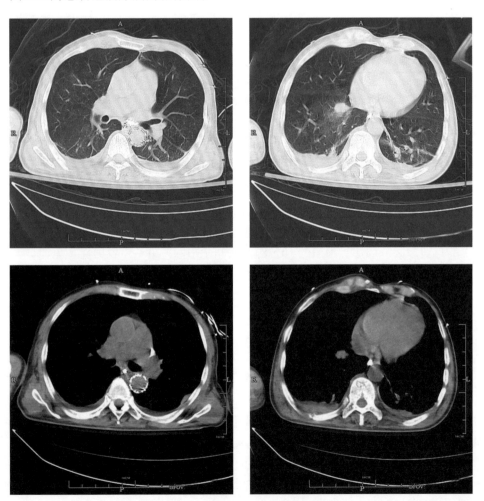

图20.2　患者经治疗后的影像图

决策性临床思维与分析

患者入院时表现为创伤性湿肺合并创伤性休克,经补液治疗后,两肺渗出较前明显增多,呼吸机的支持力度增高,氧合指数下降至100左右,同时伴有组织缺氧的表现,乳酸升高。调整呼吸机模式及参数的同时,适当进行利尿治疗后,氧合仍无明显改善。复查胸部影像,提示肺部渗出进行性增多,血气分析结果显示氧合进行性下降,患者的氧供无法满足全身的氧代谢需求,因此,我们决定行VV-ECMO治疗来解决氧供问题,避免因长时间缺氧对各脏器功能及组织造成不可逆的损害。

ECMO管理中主要问题与应对

该患者在ECMO上机后初始流量4.0L/min,空氧混合器氧浓度100%,气流4L/min。ECMO运转良好,但复查外周血动脉氧分压改善不明显,检查发现膜后氧分压430mmHg,膜前氧分压196mmHg。考虑大量再循环导致氧输送不足,立即再次确认2根导管的置入深度,将动脉管置入47cm,静脉管置入17cm。查床边胸片,见2根导管的头端距离约为10cm,考虑置管位置过深而导致动脉血再循环。调整动脉的置管深度至14cm,静脉的置管深度调整至45cm。复查胸片,提示2根导管头端距离约为15cm,经皮氧饱和度上升至97%左右。复查静脉血气分析,提示PO_2 75mmHg,说明调整后的管路位置适当,再循环在合理的范围内。

治疗结果、随访及转归

2023年3月6日,患者转入康复科进行康复治疗,后续随访恢复良好。

(蔡 斌 张伟文)

20.2 创伤性湿肺的概述

20.2.1 流行病学

随着工矿、建筑及交通事业的发展,创伤患者的数量显著增加,其已成为40岁以下人群死亡的首要原因。杨建等报道的10738例胸部创伤中以20~50岁男性多见,其中,交通伤、锐气伤和坠落伤为主要伤因,且61.2%合并多发伤。其中,创伤性湿肺在胸部钝性伤患者中的发生率为30%~75%。

20.2.2 发病机制

目前,关于创伤性湿肺(traumatic wet lung,TWL)的发病机制尚未彻底明确,发生原因与迅猛的钝器伤有关。日常生活中的交通事故、撞击、挤压以及高空坠落均会诱发该病症。创伤性湿肺的病理改变为肺泡以及广泛分布于肺部的毛细血管受损,肺间质和肺泡内血液渗出,并引起间质性水肿,导致肺实质所包含的氧气量急剧减少,血管外水含量大幅增加,通换气功能障碍下造成肺动脉压以及肺循环阻力加大。一般情况下,创伤性湿肺在伤后12~24h进行性发展且患者普遍伴有其他的损伤,如肋骨骨折、血气胸、心包损伤等。有研究指出,创伤性湿肺在胸部钝性伤患者中的发生率为30%~75%。重型创伤性湿肺往往同时合并血胸、气胸，导致通气和换气功能障碍，而肺动脉压和肺循环阻力增高，是引起胸部外伤后急性呼吸衰竭的最常见的因素。

创伤性湿肺患者的多排螺旋CT的临床表现包括间质型、云雾型、弥漫实变型、节段实变型4种。①间质型：肺部血管影模糊不清且可见明显的增粗、不均匀的密度影。②云雾型：单侧或者是双侧肺叶的透光度明显下降且表现出磨玻璃样改变，可见肺部纹理。③弥漫实变型：单侧或者是双侧肺部呈现出实质高密度影，呈斑点状或者是斑片状且沿着支气管分布。④节段实变型：肺内可见大片的高密度影，呈阶段状分布且密度不均匀、边缘不规则。

20.2.3　ECMO指征

因急性呼吸窘迫综合征是创伤性湿肺的最常见的并发症，且采用ECMO治疗创伤性湿肺的研究报告不多见，故参考ARDS的上机指征。Hubmayr和Farmer提出的时机为：$FiO_2 > 90\%$，$PaO_2/FiO_2 < 80mmHg$，且肺损伤评分（Murray评分）3~4分。Ferguson等提出的时机为：呼吸机的平台压（P_{plat}）$> 32cmH_2O$且$FiO_2 = 100\%$，$SpO_2 < 90\%$或血pH< 7.2。欧洲危重病医学会于2023年最新发布的ARDS指南强烈推荐，成人严重ARDS（中度证据等级），包括由COVID-19感染导致的ARDS（弱证据等级），行ECMO治疗的时机参考ECMO挽救严重ARDS肺损伤试验中采用的时机，即$PaO_2/FiO_2 < 50mmHg$超过3h，或$PaO_2/FiO_2 < 80mmHg$超过6h，或pH< 7.25并伴$PCO_2 > 60mmHg$超过6h，并且呼吸频率增至35次/分和$P_{plat} < 32cmH_2O$。指南认为EOLIA试验有着充分的临床同质性，可以进行荟萃分析。分析发现，与常规的机械通气相比，接受VV-ECMO治疗的患者的60天病死率显著降低（RR 0.72；95%CI：0.57~0.91；中度可信度）。

20.2.4　ECMO的管理

ECMO运行的过程中，严格采取保护性肺通气策略，即平台压$< 30cmH_2O$，呼气末正压5~15cmH_2O，$FiO_2 < 50\%$，呼吸频率10~12次/分。呼吸机参数根据患者的病情，遵医嘱每日进行调整。严密监测呼吸机的参数，尤其需注意观察气道压、气道峰压、平台压，避免压力过大而发生气压伤，以减少呼吸机相关肺损伤的发生，改善预后。密切监测血氧饱和度、混合静脉血氧饱和度（SvO_2）、血气分析结果，维持目标值为$SvO_2 > 65\%$、$PaCO_2$ 35~45mmHg、PaO_2 200mmHg左右。动态监测患者的血流动力学和进行有效的容量评估，在确保患者组织器官灌注的条件下，实行限制性的液体管理，维持出入量的平衡。避免患者因容量丢失或补液过快而导致心律失常、低血压及电解质紊乱等情况。根据患者的中心静脉压、下腔静脉变异度及乳酸情况进行调整，并控制患者的静脉晶体液输入量，补充胶体（人血白蛋白等），协助容量管控。

20.2.5　ECMO的撤机

1.评估氧合能力的撤机思路

目前，大部分的ECMO中心撤机前首先选择降低血流速，或者在不改变血流速的情况下下调ECMO气流的氧浓度，达到评估患者氧合能力的目的。以国际体外生命支持组织推荐的思路为例,简述如下:撤机试验前的评估。随着患者原发病的控制,呼吸系统的顺应性有改善,自身肺氧合能力和 CO_2 清除能力有提高,胸部影像学明显有好转,VV-ECMO 的血流速下调至 2.0～2.5L/min,为了避免由于低血流速造成管路血栓形成,也可以保持血流速不变,下调 ECMO 的氧浓度。将呼吸机支持条件应控制在:潮气量(tidal volume, VT)≤6mL/kg 理想体重(predicted body weight, PBM),平台压(plateau pressure, P_{plat})≤28cmH_2O(1cmH_2O=0.098kPa),呼气末正压(positive end-expiratory pressure, PEEP)≤10cmH_2O,吸氧分数(fraction of inspired oxygen, FiO_2)≤0.6,呼吸频率(respiratory rate, RR)≤28 次/分,血气分析提示动脉血氧分压(partial pressure of arterial oxygen, PaO_2)≥70mmHg(1mmHg=0.133kPa),pH 和动脉 CO_2 分压(pressure of arterial carbon dioxide, $PaCO_2$)水平稳定,患者无呼吸窘迫的表现。

2.氧储备评价的撤机思路

调节呼吸机 FiO_2 至 1.0,持续 15min,评估 PaO_2 的水平,ELSO 指南中未具体说明不低于多少是合适的,有文献认为应大于 225mmHg。撤机试验:逐渐下调 ECMO 气流的氧浓度,从 100% 下调至 21%,维持脉氧饱和(saturation of pulse oxygen, SpO_2)>92% 或 PaO_2≥70mmHg。随后下调 ECMO 气流的流速至 1L/min,如患者的内环境保持稳定,未出现呼吸窘迫,则考虑关闭 ECMO 气流 2～4h,过程中监测 SpO_2 的变化,证实关闭 ECMO 气流的情况下患者的 pH 水平稳定,PaO_2≥70mmHg,呼吸驱动显著增加,可考虑撤离 VV-ECMO,拔除静脉置管。

●

参考文献

郭伟.机械通气治疗胸部外伤并发创伤性湿肺的临床分析.中外医学研究,2018,16(19):163-164.

何金,张旭,张颖琦.1 例重型创伤性湿肺合并颅底骨折病人的护理.全科护理,2014,12(14):1340-1341.

蒋耀光.胸部创伤诊治的进展.创伤外科杂志,2003(5):321-324.

闫苏,敖虎山.不同情况下成人体外膜肺氧合临床应用专家共识(2020 版).中国循环杂志,2020,35(11):1052-1063.

杨建,石应康,冯锡强,等.胸伤合并多发伤的临床特征与分型救治——10738 例创伤住院患者回顾研究.中华创伤杂志,2002(5):26-29.

张超,达晶,杨智,等.创伤性湿肺并发 ARDS 纤溶患者血清中 NF-KB p65 表达的分析.现代检验医学杂志,2020,35(4):53-56,64.

张志武,陈燕雄,江晓波.急诊复合创伤性湿肺患者多排螺旋 CT 的临床表现.影像技术,2021,33(3):21-25.

赵举,崔勇丽,刘刚.ECMO 中的抗凝管理.中国急救医学,2021,41(7):607-609.

赵永峰,田忠祥,王丹.创伤性湿肺胸片与 CT 平扫的对比研究.中国医学计算机成像杂志,2014,20(6):501-503.

中国医师协会呼吸医师分会危重症医学专业委员会,中华医学会呼吸病学分会危重症医学学组.体外膜式氧合治疗成人重症呼吸衰竭推荐意见.中华结核和呼吸杂志,2019,42(9):660-684.

FERGUSON N D,FAN E,CAMPOROTA L,et al. The Berlin definition of ARDS:an expanded rationale, justification, and supplementary material. Intensive Care Medicine, 2012, 38(10):1573–1582.

FINSTERER J. Neurological perspectives of neurogenic pulmonary edema. European Neurology, 2019, 81(1-2):94–102.

GATTINONI L, TONETTI T, QUINTEL M. How best to set the ventilator on extracorporeal membrane lung oxygenation. Curr Opin Crit Care, 2017, 23(1):66 –72.

GRASSELLI G, CALFEE C S, CAMPOROTA L, et al. ESICM guidelines on acute respiratory distress syndrome: definition, phenotyping and respiratory support strategies. Intensive Care Medicine, 2023, 49(7):727–759.

HUBMAYR R D, FARMER J C. Should we "rescue" patients with 2009 influenza A(H1N1) and lung injury from conventional mechanical ventilation? Chest, 2010, 137(4):745–747.

SALAZAR DE PABLO G, VAQUERIZO-SERRANO J, CATALAN A, et al. Impact of coronavirus syndromes on physical and mental health of health care workers: systematic review and meta-analysis. Journal of Affective Disorders, 2020, 275:48–57.

TONNA J E, ABRAMS D, BRODIE D, et al. Management of adult patients supported with venovenous extracorporeal membrane oxygenation (VV-ECMO): guideline from the extracorporeal life support organization (ELSO). American Society for Artificial Internal Organs, 2021, 67(6):601–610.

VASQUES F, ROMITTI F, GATTINONI L, et al. How I wean patients from veno-venous extra-corporeal membrane oxygenation. Critical Care, 2019, 23(1):316.

WANG R, SUN B, LI X, et al. Mechanical ventilation strategy guided by transpulmonary pressure in severe acute respiratory distress syndrome treated with venovenous extracorporeal membrane oxygenation. Critical Care Medicine, 2020, 48(9):1280–1288.

（蔡　斌　张伟文）

第21章
吸入性损伤:病例分享

21.1 病例精析一

病史简介

患者,男,46岁,因"被发现多处火焰烧伤伴意识障碍3h余"于2022年8月20日入院。患者3h前因宿舍着火受困,被消防人员救出时意识不清,全身多处烧伤,由救护车送至当地医院急诊科,行气管插管、液体复苏等治疗。鉴于病情危重,再由120转送至本院急诊科。入急诊科时查体:昏迷状,心率133次/分,血压112/89mmHg[去甲肾上腺素0.28μg/(kg·min)],呼吸22次/分(呼吸机辅助通气),脉搏氧饱和度92%(FiO_2 100%),头面部5%浅Ⅱ~深Ⅱ度、双上肢14%浅Ⅱ~Ⅲ度、躯干12%浅Ⅱ~Ⅲ度烧伤,双肺听诊呼吸音粗,两肺可闻及明显的湿性啰音,心律齐,心音有力,各瓣膜区未闻及明显的病理性杂音。腹平软,肝脾肋下未及,移动性浊音阴性,四肢末梢冷。血气分析:pH 6.891,PCO_2 106mmHg,PO_2 25.2mmHg,SO_2% 为37%,BE −12.7mmol/L,COHb 19.0%,Lac 6.5mmol/L,Glu 19.8mmol/L。呼吸机参数:P-A/C模式(设置:FiO_2 100%,PEEP 10cmH_2O,PC 20cmH_2O,f 20bpm;监测:Vte 482mL,P_{peak} 30cmH_2O,R 30bpm)。急诊初步诊断为"重度吸入性损伤,一氧化碳中毒,大面积烧伤"。气管镜检查可见气道内有大范围的炭末沉积,冲洗后气道黏膜有充血的表现,气道分叉处局部可见黏膜苍白。充分镇痛、镇静,优化呼吸治疗(P-A/C模式:FiO_2 100%,PEEP 15cmH_2O,PC 15cmH_2O,f 35bpm)后,复查血气分析:pH 7.02,PO_2 56mmHg,PCO_2 97.1mmHg,SO_2 92.8%,COHb 15.9%,Lac 4.6mmol/L。在100%氧浓度和肺保护性通气策略的支持下,无法维持氧合指数大于80mmHg,急诊行VV-ECMO支持。经皮右股静脉插入21F静脉引流导管,右颈内置入17F灌注导管。初始设置参数:3050r/min,血流量3.8L/分,气流量4.0L/分,氧浓度100%。调整呼吸机参数为潮气量300mL,频率12次/分,吸氧浓度50%,呼气末正压10cmH_2O。为求进一步治疗,收入重症医学科诊治。

否认既往有心、肝、肾脏等基础疾病和遗传性疾病家族史;身高175cm,体重85kg。

ICU入科查体

患者处于昏迷的状态,体温36.2℃,心率134次/分,血压112/95mmHg[去甲肾上腺素0.39μg/(kg·min)],呼吸18次/分,指脉氧饱和度96%。气管插管呼吸机通气联合VV-ECMO。双眼球结膜损伤伴炭末沉积,无法观察瞳孔,双肺听诊呼吸音粗,两肺可闻及散在湿性啰音。心律齐,未闻及明显的杂音。腹平软,肝脾肋下未及,移动性浊音阴性,四肢末梢湿冷。头颈部5%浅Ⅱ~深Ⅱ度、双上肢14%浅Ⅱ~Ⅲ度、躯干12%浅Ⅱ~Ⅲ度烧伤。具体见图21.1。

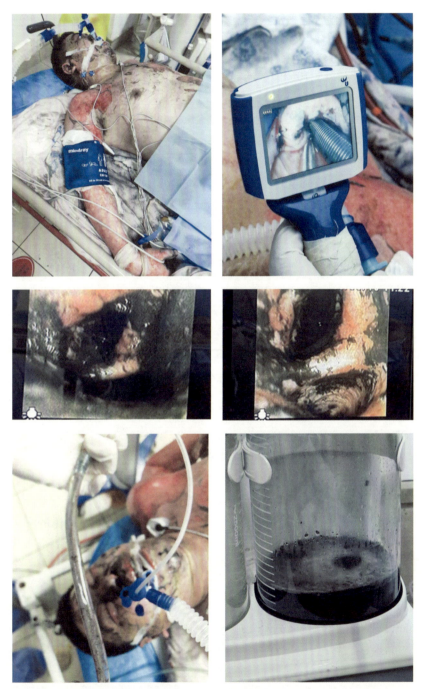

图21.1　患者就诊时的情况

辅助检查

床边心脏彩超检查:心脏的大小、各房室腔的大小正常,LVEF 50%～55%。

心包积液:不明显。

床边胸片:两肺野纹理紊乱,模糊。

心电图:窦性心动过速。

实验室检查如下。

血常规:白细胞 $42.4×10^9/L$,中性粒细胞比值 0.78,红细胞 $5.88×10^{12}/L$,血红蛋白 183.1g/L,血小板 $329×10^9/L$。

凝血功能:PT活动度48.6%,国际标准化比值1.48,凝血酶原时间18.30s,凝血酶时间21.50s,活化部分凝血酶时间32.40s。

生化检验:葡萄糖 19.63mmol/L,钾 4.91mmol/L,钠 139.3mmol/L,氯 106.0mmol/L,钙 1.76mmol/L,尿素氮 7.47mmol/L,肌酐 123.0μmol/L,尿酸 936.1μmol/L,总胆红素 6.75μmol/L,谷草转氨酶 105.9U/L,谷丙转氨酶 49.9U/L,白蛋白 42g/L,超敏C反应蛋白 1.2mg/L。

入ICU诊断

复合伤:①重度吸入性损伤呼吸衰竭;②重度烧伤(Ⅱ～Ⅲ度,31%体表面积,含双侧角膜损伤);③急性一氧化碳中毒;④多脏器功能衰竭(中枢、呼吸、循环、肾脏)。

ICU诊疗经过

入院后循环不稳定,尿量少,给予血管活性药物以维持脏器灌注,根据容量的监测结果进行目标导向性的液体复苏,使用CRRT,在ECMO的基础上串联CVVH,血流速度180mL/min,置换量2L/h。ECMO联合呼吸机治疗以维持氧合状态,监测PCO_2在4h内降至正常的水平,每日进行支气管镜治疗2～3次,清理支气管沉积炭末,床边胸片评估肺部的情况。肺部的情况逐渐有改善。目标性镇痛(CPOT评分0分)、镇静(RASS为-5～-4分,脑电双频指数45～60)、乌司他丁针30万U静滴q8h,乙酰半胱氨酸针8g静滴qd,西维来司他钠0.3g微泵qd,雾化吸入(布地奈德混悬液2mg、异丙托溴铵溶液500μg,每日3次),头孢哌酮舒巴坦2.0g静滴q8h预防感染等治疗。每日床边对烧伤处换药。第3天停用CRRT。第6天,评估后达到ECMO的撤机标准,顺利撤除ECMO(共支持126h)。第7天,患者行经皮扩张气管切开,气管镜下可见气道有少量的坏死黏膜组织脱落,第12天到达高峰,第17天坏死黏膜组织脱落基本消失。其间,患者反复出现呼吸窘迫、血氧饱和度下降、紧急行床旁支气管镜检查、去除堵塞气道的坏死黏膜组织后症状及氧合状态有改善。通过多模态神经监测及脑保护,患者于第13天意识转清,第14天撤除呼吸机,第19天转烧伤科普通病房,第59天出院,语言正常,双上肢活动稍受限,自主行走。整个救治过程中,患者的感染被控制得良好。随访至今,患者的神志清楚,情绪稳定,语言能力佳,肢体功能正常,双手关节活动欠灵敏,返岗工作。

第1～6天的胸片见图21.2。

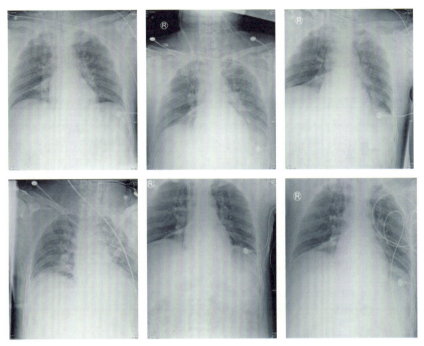

图 21.2　第 1～6 天的胸片

第 17 天的气管镜检查见图 21.3。

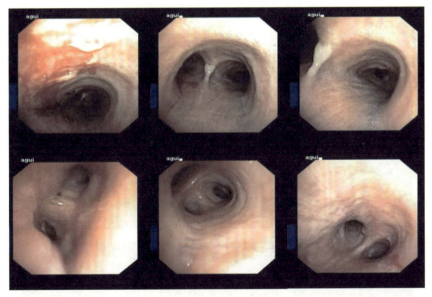

图 21.3　第 17 天的气管镜检查

决策性临床思维与分析

　　患者因火焰和烟雾导致重度烧伤,结合气管镜检查所见,符合严重的吸入性损伤的诊断,伤后即发生以广泛气道阻塞及急性呼吸窘迫综合征为突出表现的多脏器功能衰竭,常规经过充分镇痛、镇静,减轻氧耗,使用呼吸机改善通气,使用支气管镜气道清洁等处理后的效果差,动态复查氧分压低,二氧化碳潴留,血乳酸水平进行性升高,这提示患者目前的治疗并不能改善机体组织对氧需求以及有效的气体交换,并且对于一氧化碳中毒,迫切需要提高氧治疗的力度,因此,我们决定立即启动VV-ECMO治疗,避免因延迟上机而导致心脏骤停。

ECMO管理中的主要问题与应对

(1)患者的早期皮肤和气道烧伤渗血广泛,同时伴有全身高凝的状态,血ECMO抗凝存在一定的矛盾,可考虑上机时低剂量的肝素抗凝观察,同时提高ECMO的转速。此外,基于亚低温的脑保护(一氧化碳中毒,缺氧性脑病)的治疗目标下低温对凝血因子的影响,抗凝治疗剂量需要减少;2～3天后全身高凝状态有改善,皮肤和气道烧伤的出血风险相对平稳,通过观察创面渗血,监测凝血谱、血栓弹力图等,综合设置抗凝目标;伤后1～2周深Ⅱ度及以上烧伤创面开始溶痂,气道焦痂脱离容易导致出血,甚至大出血,抗凝风险增加明显,需要降低ECMO的抗凝目标,甚至停止抗凝。因此,临床管理中应严密监测体外环路血栓的情况及氧合器的效能,本例氧合器在ECMO持续运行40h后泵前、泵后血栓明显增多,效能下降,予以重新更换氧合器。

(2)俯卧位通气不宜盲目实施,合并头面部烧伤患者不是绝对禁忌证,但需要和专科医生共同讨论眼部和面部创面的受压风险,结合肺功能的恢复情况综合考虑。本例主要损伤在气道,通过支气管镜多次冲洗后肺顺应性的改善明显,最终顺利撤机。

治疗结果、随访及转归

患者的相关指标恢复正常,门诊随访。患者有反复阵发性干咳持续9个月余,双手多处有瘢痕组织形成,质地中等,表面高低不平,局部压痛。手指关节活动稍受限。

复查结果见图21.4。2022年10月12日,气管镜复查气管上段可见瘢痕增生,气道无明显的狭窄。余气管支气管未见明显的异常。

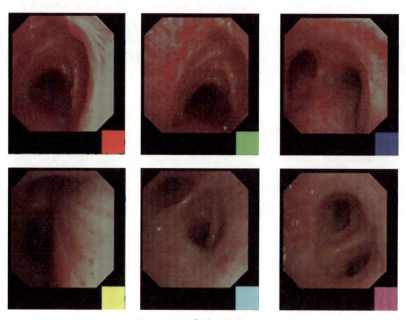

图21.4　气管镜的复查结果

2023 年 5 月 22 日，胸部 CT（图 21.5）提示：①右肺中叶及左肺舌叶有少量的炎性病变。②两肺下叶钙化结节。③两肺下叶有少许的纤维灶。

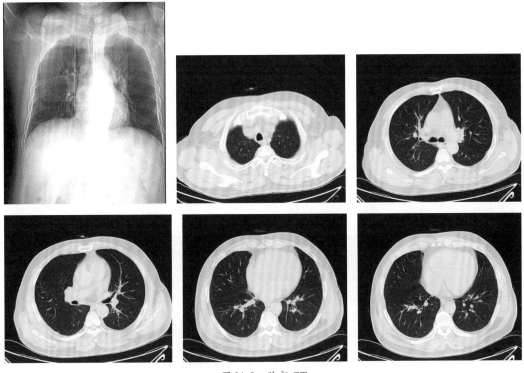

图 21.5　胸部 CT

（吴湘军　吴　锋）

21.2　病例精析二

病史介绍

患者，女，65 岁，因"颜面部烧伤伴有呼吸困难 2 天"于 2023 年 5 月 15 日入院。患者 2 天前因家中微波炉爆炸而致颜面部烧伤，皮肤红肿、疼痛、水泡，渗液明显，伴有呼吸困难、胸闷，声音嘶哑，无恶心、呕吐，无意识障碍，立即送至当地医院，患者烦躁不安，鼻腔内可见大量的黑色粉末，吸气三凹征明显。查血气分析，提示 pH 7.18，PaO_2 101mmHg，$PaCO_2$ 92mmHg，Lac 0.6mmol/L，立即行气管插管接呼吸机辅助通气，颜面部清创，床旁纤维支气管镜可见气道内大量的水样泡沫痰伴有黑色粉末，气道黏膜散在斑片状焦痂及坏死组织。此时，吸入纯氧时血氧饱和度仅为 88%。血气分析提示 pH 7.19，PaO_2 55mmHg，$PaCO_2$ 85mmHg，Lac 3.3mmol/L，HR120 次/分，循环在补液加去甲肾上腺素 0.3μg/（kg·min）维持在 110/65mmHg 左右。请我院急会诊，考虑患者的氧合指数低于 100mmHg，同时病情进展迅速，气道阻力明显增高，有 VV-ECMO 支持的指征，故床旁拟 VV-ECMO 辅助治疗，超声评估血管的内径，选择右股静脉（21F）和右侧颈内静脉（17F）

为置管部位,顺利转机,血流速 5L/min,气流速 4.5L/min,FiO$_2$ 100%,患者的血氧饱和度上升至 99%,生命体征改善后转我院继续治疗。

否认既往有心、肝、肾脏等基础疾病和遗传性疾病家族史。

入 ICU 查体

患者处于镇痛镇静的状态,RASS 评分为 −5 分,双瞳孔等大等圆,直径约为 1.5mm,光反射存在,面部可见 9% 的烧伤创面,局部表皮缺失,基底苍白,渗出明显,周围皮肤组织肿胀明显,右侧颈内静脉及右侧股静脉留置 ECMO 导管各 1 根,穿刺点局部未见明显的渗血、渗液,VV-ECMO 支持的条件同前,经口气管插管接呼吸机辅助通气,SIMV + PSV 模式:Vt 300mL,PEEP 8cmH$_2$O,PS 10cmH$_2$O,FiO$_2$ 100%,f 10 次/分,监测 SpO$_2$ 100%,气道峰压 53cmH$_2$O,双肺可闻及散在大量的湿啰音,心率 100 次/分,血压 123/70mmHg[去甲肾上腺素 0.5μg/(kg·min)],余检查未见明显的阳性体征。

辅助检查

胸部 CT(如图 21.6):双肺渗出,双侧胸腔积液。

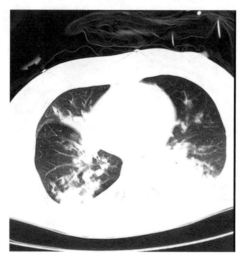

图 21.6 胸部 CT

血气分析:pH 7.467,PaO$_2$ 189.2mmHg,PaCO$_2$ 36.1mmHg,HCO$_3^-$ 24mmol/L,Lac 0.6mmol/L。

血常规:WBC 12.27×10^9/L,HB 68g/L,PLT 78×10^9/L。

入院诊断

诊断为呼吸道烧伤(重度)、吸入性肺炎、急性呼吸窘迫综合征、面部 Ⅱ° 烧伤(9%)、低血容量性休克。

ICU 诊疗经过

(1)气道烧伤、吸入性肺炎、Ⅱ型呼吸衰竭:立即行气管切开,继续机械通气联合 VV-ECMO 维持氧合。评估呼吸力学:Vt 5mL/理想体重,顺应性 32mL/cmH$_2$O,气道阻力 22cmH$_2$O/(L·S),提示气道阻力增高明显,床旁行气管镜肺泡灌洗等处理,可见气道内大量的黏膜碳化、剥脱(如图 21.7)。甲强龙抗炎、气管镜处理坏死黏膜的同时,采用肺泡灌洗＋吸痰等气道管理治疗,根据病原学检查指导抗感染治疗。VV-ECMO维持氧合以及二氧化碳排出。后复查胸部CT,病情好转(图21.8),逐渐降低ECMO的支持力度,呼吸力学有明显的改善:可耐受潮气量增加至6～8mL/理想体重,顺应性升至45mL/cmH₂O,气道阻力10cmH₂O/(L·S),于9天后撤离VV-ECMO。15天后撤离呼吸机。

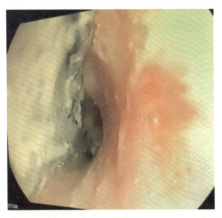

图21.7 气道内可见大量的黏膜碳化、剥脱

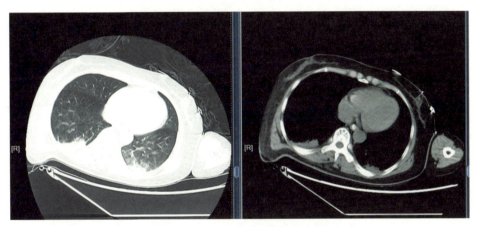

图21.8 复查胸部CT,病情好转

(2)低血容量休克:积极输注血浆等血制品加晶体液,迅速纠正休克。

(3)面部烧伤:专科医生在床旁清创,每日进行创面换药、防治感染等治疗,创面渗出逐渐减少,未见明显的瘢痕形成。

病情整体好转后,住院20天后出院,继续康复治疗。

决策性临床思维与分析

患者系面部烧伤起病,同时合并肺部损伤,及时开放气道,评估呼吸力学,提示气道阻力增高、肺顺应性下降,根据气道内的损伤情况调整呼吸机的参数,以维持氧合情况,提高肺泡有效通气量。但经过处理后,患者仍出现明显的二氧化碳潴留时,呼吸力学提示气道阻力明显增高、肺顺应性恶化,无法通过机械通气改善呼吸功能,则需尽快进行VV-ECMO机械辅助通气,维持患者的氧合情况以及促进二氧化碳排出,避免因延迟上机而导致呼吸功能进一步恶化,甚至出现心脏骤停。

ECMO管理中的主要问题及应对

对该患者使用ECMO维持氧合情况以及防止出现二氧化碳潴留,在ECMO支持过程中的重点是肺保护性通气。初始血流量设置在4.5L/min,气流速4L/min,监测患者的二氧化碳分压仍高达50mmHg,故增加气流速,直至二氧化碳分压维持在35~45mmHg之间。

抗凝也是该烧伤患者的一个治疗难题。颜面部烧伤渗液明显,但未见有明显的出血表现。呼吸道烧伤后却表现出黏膜的坏死、脱落,需气管镜协助处理呼吸道坏死黏膜,以保证呼吸道的通畅性。此项有创操作要求患者的凝血功能尽量在正常的范围内,因而该患者未使用抗凝药物。无抗凝的VV-ECMO治疗可能带来血栓形成、氧合器堵塞、凝血因子被大量消耗而导致出血等情况发生,因此,密切监测凝血功能情况是必要的,亦需要监测膜前后压力的改变,必要时留取膜后的血气送检。病程中监测该患者的膜后氧分压维持在300~400mmHg,因此并未发生以上情况。

当患者的气道通畅,气道阻力有改善后,肺功能好转,ECMO气流速则逐渐降低,直至停止气流,患者的氧合和二氧化碳水平的维持较为理想。最终,病情有改善后,成功撤离ECMO。

治疗结果、随访及转归

2023年6月4日,患者的病情好转,转康复医院继续治疗。

2023年7月3日,电话随访得知患者从康复出院回家后,3个月后复查肺功能检查,提示轻度通气功能障碍。胸部CT未见明显异常的影像学改变。

(郭兰骐　李　卿　刘松桥)

21.3 吸入性损伤的概述

21.3.1 流行病学

吸入性损伤是指热力、烟雾、化学物质等被吸入呼吸道而引起的鼻咽部、咽喉部、气管、支气管,甚至肺实质的损伤。吸入性损伤为烧伤三大主要的死亡原因之一,国内乃至国际上均缺乏吸入性损伤每年确切的大数据流行病学的报道。

文献大多为烧伤患者的流行病学调查,2000年以来我国住院烧伤患者的吸入性损伤的发生率为5.3%~7.6%,儿童住院烧伤患者的吸入性损伤的发生率为1.7%~7.55%。烧伤的严重程度及烧伤面积和吸入性损伤发生率正相关。中国第二军医大学长海医院报道烧伤总面积≥70%TBSA的患者吸入性损伤的发生率为71.8%。美国烧伤协会的国家资料库数据研究表明,烟雾吸入性损伤会使烧伤死亡率增加(近24倍),吸入性急性肺损伤住院的死亡率为26%,表面烧伤20%的患者中的死亡率为50%,但值得注意的是,无机械通气的成年住院患者的住院死亡率明显降低,仅为2.26%。资料显示,火焰烧伤是吸入性损伤的主要原因,占比为69.9%~88.54%,轻、中、重度吸入性损伤患者的病死率分别为12.95%、26.71%和43.18%。

21.3.2　烟雾吸入性损伤的病理生理机制

　　烟雾吸入性损伤的病理生理机制极其复杂,损伤的严重程度取决于环境因素和宿主因素,包括烟雾的成分特性和(或)暴露的持续时间、温度、浓度、有毒气体的可溶性以及个体对损伤的反应等。热力损伤常因吸入蒸气或高热空气刺激引起,吸入超过150℃的气体可立即损伤呼吸道黏膜,使之充血、水肿和坏死脱落。由于下咽部、会厌和会厌皱襞覆盖的黏膜都很疏松,因此也极易发生水肿,使气道狭窄,严重者因通气/血流比例失衡而发生呼吸衰竭;而下呼吸道因为支气管循环能有效温暖或者冷却气道气体,大部分的气体通过声门后与身体的温度是相似的,因此,下呼吸道直接的热火损伤程度明显降低,这种类型的伤害比例也是低的。

　　烟雾颗粒及其表面中存在的有毒有机溶剂沉积在呼吸道中的薄壁组织,刺激气道黏膜充血,破坏细胞膜和蛋白质,凝固蛋白、皂化脂肪,直接造成细胞死亡和组织结构的破坏。尤其在损伤早期,气道杯状细胞的分泌物较多,数小时到数天内,这些分泌物和烟雾颗粒很快就凝固形成管型,造成阻塞性气道铸型,导致低氧血症和/或二氧化碳潴留。由于下呼吸道的表面积巨大(约2m²),因此,下呼吸道受到的影响更加明显。此外,吸入的烟雾导致气道平滑肌痉挛,进一步减少气道管腔的横截面积,也是促进气道阻塞进展的重要因素。

　　烟雾中直径小于1μm的颗粒可进入肺泡,烟雾颗粒携带的化学物质直接对肺泡造成损伤,使肺表面活性物质(Ps)失活,肺泡萎缩塌陷。阻塞性气道铸型烟雾及溶解在黏膜下的有毒气体刺激外周末梢神经肽释放气道内的感觉神经元以诱导神经原性炎症。肺部有迷走神经感觉C纤维的丰富网络,其中,含有促炎物质肽,如P物质、神经激肽和降钙素基因相关肽。其刺激肺间质血浆外渗和水肿。中性内肽酶,即靶向神经肽的主要降解酶,也已被证明在烟雾引起的气道变化中有关键的作用。这些综合因素的作用下,很快就会出现通气血流比例的失衡,最终导致难以纠正的低氧血症和ARDS。

　　同时,基于肺血管床广泛而狭窄的生理特点,尤其是支气管循环,更容易导致吸入性损伤产生的炎症介质广泛传播至肺实质,其结果为支气管血流增加、炎症介质扩散、血管内皮细胞与肺上皮细胞损伤,最终促使肺水肿形成。

　　烟雾吸入后刺激气道黏膜下中性粒细胞和肺泡巨噬细胞活化,促使其释放大量的促炎性细胞因子,最具有代表意义的是TNF-α、IL-1β和IL-6。TNF-α和IL-1β在炎症刺激早期的释放阶段,具有协同效应,能进一步刺激肺泡巨噬细胞、肺泡上皮细胞和中性粒细胞释放继发性炎症介质,从而形成级联式炎症反应,造成肺毛细血管内皮细胞的损伤;同时,诱导活性氧合成,产生大量的一氧化氮,使得血管内的物质外漏、缺氧性肺血管收缩功能丧失,加重肺损伤。

　　此外,烟雾中存在多种复杂的有毒气体,其中对人体危害最大的是一氧化碳(CO)和氰化氢(HCN)。其使组织明显缺氧,造成代谢性酸中毒、脑氧耗和代谢降低,导致病死率增加。需要指出的是CO和HCN这两种有毒气体在毒性效应上有累加作用,在各自血液浓度未达到致死剂量时仍会有致死效应。

21.3.3　ECMO指征

吸入性损伤最常见的并发症是低氧血症(或呼吸衰竭),根据吸入性损伤的程度,可序贯采用不同的氧疗方式,中、重度吸入性损伤患者(尤其是$PaO_2/FiO_2<150mmHg$)在机械通气时无禁忌证时应实施俯卧位通气。重度吸入性损伤患者用上述治疗无法维持氧合或者有持续二氧化碳升高,可考虑行ECMO/体外二氧化碳排除技术($ECCO_2R$)。但ECMO/$ECCO_2R$在烧伤患者中应用的研究和报道相对较少,可供参考的数据和经验较少,国内专家共识推荐其作为挽救性措施。吸入性损伤一般采用VV-ECMO模式,ECMO介入的时机,可参考2021ELSO指南:严重的急性呼吸窘迫综合征(ARDS)和难治性低氧血症($PaO_2/FiO_2<80mmHg$)或严重的高碳酸血症($pH<7.25$,$PaCO_2\geqslant60mmHg$)。根据患者的心排量,选择合适的插管尺寸,更大的插管尺寸会有更好的流量和更低的泵速,但过大的插管更容易引起静脉淤血、血管损伤和深静脉血栓等并发症。一般使用将2个单腔插管分别放置于股静脉及颈内静脉的插管策略,基于中国18～44岁男性的平均身高169.7cm、体重69.6kg,一般在股静脉引流管采用21～23F,在颈内静脉采用灌注管17～19F,可满足大多数成年人的需求。对于流量需求相对不高的病例,比如主要解决二氧化碳潴留的,也可选择颈静脉双腔插管(dual-lumen single cannula,DLSC),方便患者的移动和护理,尤其对于伴有全身大面积烧伤的患者有明显的优势。联合ECMO治疗时因为头面部烧伤行俯卧位机械通气治疗受到一定的限制,应积极行气管镜检查,评估气管镜下气管和支气管管壁的烟尘清洗,希望早期恢复气道通气功能下的冲洗,如气道烧灼腐蚀明显,不可强行剥离焦痂,一般1～2周后气道内的焦痂脱离,注意此时可能伴有窒息和/或大咯血。

吸入性损伤时除非常规心肺复苏外,一般不考虑使用VA-ECMO模式,对于吸入性损伤合并难治性休克时,除了考虑诱发基础心脏疾病导致心源性休克,合并急性中毒导致休克也是需要快速鉴别的。火灾中含氮和碳的物质燃烧,或尼龙、塑料、聚丙烯腈等高分子材料燃烧或热解均可释放出氰化氢和一氧化碳。尤其是缺氧改善后乳酸仍进行性上升,难以下降恢复,既往认为氰化氢和一氧化碳导致人体细胞线粒体功能衰竭,不能通过增强血流动力学或氧输送而有预期的改善,ECMO理论上无效。但近年来,有个案报道成功使用ECMO救治重度一氧化碳中毒导致的难治性休克,动物实验也能重复这一结果。因此,在积极使用中毒解毒治疗后仍存在难治性休克时,可考虑行ECMO支持来稳定血流动力学。

需要指出的是吸入性损伤,特别是烟雾吸入,常伴有氰化物等剧毒性气体中毒,ECMO治疗的同时需要考虑复合致伤因子的纠正。由于COHb的影响,严重一氧化碳中毒患者的脉搏血氧仪和动脉血气高估了SpO_2;因为PaO_2反映了血液中溶解的O_2(不受CO的影响),动脉血气中的PaO_2的测量往往是正常的。

鉴于吸入性损伤的特殊的病理生理改变以及常合并头面颈部烧伤的特点,NPPV不利于头面部的创面治疗,容易造成气道梗阻等,因此不建议常规使用。中重度吸入性损伤患者经高浓度吸氧或HFNC仍不能改善低氧血症或者呼吸做功明显增加时,应尽快行有创机械通气。中、重度吸入性损伤患者(尤其是$PaO_2/FiO_2<150mmHg$)在机械通气时应

实施俯卧位通气。俯卧位通气是目前能降低重度ARDS病死率的重要手段之一,且操作相对简单,不增加医疗成本,并发症相对较少。然而,需要严格掌握其适应证和禁忌证,规范操作和合理监护,尽量避免操作不当带来的并发症。

21.3.4　ECMO的管理

VV-ECMO辅助患者的呼吸功能,依赖辅助流量保证氧供,而对于心功能的影响不大,因此,理论上对血流动力学的影响不明显。VV-ECMO运行其间,全身氧供主要依赖于ECMO的血流量。正常的全身氧输送为600mL/(m²·min),全身供氧量低至300mL/(m²·min)就足以维持静息代谢。在VV-ECMO中,回路应设计为提供至少240mL/(m²·min)的供氧和300mL/(m²·min)的全身供氧。根据这些方程式,调整血流率和血红蛋白以实现这些氧输送目标。一般情况下,血流量在4～6L/min之间,同时监测患者的氧合情况,维持SpO_2在88%～92%之间,维持二氧化碳分压在35～45mmHg之间。但需要根据患者的具体情况调整氧分压和二氧化碳分压目标。

ECMO运行过程中,还需要监测患者的呼吸力学情况,逐渐降低ECMO治疗的力度,直至达到撤机的标准。

21.3.5　ECMO的撤机

目前,国内外缺乏VV-ECMO撤机的统一标准的策略,主要是基于专家意见,而不是研究证据,所以各中心都有自己的临床标准。通常情况下,VV-ECMO撤离先于有创通气,ECMO撤机试验前的评估有:①随着患者原发病的控制;②呼吸系统顺应性有改善,自身的肺氧合能力和CO_2清除能力有提高;③胸部影像学明显好转;④血流动力学相对稳定,内环境紊乱得到纠正并持续稳定。评估每一项均符合后,开始ECMO撤机试验:ECMO血流不变(一般为2～3L/min),逐步减低氧浓度至0.21,将呼吸机的支持条件控制在:潮气量(VT)≤6～8mL/kg,平台压(P_{plat})≤25cmH₂O,呼气末正压(PEEP)≤10cmH₂O,FiO_2≤0.5,呼吸频率(RR)≤20次/分,如血气分析提示动脉血氧分压(PaO_2)≥70mmHg(且PaO_2/FiO_2>225),pH和动脉CO_2分压($PaCO_2$)水平稳定,患者无呼吸窘迫的表现。逐步减低气流至关闭ECMO气流,动态监测血气分析提示动脉血氧分压(PaO_2)≥70mmHg(且PaO_2/FiO_2>225),pH和动脉CO_2分压($PaCO_2$)水平稳定。维持数小时后可考虑撤离VV-ECMO。拔管前1～2h停用肝素,可减少拔管后穿刺点的按压时间,拔除ECMO置管时用呼吸机实现呼气屏气动作,拔除ECMO置管后延迟1s适当放血,再按压置管处,力量要适中,避免局部形成血栓,同时拔管24h后行超声监测,评估局部是否存在血栓。在尽早给予体外生命支持治疗的同时,进行导向性限制性液体复苏策略、脏器功能支持、规范防治感染、准确及时的气道管理等综合治疗,以提高患者的救治成功率,挽救患者的生命。

参考文献

冯胜娟,贾赤宇,刘真,等.重度烟雾吸入性损伤发病机制及治疗研究进展.中华烧伤杂志2016,32(2): 122-122.

秦培顺,龚裕强.烧伤后吸入性损伤相关分子机制的研究进展.中华创伤杂志,2016,32(3):280-280.

王睿,孙兵.静脉-静脉体外膜肺氧合的撤机:何时启用休息的肺脏.中华医学杂志,2022,102(25):1891-1894.

BRUSSELAERS N,HOSTE E A J,MONSTREY S,et al.Outcome and changes over time in survival following severe burns from 1985 to 2004.Intensive Care Medicine,2005,31(12):1648-1653.

DOU Z,ZHANG G A.Systematic review of the epidemiological characteristics of inhalation injury in burn patients in China.Chin J Burns,2021,37(7):654-660.

EERAPUNCHAROEN K,SHARMA N S,BARKER A B,et al. Successful treatment of severe carbon monoxide poisoning and refractory shock using extracorporeal membrane oxygenation. Respir Care,2015,60(9):155-160.

ENKHBAATAR P,PRUITT B A,SUMAN O,et al. Pathophysiology,research challenges,and clinical management of smoke inhalation injury.Lancet,2016,388(10052):1437-446.

ENKHBAATAR P,PRUITT B A JR,SUMAN O,et al. Pathophysiology,research challenges,and clinical management of smoke inhalation injury. Lancet,2016,388(10052):1437-1446.

HAMPSON N B. Pulse oximetry in severe carbon monoxide poisoning. Ch,1998,114(4):1036-1041.

KADRI SAMEER S M,ANDREW C H,SAMUEL B,et al.Risk factors for in-hospital mortality in smoke inhalation- associated acute lung injury data from 68 United States hospitals.Chest: The Journal of Circulation,Respiration and Related Systems,2016,150(6).

LOPEZ E,FUJIWARA O,LIMA-LOPEZ F,et al. Nebulized epinephrine limits pulmonary vascular hyperpermeability to water and protein in ovine with burn and smoke inhalation injury. Crit Care Med,2016,44(2):89-96.

PRIEN T, TRABER D L. Toxic smoke compounds and inhalation injury-a review. Burns Incl Therm Inj,1988,14(6):451-460.

REHBERG S,MAYBAUER M O,ENKHBAATAR P,et al. Pathophysiology,management and treatment of smoke inhalation injury. Expert Rev Respir Med,2009,3(3):283-297.

SIMONSEN C,MAGNUSDOTTIR S O,ANDREASEN J J,et al. ECMO improves survival following cardiogenic shock due to carbon monoxide poisoning-an experimental porcine model. Scand J Trauma Resusc Emerg Med,2018,26(1):103.

UPCHURCH C,BLUMENBERG A,BRODIE D,et al. Extracorporeal membrane oxygenation use in poisoning:a narrative review with clinical recommendations. Clin Toxicol (Phila),2021,59 (10):877-887.

WESTPHAL M,ENKHBAATAR P,SCHMALSTIEG F C,et al. Neuronal nitric oxide synthase inhibition attenuates cardiopulmonary dysfunctions after combined burn and smoke inhalation injury in sheep. Crit Care Med,2008,36(4):1196-204.

（吴湘军　吴　锋　刘松桥）

第 22 章
气道狭窄:病例分享

22.1 病例精析

病史简介

患者,男,68岁,因"反复咳嗽咳痰2个月余,加重伴气急10余天"于2017年2月18日入院。患者2个月前无明显诱因下出现咳嗽、咳痰,予抗感染等治疗后症状得到缓解,10天前咳嗽、咳痰加重,痰不易咳出,活动后气急明显,端坐呼吸,至我院门诊科就诊。查白细胞$8.9 \times 10^9/L$,中性粒细胞85.3%,超敏C反应蛋白7mg/L,葡萄糖6.77mmol/L,肌钙蛋白Ⅰ(TNI)0.07μg/L,B型钠尿肽(BNP)322pg/mL,肺功能提示FEV1/FVC<70%,予解痉平喘等治疗,症状无明显缓解,到我院急诊科就诊,拟"慢性阻塞性肺疾病急性加重"收入我院呼吸科。入院后查胸部CT:慢性支气管炎、肺气肿,两下肺大泡形成;右肺有散在少许的纤维灶;食管中上段走行区域有巨大的占位性病变,建议进一步检查。提示患者上中纵隔占位性病变,支气管受压明显,食管受压明显,结合病史体征,考虑患者的气道受压狭窄致呼吸衰竭,有窒息的风险,拟行气管支架植入但风险极大,收住ICU,MDT讨论后建议在VV-ECMO运行保驾下进一步行介入治疗。

既往否认高血压、糖尿病;1年前植入心脏起搏器;吸烟40余年,1包/天,已戒1年。

ICU入科查体

患者的神志清楚,端坐位呼吸,心率72次/分,血压197/89mmHg,无创呼吸机辅助通气(模式S/T,参数:FiO_2 60%,f 16次/分,IPAP 14cmH_2O,EPAP 8cmH_2O),无创呼吸机使用下经皮氧饱和度100%,口唇无明显的紫绀,球结膜无水肿,颈静脉略有充盈,两侧呼吸动度减弱对称,双肺叩诊过清音,两肺呼吸音低,可闻及哮鸣音,心律齐,各瓣膜区未闻及杂音,腹软,无明显的压痛及反跳痛,肝脾未及肿大,移动性浊音阴性,双下肢无水肿。

辅助检查

急诊血气分析(无创呼吸机使用前):pH 7.36,二氧化碳分压46mmHg,氧分压58mmHg,标准碳酸氢根28mmol/L。

胸片(2017年2月20日)(图22.1):慢性支气管炎、肺气肿,两下肺大泡形成;右肺肺不张;左肺实变,伴少量的胸腔积液,食管中上段走行区域有巨大的占位性病变,建议进一步检查。

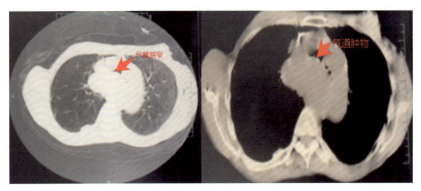

图 22.1　胸片（2017 年 2 月 20 日）

入 ICU 诊断

诊断为①纵隔占位，气道狭窄，呼吸衰竭；②慢性阻塞性肺疾病急性加重；③心脏起搏器植入术后。

ICU 诊疗经过

（1）告病危，患者的呼吸急促，端坐呼吸，无创呼吸机辅助呼吸，拟行 VV-ECMO 辅助。

（2）给予哌拉西林他唑巴坦 4.5g　q8h 微泵静注抗感染治疗，完善病原学检查，并予化痰、护肝、抑酸来预防应激性溃疡等治疗，患者在无创呼吸机使用下仍呼吸费力，血氧饱和度波动在 85%～92%，考虑患者的气道、食管、支气管受压明显，肿瘤范围广，气管插管困难，故给予放置喉罩接呼吸机机械通气，超声引导下放置 VV-ECMO 置管（右侧股静脉引流管的直径为 20F、右侧颈内静脉回流管的直径为 18F）。

（3）患者在 ICU 监护治疗下，无创正压通气＋ECMO 支持治疗下，生命体征尚平稳。手术指征明确，已完善术前检查，排除手术禁忌，术前给予鱼精蛋白拮抗（患者在 VV-ECMO 其间使用肝素抗凝，凝血功能延长，为减少术中出血风险，给予鱼精蛋白拮抗），2017 年 2 月 23 日行支气管镜下 Y 形支架置入术。

（4）2017 年 2 月 24 日，患者的肺通气及肺不张的情况有改善，为行 ECMO 撤机，行气管插管，呼吸机支持 P-CMV 模式，心电监护示 BP130/80mmHg［去甲肾上腺素 0.2μg/（kg·min）］，心率 93 次/分，呼吸 18 次/分，血氧饱和度 99%。

（5）经过呼吸机支持、ECMO 辅助的患者的呼吸氧合有改善，已行气道支架置入术，故 2017 年 2 月 24 日下午给予 ECMO 撤机，撤机后呼吸氧合尚平稳。

2017 年 2 月 25 日，脱机拔管，改无创呼吸机辅助。

2017 年 2 月 28 日，转入呼吸科病房查找肿瘤的来源及性质。

决策性临床思维与分析

患者入 ICU 时端坐呼吸，气急明显，呼吸费力，病因明确为上中纵隔占位，支气管受压明显，急诊手术解除气道狭窄迫在眉睫，但由于上气道受压严重，早期行气管插管或气管切开的难度极大，且术中一旦出现大出血等并发症，极易造成窒息甚至心脏骤停，因此，我们决定在 VV-ECMO 保驾下行支气管镜下 Y 形支架置入术，气道通畅后再行气管插管呼吸机辅助呼吸为早期撤离 ECMO 创造条件。

ECMO管理中的主要问题与应对

患者的纵隔肿瘤为原发病,大气道阻塞致氧合极度下降,右肺肺不张,左肺实变,为改善呼吸氧合及为行支架植入创造条件,行VV-ECMO。该患者在VV-ECMO支持后缺氧、呼吸困难的情况迅速有改善,意识清,自主呼吸良好,撤离呼吸机,行清醒ECMO。VV-ECMO作为有创机械通气的替代方案,可应用于有自主呼吸的清醒患者,氧供完全由VV-ECMO提供,为手术操作提供便利;另外,清醒ECMO可减少镇静药物对患者造成的衰弱等不良反应,避免了与镇静、插管和机械通气相关的副作用。

不是所有的患者都能实施清醒ECMO,患者的意识水平、氧合指数、呼气末正压的需求、肌力等因素是需要关注的问题,综合判断清醒ECMO的可行性。

治疗结果、随访及转归

2017年3月3日,行超声支气管镜检查并送检,病理提示:"气管膜部EBUS-TBNA"渗出物见散在或小巢状圆形、卵圆形核深染细胞,结合形态及免疫组化结果考虑符合神经内分泌癌的改变。

患者术后的症状无明显改善,咳痰无力,气急明显。2017年3月13日,患者家属考虑患者的肿瘤基础,一般情况差,选择自动出院。

(刘炳炜　朱　英)

22.2　气道狭窄的概述

22.2.1　流行病学

中心气道狭窄是指气管、左右主支气管等由于良性或恶性疾病引起的气道狭窄,可导致患者出现不同程度的呼吸困难或窒息。良性气道狭窄的病因包括先天性、获得性(损伤、感染、肉芽肿等);恶性中心气道狭窄包括原发或转移的恶性肿瘤(气管原发恶性肿瘤、转移性恶性肿瘤)引起的气道狭窄。中心气道狭窄可导致患者出现不同程度的呼吸困难,甚至死亡,对患者的生活造成严重的影响。

气道狭窄的严重程度按照管径的狭窄程度(%)分级。一般情况下,肿瘤堵塞或压迫导致的气管狭窄的程度>50%,患者会出现明显的呼吸困难;狭窄程度91%~100%为重度狭窄,可表现为严重的呼吸困难,三凹征,发绀,窒息,死亡。

气道狭窄的诊断需有详细的病史、体格检查、影像学、支气管镜等,对于选择介入治疗、麻醉方式具有重要的意义。胸部CT是诊断恶性中心气道狭窄的重要方法,但胸部CT对于发现较轻的气道狭窄能力有限,与支气管检查相比,可能会低估气道狭窄的程度;支气管镜是诊断恶性中心气道狭窄的金标准,可直接观察病变的位置、狭窄程度等,并可通过灌洗、活检等办法进行定性诊断。

22.2.2　发病机制

临床上,气道狭窄多由良恶性气管病变引起。常见的病因有气道病变,如气管支气管良恶性肿瘤、气管支气管结核、炎性肉芽肿等;周围占位性病变和气道外部压迫,如纵隔癌的压迫;气道壁病变,如气管支气管软化、气道壁塌陷、气管插管或气管切开引起的肉芽组织增生。良性气道狭窄的发病机制大多数是基因调控、理化因素、慢性炎症等导致气道内壁局部坏死、炎症反应;恶性气道狭窄以中晚期支气管肺癌常见。

气道狭窄的发生机制大致包括瘢痕收缩性狭窄、增生性狭窄、异物性狭窄、外压性狭窄、动力性狭窄。

22.2.3　ECMO的指征

不能行外科手术或治疗难度大的原发或转移恶性肿瘤导致的中心气道狭窄患者可选择介入治疗。设计腔内介入治疗方案时,要考虑如何保障气道通畅和氧合情况。

对严重的气道狭窄的患者实施全麻手术或镇静时,有发生急性气道阻塞的危险,死亡风险高,为这些患者的气道手术提供麻醉具有危险性,如果气管导管不能通过阻塞区域,则经由气管导管的常规通气可能是无效的,还可能对气道阻塞患者的易碎组织造成损伤,导致出血、堵塞,这种情况需要麻醉医生、手术医生、重症医学科医生多学科团队参与救治。而VV-ECMO主要用于单纯呼吸衰竭的患者,可为肺氧合和通气提供充分的支持,它主要优点在于维持足够的氧合和清除过多的CO_2,提高氧输送、改善组织灌注。VV-ECMO支持可用于气道手术。

对于声门下阻塞、症状严重或气管直径<5mm的患者,应考虑ECMO支持下行气道手术。VV-ECMO比VA-ECMO更适合用于气道手术,是因为在长时间呼吸暂停其间,其提供的上半身氧合优于VA-ECMO。对于来自纵隔肿块伴心脏或主要血管受累且有全身麻醉而导致血流动力学有恶化的风险的患者,应选择VA-ECMO(或VV-ECMO)。对于急性上腔静脉阻塞、肺动脉或右心室流出道受压等高危患者,建议使用VA-ECMO。

在成年人中,有人认为症状的严重程度可能比气道阻塞的程度能更好地预测术中风险。ELSO的建议是,当患者的死亡风险达50%时,可考虑VV-ECMO;当患者的死亡风险被认为>80%时,则有明确使用ECMO的指征。目前,ELSO利用动脉血氧分压(PaO_2)/吸入氧浓度(FiO_2)和Murray评分来评估患者的死亡风险。

关于ECMO用于气道支持的文献较少,Malpas的一项研究中,1976年至2017年报告了45例病例,其中有气管肿瘤、气管狭窄、头颈部癌症、纵隔肿块等导致了气道阻塞。患者接受了各种手术,如气管支架置入、气管造口、管腔内肿块的切除以及纵隔肿块切除术等。该病例系列中有41名患者存活出院。在所有的病例中,患者都有呼吸困难、喘鸣或严重的呼吸窘迫的症状。迄今为止,最大的单中心研究(15例)中,Kim及其同事建议根据支气管镜或CT检查的结果,如果气管通畅度小于5mm,应考虑使用ECMO进行气道支持。如果需要全身麻醉,对于因气道阻塞而出现严重的心肺症状的成年人,应考虑ECMO支持。

支气管镜介入治疗时,有效通气及供氧是手术成功的关键,当肿瘤侵及气管中段及以下部位,狭窄程度严重,而且容易大出血,常规的气管插管及切开无法保证气道全程通畅时,ECMO技术解决了供氧问题,避免了气管插管、气管切开等气道管理的不足和缺陷,避免了术中出血等引起的气道阻塞,为重度气道狭窄患者提供了新的辅助方式。

22.2.4 ECMO的管理

ECMO运行时氧合主要依靠血流量,CO_2清除由气流量调节。VV-ECMO可将充分氧合的静脉血回输到静脉系统,提高混合静脉血氧含量,增加动脉血氧含量,保证机体的氧合;也可改善高碳酸血症,降低肺动脉压,减少低氧导致的血管收缩;CO_2清除有助于降低肺泡通气量和呼吸频率,降低呼吸机相关性肺损伤的风险。

22.2.4.1 ECMO的流量管理

气道手术可能需要长时间的呼吸暂停。在这种情况下,ECMO需要足够的流量以确保充分的全身氧合。VV-ECMO向右房提供含氧的血液,因此,肺血流量是ECMO流量和右心输出量的混合物。为了在长时间呼吸暂停其间提供足够的全身氧合,ECMO流量至少为心输出量的60%。

在气道手术其间,VV-ECMO的选择取决于患者因素和可实现的最大流量(不发生再循环)。在较高的流速下,含氧血液的再循环更有可能发生在进入和返回ECMO插管之间,插管的准确定位至关重要(它们的尖端应至少相隔7cm)。对于气道手术支持,迄今为止报道的VV-ECMO均为股股静脉或股颈静脉。在可能的情况下,首选股颈静脉,因为它可以提供更高的流速。然而,股股静脉是呼吸困难患者最合适的方式,如果因解剖问题(如颈部或纵隔肿块压迫)无法通过右颈内静脉插管,也建议使用股股插管。

22.2.4.2 再循环管理

再循环是指经过氧合器后的血液回流到泵前的引流管,再循环减少了输送给患者的氧合血量,在股静脉和颈内静脉插管中常见。静脉饱和度增加或引流管颜色变亮可以帮助识别,说明引流管内的血液已经被氧合,这种情况下应处理再循环。在全身供氧不足的情况下,应先排除再循环。随着VV-ECMO流量的增加,对于氧饱和度的反常下降,也应怀疑再循环,这种情况下,总流量增加了,但再循环比例也增加了,导致从ECMO管路返回人体的含氧血液减少。

VV-ECMO支持下低氧血症还要考虑有无代谢需求的增加,代谢需求的增加会增加氧利用率,常见的原因包括脓毒症、发热、躁动、寒战,低氧血症也可以由再循环引起,在尝试了所有其他导致低氧血症的原因及治疗后可以使用亚低温来减少氧气的利用。

22.2.4.3 血流动力学管理

在VV-ECMO支持之前,低氧血症、高碳酸血症都可能导致肺血管阻力增加、肺动脉压升高或右心衰竭。VV-ECMO不提供直接的血流动力学的支持,临床医生必须准备处理VV-ECMO患者在开始和维持阶段可能有的重大的血流动力学的变化。可通过优化pH、$PaCO_2$和PaO_2,提供间接的血流动力学的支持,可以改善肺动脉压,从而改善右室功能、冠脉氧合和左心室的功能。随着VV-ECMO的启动,降低通气参数将降低胸腔内压,这可能会增加心脏充盈和输出量。

推荐中心静脉和有创动脉血压监测,超声心动图在VV-ECMO其间仍然是评估血流动力学和指导治疗的一种很好的工具。尽管在ECMO中热稀释法测量心输出量是不可靠的,复杂的血流动力学或右心衰竭的患者可以考虑肺动脉插管。要实现标准的循环目标[如平均动脉压65mmHg,心脏指数>2.2L/(min·m²),乳酸正常],通常需要正性肌力药物和血管活性药物的支持。

VV-ECMO的启动可导致突然的血流动力学的改变,根据患者的具体情况,我们可以静脉输注晶体、胶体或血制品以进行容量复苏。每日关注血流动力学的目标,必要时进行调整。一般情况下,疾病急性期后提倡液体限制的容量复苏方法,以避免过多的毛细血管渗漏。

22.2.4.4　呼吸机管理

VV-ECMO其间,气体交换主要由膜肺完成,而不是肺本身,因此,应选择适当的呼吸机参数以限制呼吸机相关肺损伤。在既往VV-ECMO支持ARDS其间,典型的呼吸机设置是压控(PCV)模式,吸入氧浓度(FiO_2)0.3,平台压20cmH_2O,呼气末正压(PEEP)10cmH_2O,呼吸频率(RR)每分钟10次,吸气与呼气比1:1。在CESAR试验中,呼吸机设置逐渐降低以允许肺部休息,使用PCV将吸气压力限制在20~25cmH_2O,PEEP为10cmH_2O,RR为10次/分,FiO_2为0.3。迄今为止,最大的ECMO试验(EOLIA)中,将呼吸机参数设置为平台压≤24cmH_2O,PEEP≤10cmH_2O,RR为10~30次/分,FiO_2为0.3~0.5。

呼吸机设置会随着条件变化而发生调整(例如随着CO_2清除,呼吸频率应降低),但不应该超过肺休息策略的设置。呼吸机休息参数的设置至少应以这两项试验中确定的值为目标(即平台压力≤25cmH_2O或吸气压≤15cmH_2O,呼气末正压≤10cmH_2O。尽管一些专家支持更高的PEEP策略(>10cmH_2O)来保持肺部开放和预防肺不张,但一些专家支持没有外部的PEEP(即拔管)。无论如何选择肺休息设置,在VV-ECMO其间,氧合和CO_2清除未达标时,应调整ECMO参数,而不是增加呼吸机的设置。

22.2.5　ECMO的撤机

用于气道手术的ECMO支持,大多数可以在手术结束时撤掉。当重建自主通气或建立替代气道(如气管造口或气管插管)时,可以停止ECMO。在考虑VV-ECMO撤机之前,应评估是否有足够的气体交换储备以及准备撤机的步骤。撤机其间做重大调整时,应随时监测动脉血气。

(1)评估VV-ECMO的撤机条件:包括评估通气和氧合储备,为评估氧合能力,可将ECMO流量降至1~1.5L,以确保患者充足的氧合;或维持ECMO流量,降低氧浓度,减少氧气的输送量;为评估通气储备,患者应耐受较低的ECMO气流量(<2L)、可接受的$PaCO_2$和RR;最后,给患者100%FiO_2 15min,并检查血气分析以评估PaO_2缓冲;对插管患者进行机械通气脱机试验。

VV-ECMO插管和非插管患者可接受撤机试验的标准:①插管患者启动撤机试验:FiO_2≤60%,PEEP≤10cmH_2O,PaO_2≥70mmHg,潮气量≤6mL/kg,平台压≤28cmH_2O,呼吸频率≤28bpm,根据患者的临床情况,pH和$PaCO_2$在可接受的范围内;胸片显示肺部情况较前有改善。②非插管患者启动撤机试验:适量需氧的情况下PaO_2≥70mmHg(如≤6L/min面罩或高流量吸氧≤40L/min,FiO_2≤0.3),根据患者的临床情况,pH在可接受的范围内。

VV-ECMO插管患者的机械通气脱机试验:①容量控制通气模式:呼吸顺应性放宽

对潮气量的限制,潮气量由1mL/kg增加到6mL/kg,平台压≤28cmH_2O,监测呼吸频率和分钟通气量,避免过度的呼吸做功。②压力控制通气模式:气道压不超过28cmH_2O,确保潮气量增加到6mL/kg。

（2）VV-ECMO撤机试验的步骤和标准。根据患者的临床情况,撤机可能持续数小时至数天。确保氧合器中没有冷凝物,血流量维持在＞1L/min,以避免血栓形成。

建议通过减少氧流量和保持较高的血流量来脱离VV-ECMO:①降低氧输送分数（FDO_2）:FDO_2从1.0逐步减少到0.21,维持SpO_2＞92%或PaO_2至少≥70mmHg,动脉血气分析在适当的范围内。②降低氧流量:逐步降低氧流量0.5～1L/min,降低氧流量时及时检测动脉血气,根据患者的临床情况,保持pH值在可接受的范围内,而不需要过度呼吸做功。③关闭氧流量:如果患者能够耐受ECMO停机,则试验关闭氧流量2～3h或更长的时间,监测SpO_2,监测动脉血气。④准备拔管:确认PaO_2≥70mmHg且pH在可接受的范围内;根据患者拔管前的镇静状态,给予镇静;拔管前1h内应维持肝素输注;用缝线封闭插管部位,加压包扎;拔管24h后检查有无深静脉血栓形成。

总之,严重的气道狭窄的患者在全身麻醉或镇静其间有急性呼吸道阻塞的风险;如果由于纵隔肿块而有相关的主要血管或心脏受累,他们也有围手术期血流动力学崩溃的风险;这些具有非常高的围手术期死亡率。因此,识别高危患者至关重要。术前需多学科来制订计划以减轻这些风险,在症状严重的患者中应考虑ECMO,在有气道压迫的患者中VV-ECMO优于VA-ECMO,因为它不会引起差异性低氧血症。然而,VA-ECMO适用于围手术期血流动力学崩溃风险较高的患者。

尽管ECMO在气道手术中的使用相对较少,但高风险气道手术患者使用ECMO是安全有效的。

参考文献

黄长翼,贾丽萍,李云峰,等.ECMO支持下支气管镜介入治疗危重型COVID-19合并重度气管狭窄:一例并文献复习.中华介入放射学电子杂志,2021,9(1):107-111.

路融,董进文,严志刚.CT及纤维支气管镜等检查诊断中央型肺癌的价值研究.人民军医,2015,58(2):168-169.

王广发.中心气道狭窄的介入治疗.中华结合和呼吸杂志,2010,33(1):14-16.

王洪武.恶性原发性中央型气道肿瘤新的分型和支气管镜新的诊断方法探讨.中华临床医师杂志(电子版),2013(21):9423-9426.

于鲲遥,王广发.良性中心气道狭窄的形成机制.国际呼吸杂志,2019,39(8):607-609.

BROWER R G,MATTHAY M A,MORRIS A,et al.Ventilation with lower tidal volumes as compared with traditional tidal volumes for acute lung injury and the acute respiratory distress syndrome. N Engl J Med,2000,342:1301-1308.

BURRELL A J C,IHLE J F,PELLEGRINO V A,et al. Cannulation technique:FEMORO-FEMORAL. J THORAC DIS,2018,10:616-623.

COMBES A, HAJAGE D, CAPELLIER G, et al. Extracorporeal membrane oxygenation for severe acute respiratory distress syndrome. N Engl J Med, 2018, 378: 1965-1975.

EMST A, FELLER-KOPMAN D, BECKER H D, et al. Central airway obstruction. Am J Respir Crit Care Med, 2004, 169(12): 1278-1297.

FAN E, GATTINONI L, COMBES A, et al. Venovenous extracorporeal membrane oxygenation for acute respiratory failure: a clinical review from an international group of experts. Intensive Care Med, 2016, 42(5): 712-724.

FINKELSTEIN S E, SUMMERS R M, NGUYEN D M, et al. Virtual bronchoscopy for evaluation of airway disease. Thorac Surg Clin, 2014, 14(1): 79-86.

JOHNSON R F, SAADEH C. Nationwide estimations of tracheal stenosis due to tracheostomies. Laryngoscope, 2019, 129(7): 1623-1626.

JOSEPH E, TONNA M D. Management of adult patients supported with venovenous extracorporeal membrane oxygenation (VV-ECMO): guideline from the extracorporeal life support organization (ELSO). ASAIO Journal, 2021: 601-610.

KIM C, KIM D, SON B, et al. The feasibility of extracorporeal membrane oxygenation in the variant airway problems. Ann Thorac Cardiovasc Surg, 2015, 21: 517-522.

MALPAS G, HUNG O, GILCHRIST A, et al. The use of extracorporeal membrane oxygenation in the anticipated difficult airway: a case report and systemic review. Can J Anaesth, 2018, 65: 685-697.

MAXWELL C, FORREST P. The role of ECMO support in airway procedures. BJA Education, 2023, 23(7): 248-255.

PATRONITI N, ZANGRILLO A, PAPPALARDO F, et al. The Italian ECMO network experience during the 2009 inffuenza A(H1N1) pandemic: preparation for severe respiratory emergency outbreaks. Intensive Care Med, 2011, 37: 1447-1457.

REIS M D, VAN THIEL R, BRODIE D, et al. Right ventricular unloading after initiation of venovenous extracorporeal membrane oxygenation. Am J Respir Crit Care Med, 2015, 191: 346-348.

SCHMIDT M, TACHON G, DEVILLIERS C, et al. Blood oxygenation and decarboxylation determinants during venovenous ECMO for respiratory failure in adults. Intensive Care Med, 2013, 39: 838-846.

ŚLUSARZ K, KURDYŚ P, ARMATOWICZ P, et al. Extracorporeal membrane oxygenation (ECMO) in the treatment of severe lifethreatening respiratory failure. Wiad Lek, 2019, 72(92): 1822-1828.

SOROKIN V, MACLAREN G, VIDANAPATHIRANA P, et al. Choosing the appropriate configuration and cannulation strategies for extracorporeal membrane oxygenation: the potential dynamic process of organ support and the importance of hybrid mode. Eur J Heart Fail Suppl, 2017, 19: 75-83.

（刘炳炜　朱　英）

第23章
重症哮喘:病例分享

23.1　病例精析

病史简介

患者,男,37岁。主因"进行性呼吸困难3天伴意识障碍2h"于2019年9月5日入院。患者3天前受凉后出现乏力、胸闷、喘气,症状进行性加重,继续出现呼吸急促,遂至当地医院救治。查血气分析示pH 7.254,二氧化碳分压57mmHg,动脉氧分压55mmHg,乳酸浓度3.0mmol/L。查胸部CT示两肺过度膨胀,无明显渗出,诊断"重症哮喘、急性呼吸衰竭",予气管插管、呼吸机辅助通气后收入该院ICU。入院后予甲泼尼龙琥珀酸钠针静滴、持续雾化吸入沙丁胺醇和布地奈德、抗生素应用等对症治疗,症状无明显的好转。2h前,患者出现意识障碍,二氧化碳升高明显。为求进一步治疗转入外院重症医学科诊治。

患者对花粉过敏,有过敏性鼻炎20余年,否认既往有心、肝、肾脏等基础疾病和遗传性疾病家族史。

ICU入科查体

T 35.5℃,HR 120次/分,R 35次/分,BP 132/67mmHg(以小剂量的血管活性药物维持),SpO$_2$ 85%,浅昏迷,双瞳等大等圆,直径为2mm,对光反射迟钝,气管插管,呼吸机辅助通气。呼吸机参数设定:A/C(VC)模式,设定潮气量380mL,FiO$_2$ 95%,PEEP 5mmHg,两侧颈部触及皮下气肿,捻发感,双肺哮鸣音明显,心律齐,无病理性杂音,肝脾肋下未及,双下肢无水肿。图23.1为CT图。

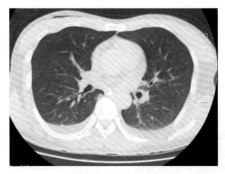

图 23.1　CT图

辅助检查

床边胸片:两肺的透亮度增高,两侧颈部及胸壁软组织积气。

血气分析:pH 7.10,二氧化碳分压93mmHg,动脉氧分压56mmHg,钾离子4.7mmol/L,乳酸浓度2.3mmol/L。

血常规:白细胞计数$21.1×10^9$/L,中性粒细胞比率87.1%,嗜碱性粒细胞绝对值$0.09×10^9$/L,血红蛋白154g/L;IgE 230IU/mL。

血清生化:ALT 18U/L,AST 22U/L,BUN 6.44mmol/L,Cr 101μmol/L。

凝血功能:PT 11.9s,APTT 25.2s,FIB 4.24g/L,D-dimmer 0.89mg/L。降钙素原:0.540ng/mL,CRP 63.6mg/L,B型钠尿肽前体2836.00pg/mL,血清淀粉样蛋白A 300mg/L。

入ICU诊断

考虑"重症哮喘,Ⅱ型呼吸衰竭,肺性脑病"。

ICU诊疗经过

患者经过外院强有力的支持治疗下病情仍在加重,血气中二氧化碳持续升高到93mmHg,呼吸机高压力支持下持续低潮气量,并出现气压伤,考虑气道痉挛肺通气障碍,并已出现严重的呼吸性酸中毒和低氧血症,遂急跟患者家属沟通后紧急决定行VV-ECMO。通过右侧股静脉(置管直径22F)、左颈内静脉(置管直径18F)置入VV-ECMO。ECMO初始设置参数:血流量3.5~4.1L/min,气流量4L/min。肝素持续泵入维持APTT 55~65s。同时,下调呼吸机参数为VC模式,VT 100mL,PEEP 0mmHg,RR 12/min,FiO_2 0.4。ECMO运行后2h的血气分析:pH 7.38,$PaCO_2$ 46.6mmHg,PaO_2 102mmHg,HCO_3^- 26.6mmol/L,Lac 1.1mmol/L,呼吸性酸中毒明显有改善。治疗上辅以充分的镇痛、深镇静(RASS为-5分)联合肌松,降低氧耗及代谢率,促进人机同步,积极抗感染(哌拉西林舒巴坦针4.5g q8h)、舒张支气管(氨茶碱0.25g,q12h)、激素(甲泼尼龙琥珀酸钠40mg,q8h)、雾化(特布他林+异丙托溴铵+布地奈德)、维持水电解质酸碱平衡等对症支持治疗。完善纤支镜检查,结果示:气道黏膜广泛充血、重度水肿,气道内有大量的白色黏液痰。图23.2为床边胸片。

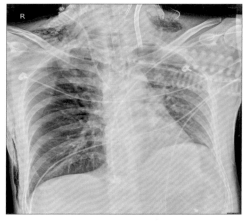

图23.2 床边胸片

ECMO运行的第2天,两肺哮鸣音消失,故适当减轻镇痛浅镇静(RASS为-3分),根据病情,逐渐下调ECMO的氧浓度;第3天,患者的意识转清,能配合(RASS为0分);第4天,ECMO顺利撤机,进行有创机械通气。ECMO下机后,依次拔除胃管、尿管、中心静脉导管,促进早期康复锻炼,抗生素降阶梯、激素减量,加用抗过敏药(氯雷他定)支气管舒张剂来(布地奈德福特罗粉吸入剂)控制症状。2019年9月11日,转入普通病房。

决策性临床思维与分析

患者入院时有意识障碍,呼吸急促,两肺哮鸣音,外院经过充分镇静、气管插管来减轻氧耗,试图减轻气道高反应等治疗后仍有呼吸性酸中毒不能改善,并出现气压伤,提示经常规药物、呼吸机治疗无效。患者的病情迅速进展,呼吸循环失代偿,危在旦夕。参考2020年的ECMO指南,目前,患者存在严重的缺氧伴有二氧化碳潴留的状态,通气/血流比例严重失调,因此,我们决定立即启动VV-ECMO治疗,避免因延迟上机而导致呼吸心脏骤停。

ECMO管理中的主要问题与应对

该患者在ECMO上机前血压在小剂量的血管活性药物的应用下维持在(100～120)/(40～50)mmHg,上机过程中收缩压下降至60～70mmHg,且输出导管端不断抖管,考虑重症哮喘气道隐形丢失大量的水分,ECMO的大量引血导致血容量不足,故在ECMO上机其间快速补充血容量,经床边2000mL液体输入,将血压维持在正常的水平。VV-ECMO的启动会导致一些突然的血流动力学的变化。在启动其间,逐渐增加ECMO流量,有助于降低这种并发症的风险。

治疗结果、随访及转归

2019年9月15日,患者的相关指标恢复正常,带药出院。出院后,在当地医院门诊随访至今,长期服用布地奈德福特罗粉吸入剂、孟鲁司特钠片、氯雷他定片。我院电话随访患者目前无急性哮喘发作。

(蒋永泼　钱玲珠)

23.2　重症哮喘的概述

23.2.1　定义与流行病学

哮喘是由多种细胞以及细胞组分参与的慢性气道炎症性疾病,临床表现为反复发作的喘息、气急,伴或不伴胸闷或咳嗽等症状,同时伴有气道高反应性和可变的气流受限,随着病程延长,可有气道结构改变,即气道重塑。哮喘是一种异质性疾病,具有不同的临床表型。急性重症哮喘通常指哮喘急性发作并且病情严重,需要在ICU接受监护和治疗,是最具有挑战性的重症呼吸疾病之一。中国哮喘患病和发病危险因素的流行病学调查的结果显示,我国14岁及以上青少年和成人哮喘的患病率为1.24%,其中,重症哮喘占5.99%。

23.2.2　重症哮喘的病理生理学

（1）气道炎症异质性明显：炎症细胞与炎性介质在重症哮喘的发生发展中起重要的作用。根据诱导痰、支气管黏膜活检、支气管肺泡灌洗等检查，结果可将重症哮喘气道炎症分为嗜酸粒细胞性、中性粒细胞性、混合粒细胞性和少炎症细胞性。各炎症亚型的结构性、生理性及临床特征不同。与轻中度哮喘患者相比，重症哮喘患者诱导痰中嗜酸粒细胞及中性粒细胞数量升高更为明显。

（2）气道重塑严重：气道壁损伤和修复的重复循环可引起气道壁结构改变，即气道重塑，气道结构性细胞（如上皮细胞、平滑肌细胞等）在重症哮喘气道重塑中发挥着重要的作用。

（3）与遗传因素相关：遗传因素和环境因素共同参与了哮喘的发生和发展。其病因主要包括：变应原或其他的致喘因素持续存在；糖皮质激素抗炎治疗，长期单用 $β_2$ 激动剂；痰液堵塞小气道；过度紧张或焦虑。

23.2.3　ECMO 的指征

重症哮喘是一种严重的哮喘表现形式，以低氧血症、高碳酸血症、神志改变且需要有创机械通气为特点，其病死率高达 30%。而重症哮喘患者的有创机械通气并发症的发生率较高，包括肺动态过度充气、气压伤、呼吸机相关肺炎、右心功能异常等，发生严重呼吸并发症的患者的病死率为 7%～8%。ECMO 可作为有创机械通气的备选，甚至替代方法，为"气道炎症反应的消退"争取时间，并有效避免机械通气相关的并发症。在暴发性心肌炎、心脏骤停、心肌梗死、急性呼吸窘迫综合征、肺移植等运用 ECMO 的患者中，哮喘的预后较佳，存活率高达 95%，其他原因致呼吸衰竭患者的病死率约为 71%。ECMO 支持后可降低呼吸机参数的设置，降低 VT 及分钟通气量，从而明显降低肺动态过度充气导致的气压伤及循环障碍风险，从而减少并发症、降低病死率。2020 年 ECMO 管理共识 VV-ECMO 指征：机械通气时间<7天；氧合指数<80mmHg；呼吸频率≥35次/分；血气 pH<7.25 伴 $PaCO_2$>60mmHg。对于重度哮喘合并严重的低氧血症（P/F≤80mmHg 或 SaO_2 紧急性下降）、高碳酸血症（$PaCO_2$ 90～100mmHg）、代谢性酸中毒（pH 7.0～7.1）、气道高压（P_{plat}>30cmH_2O）、内环境紊乱，尤其合并循环衰竭（Lac 进行性上升），当最大程度地进行有创呼吸机支持仍无效时，可考虑尝试 ECMO。

23.2.4　ECMO 的管理

在重症哮喘患者的 ECMO 支持治疗中，患者的机械通气管理是其重点，同时还应注意容量管理、抗感染、其他脏器的功能维护等。机械通气管理：相关的研究表明，急性重症哮喘的特点是肺部过度充气，重症哮喘患者在启动 ECMO 治疗后，强调"保护性通气策略"，能进一步减少呼吸机相关肺损伤的发生，降低气压伤、高浓度氧带来的伤害，改善预后。

（1）模式选择：早期，建议在配合镇痛镇静药物，甚至神经—肌肉阻滞剂的使用下采取控制通气模式（压力控制/容量控制）。在病情有改善后，可配合降低镇静深度，使用压力支持通气或气道压力释放通气等模式。

（2）呼吸频率：应在ECMO建立后尽可能降低呼吸频率。推荐ECMO建立初始，在配合镇静剂的使用下控制呼吸频率≤10次/分。应注意监测患者的动脉血二氧化碳分压水平，必要时增加ECMO的氧气流量。

（3）驱动压及平台压：推荐目标驱动压≤14cmH$_2$O，平台压≤24cmH$_2$O。

（4）潮气量：可根据目标平台压的设置，通常建议潮气量≤4mL/kg，以进一步减少肺损伤，改善临床结局。

（5）氧浓度：建议ECMO启动后降低机械通气氧浓度，并下调至30%～50%。如果ECMO的氧合水平达不到目标氧的输送要求，可适当提高吸氧浓度。

（6）呼气末正压：重症哮喘会产生内源性PEEP，但气流阻力增加的地方主要位于中央的、不可塌陷的气道，外源性PEEP的实施只会增加呼气末肺容积，而不会减低内源性PEEP。建议按低的PEEP设置。这点是区别于其他疾病VV-ECMO的机械通气设置；重症哮喘的镇痛、镇静和肌松治疗的目的不仅是减轻患者的应激程度、防止患者躁动和促进人机同步，还在于降低患者过强的吸气努力，降低过高的跨肺压可能带来的过高的肺应力和应变，从而避免或减轻肺损伤的发生和进展。若单纯使用镇痛、镇静药物无法达到消除患者过强吸气努力的目的，应联合肌松治疗。

23.2.5 ECMO的撤机

如果重症哮喘患者的呼吸、循环功能逐渐稳定，应尽快撤离ECMO。对于重症哮喘患者，如为VV-ECMO模式，逐渐减低ECMO血流量至2.5～3.0L/min，然后逐步减低ECMO通气量，机械通气的设置在吸入氧浓度<50%、潮气量6～8mL/kg的情况下，气道峰压<30cmH$_2$O、气道平台压<25cmH$_2$O、呼气末正压≤10cmH$_2$O的条件下，氧合情况维持满意，无二氧化碳潴留，肺部影像学改善明显，可考虑脱离VV-ECMO。

总之，重症哮喘是呼吸困难急危重症，如果不及时治疗，可能会导致死亡。对危重症哮喘患者的管理具有一定的挑战性。与此相关的并发症包括低氧血症、支气管痉挛加重、张力性气胸、动态肺过度充气、低血压、心律失常等。呼气流量严重受限是重症哮喘的特点。随着ECMO技术的日趋成熟，可酌情考虑ECMO治疗，部分或全部替代肺功能，纠正低氧血症及高碳酸血症，及时挽救生命。

●

参考文献

闵苏,敖虎山. 不同情况下成人体外膜肺氧合临床应用专家共识(2020版). 中国循环杂志, 2020, 269 (11):12-23.

中华医学会呼吸病学分会哮喘学组,中国哮喘联盟. 重症哮喘诊断与处理中国专家共识. 中华结核和呼吸杂志.2017(11):813-829.

CARSON K V, USMANI Z A, SMITH B J. Noninvasive ventilation in acute severe asthma:current evidence and future perspectives. Curr Opin Pulm Med, 2014, 20(1):118-123.

GRANT A A, HART V J, LINEEN E B, et al. A weaning protocol for venovenous extracorporeal membrane oxygenation with a review of the literature: VV-ECMO weaning protocol. Artificial Organs, 2018, 42(6).

LAHER A E, BUCHANAN S K. Mechanically ventilating the severe asthmatic. J Intensive Care Med, 2018, 33(9):491-501.

LEATHERMAN J. Mechanical ventilation for severe asthma. Chest, 2015, 147(6):1671-1680.

ODDO M, FEIHL F, SCHALLER M D, et al. Management of mechanical ventilation in acute severe asthma:practical aspects. Intensive Care Med, 2006, 32(4):501-510.

PENDERGRAFT T B, STANFORD R H, BEASLEY R, e al. Rates and characterisitics of intensive care unit admissions and intubations among asthma-related hospitalizations. Ann Allergy Asthma Immunol, 2004, 93(1):29-35.

STATHER D R, STEWART T E. Clinical review: mechanical ventilation in severe asthma. Critical Care, 2005, 9(6):581-587.

TONNA J E , ABRAMS D , BRODIE D , et al. Management of adult patients supported with venovenous extracorporeal membrane oxygenation (VV-ECMO): guideline from the extracorporeal life support organization (ELSO). ASAIO Journal, 2021(6).

（蒋永泼　钱玲珠　徐颖鹤）

第24章
急性呼吸窘迫综合征:病例分享

24.1 病例精析

病史简介

患者,男,71岁,因"咳嗽发热1周"入院。患者1周前在家中无明显诱因下出现咳嗽伴发热,自测体温最高为38.3℃,伴胸闷气急,无腹痛腹胀,无恶心呕吐,无腹泻黑便。遂至医院就诊。查血常规:白细胞计数20.87×10^9/L,CRP49mg/L,新冠病毒检测阳性。胸部CT:①两肺感染性病变,复合病毒性肺炎表现;②主动脉、冠状动脉钙化斑块;③双侧胸膜增厚。当时未进行诊治,来我院门诊科就诊,为进一步治疗,门诊拟"肺炎"收治入呼吸内科,予以患者奈玛特韦利托那韦抗新冠病毒治疗,甲基强的松龙40mg q12h等对症支持治疗2天,患者的气急加重,高流量吸氧(40L/min、氧浓度40%),氧饱和度87%。血气分析:氧分压51mmHg,二氧化碳分压43mmHg,乳酸3.2mmol/L,行紧急气管插管后转入新冠重症医学病房。

有"高血压"病史8年余,服用苯磺酸氨氯地平控制血压,具体的效果不详。

ICU入科查体

气管插管机械通气镇静的状态下,体温38.3℃,脉搏116次/分,呼吸19次/分,血压132/81mmHg,呼吸机氧浓度60%支持下,PEEP 8cmH$_2$O,氧饱和度93%。听诊双肺呼吸音粗,两侧中下肺可闻及较多的湿啰音,心音中等,未闻及病理性杂音,腹软,压痛反跳痛检查不配合,双下肢无浮肿。

辅助检查

血常规:19.6×10^9/L,CRP 96.23mg/L,中性比86.2。

血气分析:氧分压51mmHg,二氧化碳分压43mmHg,乳酸3.2mmol/L。

降钙素原:0.43ng/mL。

新冠病毒检测:阳性。

胸部CT:①两肺感染性病变,复合病毒性肺炎的表现;②主动脉、冠状动脉钙化斑块;③双侧胸膜增厚。

心脏超声:心脏结构未见异常,收缩及舒张功能正常。

入ICU诊断

诊断为①新冠病毒感染;②重症肺炎;③急性呼吸窘迫综合征;④呼吸衰竭;⑤高血压病。

ICU诊疗经过

患者于2022年12月27日入我院呼吸科,给予患者抗病毒、甲强龙40mg q12h、化痰、雾化吸入解痉平喘、补液等治疗,病情持续加重,2天后呼吸困难加重,高流量吸氧下60L/min,氧浓度70%,氧饱和度仍逐步降至85%,经我科会诊后气管插管转入。患者在气管插管机械通气镇静的状态下,呼吸机氧浓度60%的支持下,PEEP 8cmH$_2$O,氧饱和度93%。听诊双肺呼吸音粗,两肺可闻及广泛的湿啰音,可闻及明显的哮鸣音。复查血常规:CRP 45.23mg/L,中性比91.9;淋巴细胞亚群:T4淋巴细胞计数99,T8淋巴细胞计数86。继续呼吸支持,继续应用抗病毒联合俯卧位通气等综合治疗,患者的病情持续加重。2023年1月3日予以患者经皮气管切开。2023年1月4日复查胸部CT提示:两肺广泛弥漫性渗出,机械通气氧浓度90%,PEEP 10cmH$_2$O,患者的氧饱和度降至81%,俯卧位通气下患者的氧饱和度未见明显的改善。血气分析:氧分压57mmHg,二氧化碳分压50mmHg,乳酸4.1mmol/L,氧合指数约为63.3。详细告知患者家属病情后,予以患者VV-ECMO进行呼吸支持,21F股静脉引流管的留置深度为40cm,17F颈内静脉灌注管留置15cm,支持流量4.7L/min,ECMO离心泵转速3200r/min,使用普通肝素持续抗凝,控制ACT在160~180s之间,气流速3.8L/min,供气氧浓度100%。

VV-ECMO支持后,给予患者超小保护性通气策略(3mL/kg)、PEEP 10cmH$_2$O、降低驱动压联合俯卧位通气(每天8~14h不等),患者的呼吸机氧浓度降至40%,同时予以患者奈玛特韦利托那韦抗病毒、哌拉西林他唑巴坦4.5g q8h抗感染、甲泼尼松40mg q12h减轻炎症反应等治疗。ECMO支持5天后,逐步降低支持血流量(2L/min)和气流量(1.6L/min),呼吸机氧浓度40%,ECMO氧浓度逐步降至21%,患者的血氧饱和度维持在90%~97%之间。考虑达到撤除ECMO指征,于2023年1月12日顺利撤除ECMO。继续对症支持治疗,并逐步减少镇静镇痛药物的剂量。2023年1月14日,患者的意识恢复,开始间歇呼吸锻炼。2023年1月17日复查胸部CT:两肺炎症较前有明显的吸收,开始完全脱离呼吸机,接人工鼻吸氧,并逐步增加肢体康复训练负荷。2023年1月27日,拔除气切套管。2023年1月30日,转康复医院行进一步的康复训练。

决策性临床思维与分析

患者入院前的新冠肺炎病程已经发展了7天,加重后入住呼吸内科,经积极的抗病毒、抗炎症反应、氧疗2天后,肺炎进展,高流量吸氧下呼吸衰竭加重,进行了气管插管、机械通气支持。机械通气前5天,呼吸机支持条件(P-SIMV模式:氧浓度50%,PEEP 5cmH$_2$O,平台压14~21cmH$_2$O,潮气量520mL)下,患者的氧饱和度维持在92%~96%,气管插管机械通气的第6天开始,患者的氧饱和度持续下降,呼吸机支持参数逐渐上调(P-SIMV模式:氧浓度90%,PEEP为10cmH$_2$O,平台压24~32cmH$_2$O,潮气量280mL),氧饱和度76%~84%,予以患者俯卧位通气等综合治疗1天后患者的氧合情况仍未有改善,病情持续进展,复查胸部CT提示肺部渗出较前也明显增多。由于常规的治疗效果差,病情仍进行性恶化,上ECMO的指征明确,与家属沟通后决定于2023年1月4日建立

VV-ECMO治疗。

ECMO管理中的主要问题与应对

因严重的ARDS患者的肺实变较多、氧需求大,我们为保证充分的流量置管深度相对较深,引流管头端位于下腔静脉入右心房的开口处。上机后,给予患者4.7L/min的流量支持,患者的呼吸机氧浓度降低至40%,采用积极的肺保护性通气策略,将平台压控制在20cmH₂O以内。2h后观察患者的血气分析:氧分压72mmHg,二氧化碳分压43mmHg,乳酸4.4mmol/L,氧饱和度90%。

同时,观察到患者的引流管血液随心脏搏动而呈鲜红与暗红交替显现,提示目前患者的氧供仍不够。床边胸片提示静脉引流管与灌注管头端相距较近,导致再循环较大。超声引导下将引流管拔出3cm,可见引流管头端在下腔静脉与右心房开口处下方1.5cm,灌注拔出1cm。30min后,患者的指氧饱和度逐步升至96%,引流管中随心脏搏动的鲜红和暗红色交替不明显。2h后复查血气分析:氧分压94mmHg,二氧化碳分压43mmHg,乳酸2.1mmol/L,氧饱和度95%,提示再循环明显好转,氧供明显好转。

在严重的ARDS及身材较小的患者中,VV-ECMO早期因患者的氧需求较大,往往为了保证充分的ECMO流量,初始置管比较深,这时需要注意患者再循环的大小,如已经达到千克体重的支持流量,而患者仍出现氧供不佳,需要及早鉴别再循环的问题,及时调整后在原流量的基础上明显增加全身氧供。常见的再循环的原因有:引流管-灌注管头端的距离较小、患者的右心功能衰竭、心率过快、颈内静脉灌注管的倾斜角度(向三尖瓣方向的倾斜),可以依次寻找再循环的原因并做出调整,将再循环控制在合理的范围内。

治疗结果、随访及转归

2023年1月30日,患者带气切套管转康复医院进行康复训练。

2023年2月15日,患者拔除气切套管封管。

2023年2月23日,复查胸部CT,肺部炎症吸收。

(范　震　朱建华)

24.2　急性呼吸窘迫综合征的概述

24.2.1　流行病学

急性呼吸窘迫综合征的发病率比我们想象中的更多。在2016年的一篇调查报道中显示,在459个重症医学科(ICU)患者中,10%的住院患者和23%的机械通气的患者符合ARDS的诊断。

尽管这项研究的对象主要发生在冬季病毒传播的高发季和已经治愈的ARDS患者中,但其住院死亡率仍保持在35%~45%,与柏林定义描述的死亡率相当。

对于一部分弥漫性肺损伤患者,可能因为应用高流量鼻塞导管氧疗,没有进行有创正压通气而没有达到柏林定义的ARDS的诊断,但是此类患者发生ARDS的概率明显高很多。

这种现象在新冠肺炎感染其间尤为明显。从性别上来说,女性发生严重ARDS时的死亡率高于男性。长期吸烟、饮酒、存在低蛋白血症、6个月内化疗、长期暴露于空气污染下可以增加发生ARDS的风险,而对于2型糖尿病患者而言,发生ARDS的概率相对较小。

ARDS的死亡率是十分让人担忧的。多项观察研究报道,ARDS的死亡率均大于30%。在一项大规模的临床研究中显示,中重度ARDS患者的90天死亡率为43%。脓毒症和多脏器功能衰竭引起的死亡多于呼吸衰竭。尽管大多数生存患者的肺功能可以恢复到正常或接近正常,但其中有一部分人可能存在肌肉萎缩、严重的心理疾病或一些功能失调的问题。在2年内的生存者中,认知功能障碍的发生十分普遍。

24.2.2 发病机制

ARDS的发病机制多种多样,不同人群中任何一种发病机制在导致ARDS中的表现有很大的不同。当从体循环中回流到肺循环的液体快于其清除时,会发生肺水肿。在ARDS中的肺水肿是由肺泡上皮的通透性增强所致,而不是由静水压增高导致的。引起ARDS的病理生理机制为:内皮通透性改变、肺泡上皮损伤和功能改变、肺部失控的炎症反应、机械通气的气压伤等。

健康的肺有几种机制可以防止过度的肺水肿。因肺泡上皮的低通透性和血管内与肺间质的蛋白渗透梯度,所以从肺毛细血管滤出的水分大部分可以被重吸收入循环血管内。静水压是由外周流向中心血管的液体和淋巴回流共同产生的压力。当静水压增大时,纵隔下沉,胸廓扩张,中心血管的容量增大,可防止因静水压增大而引起肺水肿。然而,当肺血管屏障对蛋白质和液体中溶质通透性增高时,蛋白渗透梯度遭到破坏,肺间质就会水肿。健康的肺内皮在很大的程度上能够抑制炎症和凝血,而活化的内皮则相反。刺激因素多种多样,如缺氧、细胞因子、趋化因子、凝血酶、预充白细胞、脂多糖和与损伤相关的分子可以使内皮细胞功能失调而通透性增加,从而诱导炎症细胞聚集。相邻的内皮细胞之间的化学键和细胞连接的破坏,导致细胞相互远离,内皮间隙增加。凋亡也使血管屏障功能遭到破坏。活化的内皮细胞和激活的白细胞释放的炎性物质与血小板一起可以聚集更多的炎性物质。肺上皮细胞被破坏后,内源性的凝血因子与肺上皮细胞和肺巨噬细胞释放的组织因子相结合,启动外源性的凝血机制。

24.2.3 应用ECMO的指征

虽然ECMO可以完全替代患者的肺功能,但存在各种可能的并发症,因此需要评估获益和风险之间的平衡来决定其使用。最近的文献提示,PaO_2/FIO_2的比值为$70\sim80mmHg$、Murray评分>3分、$pH<7.2$,为成人ARDS患者考虑ECMO的合理阈值。ECMO的绝对禁忌证为无肺移植指征的不可逆性肺部疾病和与主要脑梗死或严重颅内出血相关的严重的脑损伤。是否应用ECMO,应根据基础疾病而非合并症或多器官功能障碍的严重程度来决定。如果这种基础疾病的诊断尚未确定,则考虑ECMO是合理的。然而,如果由于ECMO是一种非常昂贵且耗费大量精力的治疗,且认为结局可能较差,则不建议启动ECMO。文献和ELSO指南提出了各种标准作为ECMO的"相对禁忌证",如免疫抑制、出血、高设置机械通气($FiO_2>0.9$,$PIP>30mmHg$)持续>7天。这种标准很难标准化,是因为不同部门或国家的可用资源不同。有足够的人员、财力和经验的科室可能会对预后不佳的患者启动ECMO。

24.2.4 患者的ECMO管理

ECMO患者的策略包括:最低的镇静、活动、保守的液体管理和肺保护性通气等要点。然而,对于在ECMO支持前病情不稳定的患者来说,可能存在深度镇静、肌松剂的应用、液体超负荷和气道的高压等危机情况。ECMO可以稳定气体交换,减轻血流动力学的损害,同时使用最小的镇静和肺保护性通气,避免器官进一步受损。

在ECMO其间,应避免在足以损伤肺的压力下通气。根据ELSO指南,建议在ECMO其间,使用PIP<25cmH$_2$O、PEEP 5～15cmH$_2$O和FiO$_2$ 0.3的通气模式。另外,ARDS文献提示,通过将潮气量限制在6mL/kg理想体重的通气和PEEP刚好足够高以保持肺开放,可以实现肺保护。2022年,Christophe的一篇随机对照的研究对比了超肺保护通气策略(潮气量1～2mL/kg)与常规的肺保护通气策略。研究显示,两种通气策略下48h后两组患者的肺泡灌洗液中的白细胞介素1(IL-1)、白细胞介素6(IL-6)、白细胞介素8(IL-8)指标的变化无差异,而在超肺保护组的60天死亡率高于常规组(45% vs 17%),所以,目前仍建议在ECMO支持其间的一般性肺保护性通气策略。

ECMO支持到患者的临床状态稳定后,应尝试唤醒患者。在ICU患者中,镇静深度是影响患者预后的重要因素,减少镇静可能与ECMO的良好预后有关。由于谵妄和躁动,最初几天试图唤醒失败的情况比较常见。然而,患者通常在随后的几天内开始适应呼吸机和ECMO,这个时候就可以尝试唤醒ECMO患者,因为这样可以使循环更稳定,刺激自主呼吸,使潮气量也逐步恢复。此外,患者还可以与医务人员和家人沟通。

23.2.5 ECMO撤离

患者的病情得到充分改善。呼吸机的设置参数逐步降低(如FiO$_2$<0.4,PIP<25cmH$_2$O,稳定的呼吸模式,呼吸频率<30次/分)时可尝试撤机。使用VV-ECMO时,撤机只需关闭氧气。使用VA-ECMO时,流量通常降低到1L/min。超声心动图可用于评估心功能或是否存在肺动脉高压。如果使用合理的呼吸机设置和小剂量的正性肌力药,循环和气体交换稳定,则我们将回路夹住几分钟。如果患者出现躁动、心动过速、呼吸急促和低氧血症,应暂停撤机。撤机后,患者往往需要适当的补液和充分镇静、更高的呼吸机设置和更高剂量的正性肌力药。如撤机后病情明显恶化,应考虑再次插管启动ECMO。

ECMO只能为明确诊断和从危及生命的基础疾病中争取恢复的时间。如果患者出现不可逆的肺损伤或严重的脑损伤且无恢复机会,应停止ECMO。然而,判断一个没有肺移植指征的ECMO患者是"不可逆的",相当于给患者判决了死刑,因此需要可靠的证据。在ARDS发病后数周内,若未得到诊断,可能无法做出这样的判断。即使通过计算机断层扫描检测到纤维化或发现肺动脉高压,也不能令人信服地证明不可逆。如果患者在ARDS发生后至少数周或1个月内仍未好转,则可认为继续ECMO无效。ECMO的持续时间尚不清楚,有一些治疗1个多月后成功的报道。

新冠肺炎感染导致ARDS的患者的ECMO支持的研究较少。Alenka在2023年的一篇回顾性的研究中显示,在新冠肺炎感染导致ARDS与流感病毒和其他病原体肺炎导致的ARDS的ECMO支持下,3组患者的机械通气时间、ICU住院时间和180天生存率相似。所以,对于常规的治疗仍持续加重的ARDS患者,应考虑使用ECMO。它可以稳定气体交换和血流动力学,从而防止器官进一步损伤。ECMO不是ARDS的治疗方法,ARDS的病因各不相同。因此,在使用ECMO时,应根据每位患者的基础疾病给予适当的治疗。

参考文献

ALENKA G,INA Z,VOJKA G,et al.Same but different-ECMO in COVID-19 and ARDS of other etiologies. //Comparison of survival outcomes and management in different ARDS groups.Journal of Intensive Care Medicine,2023,38(7):635-642.

BASTARACHE J A,WANG L,GEISER T,et al. The alveolar epithelium can initiate the extrinsic coagulation cascade through expression of tissue factor. Thorax,2007,62:608-616.

BELLANI G,LAFFEY JG,PHAM T,et al. Epidemiology,patterns of care,and mortality for patients with acute respiratory distress syndrome in intensive care units in 50 countries. JAMA,2016,315:788-800.

BRODIE D,BACCHETTA M. Extracorporeal membrane oxygenation for ARDS in adults. N Engl J Med,2011,365:1905-1914.

CAUDRILLIER A,KESSENBROCK K GILLISS B M,et al. Platelets induce neutrophil extracellular traps in transfusion-related acute lung injury. J Clin Invest,2012,122:2661-2671.

CHRISTOPHE,THÉOTIME,JULIETTE ,et al. Ultra-lung-protective ventilation and biotrauma in severe ARDS patients on veno-venous extracorporeal membrane oxygenation: a randomized controlled study. Critical Care,2022,26:383.

DUDEK S M,GARCIA J G. Cytoskeletal regulation of pulmonary vascular permeability. J Appl Physiol,2001,91:1487-500.

GERSHENGORN H B,HU Y,CHEN J T,et al. The impact of high-flow nasal cannula use on patient mortality and the availability of mechanical ventilators in COVID-19. Ann Am Thorac Soc,2020,18:623-631.

HASTINGS R H,FOLKESSON H G,MATTHAY M A. Mechanisms of alveolar protein clearance in the intact lung. Am J Physiol Lung Cell Mol Physiol,2004,286:679-689.

MILLAR F R,SUMMERS C,GRIFFITHS M J,et al. The pulmonary endothelium in acute respiratory distress syndrome:insights and therapeutic opportunities. Thorax,2016,71:462-473.

MOSS M,GUIDOT D M,STEINBERG K P,et al. Diabetic patients have a decreased incidence of acute respiratory distress syndrome. Crit Care Med,2000,28:2187-2192.

MOSS M,HUANG D T,BROWER R G,et al. Early neuromuscular blockade in the acute respiratory distress syndrome. N Engl J Med ,2019,380:1997-2008.

PEEK G J,MUGFORD M,TIRUVOIPATI R,et al. Efficacy and economic assessment of conventional ventilatory support versus extracorporeal membrane oxygenation for severe adult respiratory failure（CESAR）: a multicentre randomised controlled trial. Lancet,2009,374:1351-1363.

RANIERI V M,RUBENFELD G D,THOMPSON B T,et al. Acute respiratory distress syndrome: the Berlin definition. JAMA,2012,307:2526-2533.

WANG C H,CHOU C C,KO W J,et al. Rescue a drowning patient by prolonged extracorporeal membrane oxygenation support for 117 days. Am J Emerg Med,2010,28:7505-7507.

ZIMMERMAN G A,ALBERTINE K H,CARVETH H J,et al. Endothelial activation in ARDS. Chest,1999,116:18-24.

（范　震　朱建华）

第 25 章
肺出血肾炎综合征:病例分享

25.1 病例精析

病史简介

患者,女,48岁,因"咯血1天"于2020年8月1日入院。患者1天前无明显诱因下突发咯血,为鲜红色血液,每次量不多,约数毫升,共10余次,伴咳嗽咳痰,未重视,未就诊。1天来咯血不能自行缓解,并逐渐出现气促,遂至我院急诊科就诊,面罩吸氧6L/min时经皮氧饱和度约为80%。查血气分析,提示氧分压46.9mmHg。胸部CT提示双肺广泛感染性病变,双侧胸腔有少量的积液,予紧急气管插管接呼吸机辅助通气(压控模式,PC 30cmH$_2$O,PEEP 10cmH$_2$O,FiO$_2$ 100%),经皮氧饱和度86%左右,气道内不断涌出大量的鲜血,并伴有黑便,请我科会诊后认为有行VV-ECMO支持的指征,与家属充分沟通后急诊行VV-ECMO支持,现为求进一步诊治,拟"咯血待查"收住我科。

家属诉既往"脉管炎"病史多年,未规范诊治(具体不详)。否认其余基础疾病及遗传性疾病家族史。

ICU入科查体

患者处于药物镇静的状态,气管插管呼吸机辅助通气联合VV-ECMO支持,经皮氧饱和度维持在96%~100%,体温36.3℃,脉搏114次/分,呼吸16次/分,血压103/83mmHg[去甲肾上腺素0.67μg/(kg·min)],双侧瞳孔等大等圆,直径为3.0mm,对光反射迟钝,皮肤巩膜未见黄染,双肺呼吸音粗,大量干湿啰音,心界未及扩大,各瓣膜区未闻及病理性杂音,未闻及心包摩擦音,腹平软,压痛及反跳痛无法配合,肝脾肋下未及,移动性浊音阴性,右侧股静脉-左侧颈内静脉ECMO置管在位,局部无渗血,四肢肌力检查不配合,双下肢凹陷性水肿,双侧巴氏征阴性。

辅助检查

胸部CT:双肺广泛感染性病变,双侧胸腔有少量的积液。

胸主动脉CTA:血管未见明显的异常,双肺弥漫性病变,考虑弥漫性肺泡出血。

实验室检查:血液pH 7.252,二氧化碳分压41.4mmHg,氧分压46.9mmHg,碱剩余-8.6,乳酸1.4mmol/L;D-二聚体>20.00mg/L,国际标准化比率1.31,凝血酶原时间15.6s;白细胞数19.3×10^9/L,中性粒细胞百分比88.9%,血红蛋白77g/L;白蛋白28.10g/L,谷丙转氨酶203U/L,谷草转氨酶167U/L,肌酐369μmol/L,超敏C反应蛋白50.17mg/L;

BNP 470.38pg/mL。

入院诊断

咯血原因待查：肺部感染？Ⅰ型呼吸衰竭VV-ECMO术后，失血性贫血，消化道出血，多器官功能不全，脉管炎。

ICU诊疗经过

患者入院后的氧合情况差，给予气管插管呼吸机辅助通气后仍难以维持氧合，气道内持续出血，且循环需要去甲肾上腺素0.67μg/(kg·min)维持，有行VV-ECMO的指征，选择引流管22F(右股内静脉)、灌注管17F(左颈内静脉)，初始离心泵转速2500r/min，初始流量4.2L/min，气流10L/min，ECMO氧浓度80%。运行其间，使用肝素抗凝，一边监测气道出血的情况，一边动态根据凝血功能调整肝素抗凝的剂量，整个其间，肝素剂量在50~380U/h范围内调整，APTT基本波动在36~42s左右，最短的为33.9s(2020年8月7日6：36，肝素剂量75U/h)，最长的为66.7s(2020年8月4日14：18，肝素剂量380U/h)。患者的抗生素方案为利奈唑胺针联合亚胺培南/西司他丁针。该患者首日的APTT显著延长，且考虑存在气道出血，凝血物质消耗，故予凝血酶原复合物及新鲜血浆(1140mL)输注纠正凝血功能障碍。血红蛋白仅为47g/L，因此，连续给予4个单位的红细胞以纠正贫血。随后进行了旁纤维支气管镜检查，显示双侧肺部有大量的活动性血性渗出物。第2天，根据主要的实验室的检查结果和既往病史(血管炎、角膜炎和复发性鼻窦炎)，该患者被诊断为肺出血肾炎综合征，ANCA相关血管炎和肾炎，以及累及肺部和肾脏的韦格纳肉芽肿。请风湿免疫科及肾脏内科会诊后给予连续3天每天1次500mg剂量的甲基泼尼松龙注射液(第4天起递减，直至停药)，以及环磷酰胺应用、免疫球蛋白、血浆置换和血液滤过治疗。其他治疗包括间歇性俯卧位通气、每日纤支镜引导下肺泡灌洗术以及早期的康复锻炼。经过积极治疗后，患者的氧合、内环境、肾功能和肺部影像学逐渐有改善，肺泡出血明显减少和消失，抗蛋白酶3抗体的滴度(58.29IU/mL)也显著下降。此后，我们停止给予血浆置换和血液滤过治疗，VV-ECMO和机械通气参数也逐日下调。2020年8月13日14：30，患者成功撤除ECMO。2020年8月18日14：40，顺利脱机拔管。2020年8月25日，转入普通病房，并于2020年9月5日出院。

具体的检查情况见图25.1~图25.3。

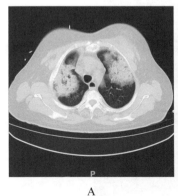 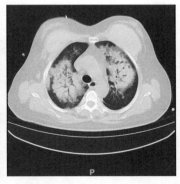 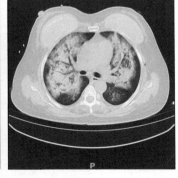

A　　　　　　　B　　　　　　　C

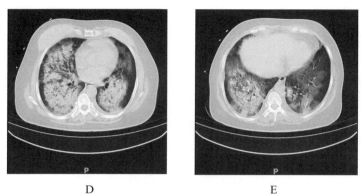

D   E

图 25.1 患者 2020 年 8 月 1 日的肺部 CT 影像

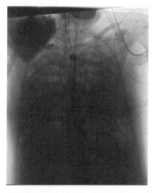

图 25.2 ECMO 上机后床旁胸片提示引流管及灌注管导管头的位置

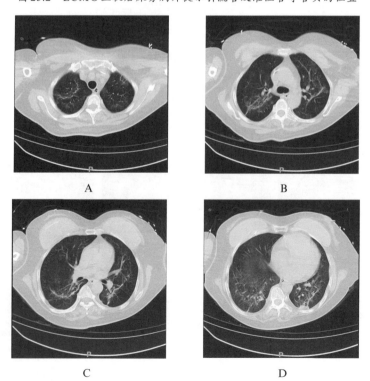

A   B

C   D

图 25.3 患者出院前 2020 年 8 月 24 日的肺部 CT 影像

决策性临床思维与分析

患者的气道有大量的出血,无法进行有效的通气和换气,使得患者持续处于缺氧的状态。虽经积极止血、呼吸机辅助通气等处理后仍无法维持有效的氧合情况。此时,为保护全身脏器尤其心脏和大脑的氧供,为诊断及治疗肺部出血的原发疾病争取足够的时间,我们需要VV-ECMO协助完成有效的气体交换,减少缺氧的时间及氧债形成,从而避免出现呼吸、心跳的骤停及缺血缺氧性脑病等无法挽回的意外。

ECMO管理中的主要问题与应对

因为通常需要全身性抗凝来保持管路通畅,严重的出血常被认为是ECMO的相对禁忌证。本例患者中,VV-ECMO、血浆置换以及血液滤过中使用的抗凝药物可能会诱发或加重肺出血。但考虑到①患者的气道有大量的出血,凝血功能紊乱,DIC的风险非常高;②肺出血肾炎综合征属于免疫性疾病,随着抗体的清除,疾病好转后患者肺泡的弥漫性出血可以得到逆转,而我们第一时间即开始进行了血浆置换＋激素冲击＋免疫球蛋白针的应用,理论上患者的肺出血的情况应该可以好转,抗凝的压力存在,但并非绝对禁忌;③ECMO运行其间,我们虽然可以在保持一定的流量且动态监测膜的功能的基础上选择不抗凝的方案,但是该患者在治疗过程中需要进行的血浆置换及血液滤过对抗凝的需求比较高,因此,我们选择了肝素进行抗凝,同时密切动态评估气道出血的动态变化,动态监测凝血功能,实时调整抗凝方案。为了防止进一步出血或出现新发出血,所有侵入性的穿刺置管都是由有经验的医生在超声引导下进行的,全身肝素化肝素负荷剂量也仅为50U/kg。外出检查以及俯卧位通气治疗时,我们组建了由2～4名医生、1名呼吸治疗师和3名护士组成的团队,以防止在体位变动过程中各种意外牵拉管路而导致穿刺点和后腹膜出血。

治疗结果、随访及转归

患者自2020年9月5日顺利出院后,至今为止未再次出现咯血症状。此后,患者定期在肾脏内科及风湿免疫科随访,长期予小剂量的激素(甲泼尼龙片6mg qd)抗炎、百令片护肾治疗。最近一次的为抗蛋白酶3抗体滴度19.70IU/mL(2023年11月21日),生化肌酐水平106μmol/L(2024年5月30日)。

(吕晓春 许强宏)

25.2 肺出血肾炎综合征的概述

25.2.1 流行病学

肺出血肾炎综合征又称为抗基膜性肾小球肾炎、Goodpasture综合征或Goodpasture病。它是由抗基膜抗体导致的肾小球和肺泡壁基膜的严重损伤,临床表现为肺出血、急进性肾小球肾炎和血清抗肾小球基膜抗体阳性三联征。多数患者的病情进展迅速,预后凶险。Goodpasture于1919年首次在一次暴发性流感中做出1例肾小球损伤合并肺出血的报道,国内首次由陶仲作在1965年报道。本病较为罕见,每年的发病率为50万～100万人。在欧洲和美国,肾穿刺患者中其仅占1%~2%;在英国为百万分之几;中国的发病率低于欧美国家。本病的发病率呈双峰年龄模式,第一个高峰主要发生在20~30岁男性中,第二个高峰主要在60~70岁女性中,后者更常表现为累及肾脏的局限性疾病。当然,也有报道出现单独的肺泡出血。

25.2.2　发病机制

肺出血肾炎综合征是一种少见的自身免疫性疾病。以肺泡内出血和肾小球局灶性增生及球囊上皮新月体形成为主要的病理变化。明确的病因尚未得到证实,但多推测与感染特别是病毒感染有关。另有报告称,患者病前曾有接触汽油、碳氢(烃)化合物史。另外,还有文献称ANCA相关性血管炎与使用丙硫氧嘧啶、甲巯咪唑、肼屈嗪和米诺环素等药物有关。故认为这些化学物质、药物和/或病毒均可能是致病因子。本病属于Ⅱ型变态反应。免疫荧光检查在肺泡和肾小管基底膜上可见到IgG和C3呈线样沉积。血清中存在高滴度的与肺泡和肾小球基底膜反应的抗基底膜抗体。

由于某些发病因素原发性损伤肺泡间隔和肺毛细血管基膜,后者刺激机体产生抗肺基膜抗体,在补体等作用下引起肺泡的一系列的免疫反应。由于肺泡壁毛细血管基膜和肾小球基底膜间存在交叉抗原,故内源性抗肺基膜抗体又能与肾小球基底膜起免疫反应,损伤肾小球,引起继发性肾损伤。

损伤形成后,肺表面弥漫性出血,切面可见水肿和陈旧的出血。镜检可见肺泡内出血,肺泡腔内常有吞噬含铁血黄素的吞噬细胞及局灶性肺泡纤维组织增殖。肾脏病理改变与急进性肾小球肾炎相似。此外,早期肾小球毛细血管呈局灶和节段性坏死,后期肾小球周围有淋巴细胞浸润。

25.2.3　ECMO的指征

肺出血肾炎综合征的治疗原则主要围绕减少循环中自身抗体的产生,提高其清除率,预防肾脏功能衰竭及降低疾病的复发率。当患者出现严重的肺出血,经气管插管呼吸机应用及积极的气道护理,仍存在严重的低氧血症(氧合指数低于80mmHg)或高碳酸血症(pH值低于7.25,PaCO$_2$>60mmHg)时,应考虑ECMO。ECMO可快速改善患者呼吸衰竭的状态,为原发病的治疗争取时间,且应尽可能在发生心脏骤停前实施。

25.2.4　ECMO的流量管理

ECMO循环辅助的流量以既能保证氧供又不明显增加左心室后负荷为标准。流量高,加重左心室后负荷,使左心室射血不足,可导致急性肺水肿,从而加重肺损伤及低氧血症。初始流量可选择75~100mL/(kg·min),空氧混合器氧浓度80%,氧气流速10L/min。ECMO运转其间,要注意气道护理、凝血功能改善以及维持肺泡的膨胀,同时避免呼吸机对肺的损伤。建议维持平均气道压(MAP)10~20cmH$_2$O,严格限制PIP低于40cmH$_2$O,FiO$_2$低于50%。动态监测ECMO环路混合静脉血氧饱和度(SvO$_2$)及血乳酸浓度,维持

$SvO_2>65\%$。动脉血气中 SaO_2 维持在85%以上即可,同时可参考 PaO_2 80~120mmHg、$PaCO_2$ 35~45mmHg。同时,ECMO运行其间进行心脏超声监测,对血流动力学和心脏状况进行连续评估,避免流量过高而导致左心做功下降的情况。当呼吸机参数下调后,体外血流可逐渐降低,直到 SaO_2 在90%左右。此后,维持流量以满足引流血氧饱和度70%~75%,而回输动脉血氧饱和度在100%,患者的动脉血氧饱和度在85%~95%之间。

25.2.5　ECMO的撤机

肺出血肾炎综合征的患者是否撤除VV-ECMO,同样需要考量患者的临床症状、生命体征、血流动力学、影像学是否好转以及原发病的改善或治愈。患者肺出血的症状明显得到改善,凝血功能和内环境正常无殊,氧合稳定,即可考虑进行撤机试验。ECMO流量减至原流量的1/3或低于1.5L/min,逐渐下调气流量及氧气浓度至关闭气流后,较少的血管活性药物能够维持满意的循环,超声评估心脏功能无明显的异常。机械通气:吸入氧浓度<50%、潮气量6~8mL/kg的情况下,气道峰压<30cmH$_2$O,气道平台压<25cmH$_2$O,呼气末正压≤10cmH$_2$O,维持氧合满意。血气分析:二氧化碳清除能力($PaCO_2$<50mmHg)、氧合(SaO_2>95%)及内环境稳定,可进行ECMO撤机拔管。

总之,对于肺出血肾炎综合征的救治,除激素和免疫抑制剂、血浆置换等围绕原发疾病的治疗外,针对肺出血症状比较严重、出血量较大的患者,还需加强气道的护理,有效地针对肺部感染的防治,如果出现危及生命的低氧血症,还可应用ECMO,提供持续有效的体外呼吸和循环支持,提高患者的生存率,为原发病的治疗争取时间。

•

参考文献

中国医师协会体外生命支持专业委员会.成人体外膜氧合循环辅助专家共识.中华医学杂志,2018,98（12）:886-894.

BORZA D B, HUDSON B G. Molecular characterization of the target antigens of anti-glomerular basement membrane antibody disease. Springer Semin Immunopathol, 2003, 24:345-361.

CARRUTHERS D M, WATTS R A, SYMMONS D P, et al. Wegener's granulomatosis-increased incidence or increased recognition? Br J Rheumatol, 1996, 35:142-145.

COMBES A, HAJAGE D, CAPELLIER G, et al. Extracorporeal membrane oxygenation for severe acute respiratory distress syndrome. N Engl J Med, 2018, 378:1965-1975.

FISCHER E G, LAGER D J. Anti-glomerular basement membrane glomerulonephritis: a morphologic study of 80 cases. Am J Clin Pathol, 2006, 125:445-450.

JENNETTE J C, FALK R, BACON P, et al. 2012 revised international chapel hill consensus conference nomenclature of vasculitides. Arthritis Rheum, 2013, 65:1-11.

LERNER R, GLASSOCK R, DIXON F J. The role of anti-glomerular basement membrane antibody in the pathogenesis of human glomerulonephritis. J Exp Med, 1967, 126:989-1004.

NAGANO C, GOTO Y, KASAHARA K, et al. Case report: anti-glomerular basement membrane antibody disease with normal renal function. BMC Nephrol, 2015, 16:185.

O'DONNELL J L, STEVANOVIC V R, FRAMPTON C, et al. Wegener's granulomatosis in New Zealand: evidence for a latitude-dependent incidence gradient. Intern Med J, 2007, 37: 242-246.

PEDCHENKO V, VANACORE R, HUDSON B. Goodpasture's disease: molecular architecture of the autoantigen provides clues to etiology and pathogenesis. Curr Opin Nephrol Hypertens, 2011, 20: 290.

PENDERGRAFT W F, NILES J L. Trojan horses: drug culprits associated with antineutrophil cytoplasmic autoantibody (ANCA) vasculitis. Curr Opin Rheumatol, 2014, 26: 42-49.

RUSSO J J, ALEKSOVA N, PITCHER I, et al. Left ventricular unloading during extracorporeal membrane oxygenation in patients with cardioge-nic shock. J Am Coll Cardiol, 2019, 73(6): 654-662.

SCHMIDT M, BAILEY M, SHELDRAKE J, et al. Predicting survival after extracorporeal membrane oxygenation for severe acute respiratory failure. Am J Respir Crit Care Med, 2014, 189: 1374-1382.

SETHI S, LEWIN M, LOPEZ L, et al. Linear anti-glomerular basement membrane IgG but no glomerular disease: goodpasture's syndrome restricted to the lung. Nephrol Dial Transplant, 2007, 22: 1233-1235.

TONNA J E, ABRAMS D, BRODIE D, et al. Management of adult patients supported with venovenous extracorporeal membrane oxygenation (VV-ECMO): guideline from the extracorporeal life support organization (ELSO). ASAIO J, 2021, 67: 601-610.

WEST S C, ARULKUMARAN N, IND P W, et al. Pulmonary-renal syndrome: a life threatening but treatable condition. Postgrad Med J, 2013, 89: 274-283.

（吕晓春　许强宏）

第26章
急性心肌梗死后心脏骤停合并气道大出血:病例分享

26.1　病例精析

病史简介

患者,男,34岁,因"胸闷3h,意识不清2h余"于2024年2月25日入院。患者3h前
(12:10)无明显诱因下在家中出现胸闷伴心前区不适,家属呼叫"120",救护车到达(12:31)
后可进行语言交流。1min后(12:32),患者突发意识丧失,呼之不应,颈动脉搏动消失,考
虑"呼吸心脏骤停",立即予气管插管心肺复苏抢救,并由120救护车急送至我院急诊科
(12:41)。同时,心电监护提示"心室颤动",予以电除颤治疗后未恢复自主心律,末次的除
颤时间为12:56。12:59行超声引导下在左侧股静脉(置管直径21F)、右侧股动脉(置管直
径17F)置入VA-ECMO。13:11,成功转机。设置初始离心泵的转速为2500r/min,初始
流量3.1L/min,空氧混合器氧浓度100%,氧流速度3L/min。转机后恢复自主心律。床边
心电图提示"V1~V6 ST段改变",考虑"广泛前壁急性心肌梗死",为求进一步诊治,收住
我科。

患者既往有"躁狂症、睡眠障碍"病史半年余,未规律服用抗精神病药物。有"乙肝"病
史30余年,未规律服药及复查。

否认其他心、肝、肾脏等基础疾病和遗传性疾病家族史。

ICU入科查体

患者处于深昏迷的状态,GCS评分为1+T+1,呼吸机辅助通气,FiO_2 40%,PEEP
$5cmH_2O$,SpO_2 98%,体温36.5℃,血压120/61mmHg[肾上腺素0.6μg/(kg·min)],心率71
次/分,呼吸16次/分。双肺听诊呼吸音粗,未闻及明显的干湿啰音。心律齐,各瓣膜区未
闻及明显的病理性杂音。腹平软,肝脾肋下未及,移动性浊音阴性。动静脉ECMO置管
处无明显的渗血,四肢肌力查体无法合作,双侧巴氏征阴性。

辅助检查

床边心脏彩超:心脏处于停搏的状态。

头颅CT:颅脑CT未见明显的异常。

胸部CT:①两肺下叶间质性改变;②两肺上叶局限性肺气肿。

实验室检查:血气分析:pH 6.70,二氧化碳分压101.8mmHg,乳酸12.97mmol/L,BE
-25.7mmol/L。心梗二项:肌红蛋白13611μg/L,肌钙蛋白T 14.810μg/L。

入院诊断

诊断为①急性心肌梗死；②心室颤动；③心源性休克；④心脏停搏复苏成功；⑤急性呼吸衰竭；⑥缺血缺氧性脑病；⑦电解质代谢紊乱；⑧精神障碍；⑨乙型病毒性肝炎病原携带者。

ICU诊疗经过

患者入院时在VA-ECMO保驾下行PCI。冠脉造影结果示冠脉三支病变（前降支急性闭塞病变），予前降支植入药物支架2枚。术后给予机械通气，VA-ECMO联合IABP应用，阿司匹林、氯吡格雷抗血小板，阿托伐他汀调脂稳定斑块，改善循环，预防性抗癫痫，输血扩容，改善凝血功能，辅以镇静镇痛、补液护胃化痰等对症治疗。

2024年2月27日16时，患者出现气道大出血伴氧合下降（血氧饱和度88%，ECMO氧浓度100%，呼吸机氧浓度100%），予气管镜检查及垂体后叶素止血等治疗，同时停用抗血小板药物，急诊行"支气管动脉造影"术。术中未见明显的支气管动脉-肺静脉瘘，但术后气道内仍有少量的出血及血凝块形成，遂呼吸内科气管镜下行冷冻治疗及支气管球囊封堵术，术后出血较前稍好转。2024年2月28日10时，在支气管球囊封堵解除后，出血量增加的同时吸出大量的血凝块（图26.1）。经积极进行气管镜止血、垂体后叶素治疗，暂停抗凝药物使用后，患者的出血好转，但氧合仍无法维持，故转ECMO模式为VAV（图26.2），同时联合俯卧位通气，并调整治疗方案后循环及氧合趋于稳定。此后，心功能逐渐好转，于2024年3月4日停IABP。其间，仍有间断的少量的气道出血。2024年3月7日再次行"支气管动脉造影"，术中见左侧支气管动脉紊乱、增粗，其中一分支与右侧支气管动脉共干，其远端血管可见造影剂外溢的征象，行"经导管支气管动脉栓塞术"后未再发气道出血。

根据循环呼吸的情况，2024年3月8日，撤离VAV-ECMO的V端；2024年3月10日，撤离VA-ECMO；2024年3月11日，拔除气管插管；2024年3月15日，停用连续性血液滤过；2024年4月1日转入普通病房。

决策性临床思维与分析

患者的院外心脏骤停明确，院前救护车司机为第一时间目击者，立即给予CPR，无血流时间<5min；转运时间约为10min，到达我院急诊室时提示有室颤，立即予电除颤及药物复律后自主循环仍未恢复，同时启动ECMO，低血流时间<25min，符合ECPR指征。随后，迅速建立VA-ECMO，插管时间<15min。结合患者的病史，首先推测为心源性猝死，行ECPR后立即联系心血管内科团队启动冠脉造影检查。冠脉造影的结果显示，冠状动脉粥样硬化性心脏病、三支病变、前降支急性闭塞病变，并接受了前降支药物支架植入手术。

患者在病程中出现了气道大出血伴氧合下降的情况。尽管已经采取了多种治疗措施（气管镜检查、垂体后叶素止血、支气管介入治疗、高PEEP、俯卧位等），但仍未能有效改善氧合的水平。面对这一状况，临床需进行转VAV的决策：①对于严重的气道出血的患者，常规的呼吸支持治疗通常很难改善氧合的状况，对于本例患者，我们给予高PEEP，俯卧位等措施均未能改善氧合状况。②气道大出血时，血凝块阻塞气道，产生分流效应，导致氧合难以纠正。③气道大出血需要行纤维支气管镜、介入血管栓塞等治疗手段，而此时若患者严重缺氧,会使得上述操作难以执行。评估以上的临床决策信息,ECMO 在其中可起到桥梁及治疗作用;而 VA-ECMO 对于肺的支持力度弱,评估患者的当前状况及转换治疗模式的风险与收益。基于当前状况的评估,我们决定将 ECMO 模式从 VA 模式转换为 VAV 模式,以期改善氧合能力。在确保患者安全的前提下,将 ECMO 模式从 VA 模式转换为 VAV 模式,根据患者的需氧情况,用霍夫曼夹调整 V 端血流量的变化。这一决策有效地改善了患者的氧合水平,为后续的治疗奠定了基础。随着病情的好转,患者于 2024 年 3 月 4 日停用了 IABP,3 月 8 日成功撤除了 ECMO,标志着治疗取得了阶段性的成果。

ECMO 管理中的主要问题与应对

1.如何应对 VA-ECMO 左心室后负荷增加及左心减压?

该患者在 ECMO 上机前无明显的肺水肿表现,以 2.8L/min 作为初始流量运行 30min 后气道内吸出粉红色泡沫样痰液,床边胸片提示肺水肿明显。床边心脏彩超提示主动脉瓣开放不佳、左心室饱满。我们将 ECMO 流量下调至 2.0L/min,但患者的左心膨胀未见好转,遂联合 IABP 进行左心减压,予 CRRT 治疗以保证液体适当负平衡。调整治疗方案 1h 后,复查心脏彩超,提示左心室的大小恢复正常,主动脉瓣开放可。此时,患者的血乳酸水平逐步下降,室性心律失常的情况较前明显减少,去甲肾上腺素的剂量逐步下调,说明对该患者而言,2.0L/min 流量能满足组织灌注的需求。建议 ECMO 辅助流量以能满足机体组织灌注的较低的流量为宜,这样能尽量避免因左心室后负荷急剧增加而导致左心膨胀,从而影响心脏功能的恢复,如有条件,联合 IABP 进行左心减压、改善冠脉灌注,联合 CRRT 进行容量管理。

2.如何应对抗凝及出血?

患者发生急性心肌梗死时,起初给予肝素抗凝及阿司匹林、氯吡格雷抗血小板聚集治疗。2024 年 2 月 27 日出现气道大出血,暂停抗凝及抗血小板,积极行支气管镜检查及支气管介入治疗。出血稳定后,开始给予肝素抗凝的 APTT 目标值为 40~50s 之间,同时予阿司匹林抗血小板治疗。肝素抗凝一般建议维持在 APTT 基线值的 1.5~2 倍;对于出血风险大的,适当降低目标值,建议 APTT 维持在 40~50s。严重大出血时,可以行无肝素的 ECMO;对于本例患者,我们在气道大出血其间,应用了 48h 的无抗凝的 ECMO。

3.如何应对 VA-ECMO 支持下的严重的低氧血症?

在 VA-ECMO 低氧时的常规处置有:①可以调整机械通气设置以优化肺部气体交换(如调整 PEEP、驱动压和氧浓度);②联合俯卧位通气;③转 VAV。

VAV-ECMO 通过额外的静脉引流,增加肺部通气支持,减轻心脏负担,提高氧合效率。相较于 VA-ECMO,VAV-ECMO 能够提供额外的肺部通气支持,减轻心脏负担,提高氧合效率。在 VA-ECMO 模式下,呼吸道出血可能导致氧合下降,转换至 VAV-ECMO 模式可以有效改善氧合状况,为后续的治疗创造有利的条件。

患者在 2024 年 2 月 27 日出现气道大出血后有严重的低氧表现,在积极进行气管镜检查、垂体后叶素止血、ECMO 参数调整、肺保护性通气通气、支气管介入等治疗后,氧合仍不能有改善,给予 VAV-ECMO 转流。初始设置静脉灌注管的流量通常为总流量的 40%~60%。此后,根据患者的具体情况再进行流量的调配。同时,联合俯卧位通气治疗后,氧合、循环逐渐好转。

4.如何应对 VAV-ECMO 的撤离?

VAV-ECMO 是一种特殊的 ECMO 模式,用于支持心肺功能衰竭的患者。与常规的 VA-ECMO 相比,VAV-ECMO 通过额外的静脉引流提供额外的肺部通气支持,以改善氧合状况。撤机过程需要考虑患者的具体的临床状况,包括氧合能力、循环稳定性、呼吸功能等。如果患者的氧合能力足够,循环相对稳定,可以考虑先撤除静脉端,以测试肺部自主通气的能力。如果循环系统较为稳定,但氧合能力仍然有限,则可以考虑先撤除动脉端,以测试心脏自主泵血的能力。通过综合评估患者的临床状况,制定个性化的撤机方案,可以更安全、更有效地从 VAV-ECMO 过渡到自主呼吸和循环。

患者的氧合及循环好转后,先暂停 IABP,评估循环及心功能的情况。呼吸机参数下调,评估胸部影像学好转,先逐渐夹闭 V 端流量以评估氧合情况,氧合稳定后先撤除颈部 V 端置管进行评估,病情平稳后再评估撤除 VA-ECMO 动脉置管。

VAV-ECMO 中的 V 端撤机标准有:①肺部原发病、肺功能及影像学有改善;②机械通气:在吸入性氧浓度<50%,潮气量 6~8mL/kg 下,气道峰压<30cmH$_2$O,气道平台压<25cmH$_2$O,呼气末正压≤10cmH$_2$O,维持氧合满意;③血气分析:二氧化碳清除能力、氧合指数及内环境稳定。

治疗结果、随访及转归

2024 年 4 月 27 日,患者的相关指标恢复正常,心肺功能明显有改善,出院后门诊随访,平时无不适。

2024 年 6 月 3 日,心超:二尖瓣、三尖瓣轻度反流,LVEF 65%。

图 26.1 为气道内的血凝块。图 26.2 为由 VA-ECMO 转为 VAV-ECMO。

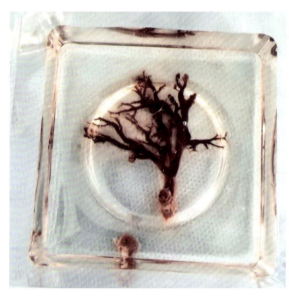

图 26.1 气道内的血凝块

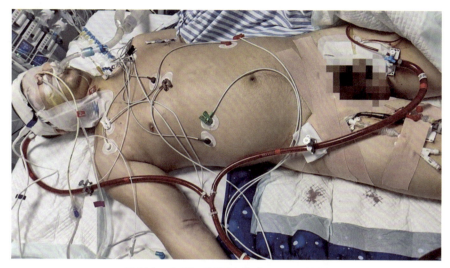

图 26.2　由 VA-ECMO 转为 VAV-ECMO

（章　贤　徐俊龙）

26.2　杂合式 ECMO 治疗的概述

26.2.1　杂合式 ECMO 的流行病学

　　杂合式体外膜氧合是为联合心肺衰竭患者提供体外生命支持的重要工具,其融合了 VV-ECMO 和 VA-ECMO 的两种作用,同时为患者提供循环和呼吸支持。常见的疾病谱包括严重的呼吸衰竭、急性呼吸窘迫综合征合并或继发脓毒性休克、心源性休克等。近来,体外膜氧合技术的发展已取得显著的进步,但总体而言,杂合式 ECMO 的使用率仍相对较少,主要受限于地区经济发展及医疗机构的技术能力及资源配置。此外,与单纯的 VV-ECMO 和 VA-ECMO 相比,杂合式 ECMO 患者的死亡率相对较高,这可能与疾病的严重程度、治疗时机、并发症的发生率及住院管理等多种因素相关。杂合式 ECMO 技术仍未被广泛推广,但随着技术进步及临床实践的发展,对于杂合式 ECMO 的应用和效果评估将会有更多的研究数据和证据支持。

26.2.2　杂合式 ECMO 的发病机制

　　杂合式 ECMO 技术主要针对同时经历严重的呼吸衰竭和循环衰竭的危重症患者。然而,绝大多数的杂合式 ECMO 开始是由 VA-ECMO 或 VV-ECMO 过渡而来的。一般来说,VV-ECMO 常用于治疗呼吸衰竭,如 ARDS;而 VA-ECMO 则用于治疗如心源性休克、心脏手术后并发症、暴发性心肌炎等导致的循环衰竭。当接受 VV-ECMO 治疗的 ARDS 患者因难治性低氧血及肺动脉高压,继发右心功能失代偿;或接受 VA-ECMO 治疗的心源性休克患者出现上肢差异性缺氧(Harlequin 综合征)、继发肺损伤时,杂合式 ECMO 能有效降低心脏前负荷,改善重要脏器的灌注,同时增加心肺及大脑的氧供。杂合式ECMO通过体外循环系统替代部分或全部的心肺功能,为复杂的病例提供必要的支持,帮助患者度过危急的阶段,并为原发病的治疗创造机会。

26.2.3　杂合式ECMO 患者的启动指征

插管策略在ECMO支持其间可能并非固定不变。如果患者的血流灌注不足或其他治疗目标无法实现,或者插管策略导致并发症(如不同程度的低氧血症),则应始终慎重考虑将初始的ECMO策略转换为不同的模式。需要转换到不同的ECMO模式并不意味着初始计划的失败,而是对患者动态病情的响应。目前,尚缺乏完善的VAV-ECMO启动指征。使用VV-ECMO的患者可能会出现血流动力学的恶化(继发于右心室、左心室或双心室衰竭),此时需要心血循环支持。这可以通过在回路中增加动脉灌注插管来实现。这种配置(也称为VAV-ECMO)通过经股动脉或锁骨下动脉插入的动脉插管来提供循环支持。

在VA-ECMO无法为患者提供足够含氧血液的情况(通常称为"南北综合征")下,可以在颈内静脉引入额外的流入插管,将含氧血液输送到肺循环(即VAV-ECMO混合方法)。增加返回右心室和肺循环的含氧血液,可以通过肺循环提供含氧血液,进入左心室,从而进入冠状动脉和主动脉弓血管,有效纠正不同程度的低氧血症。此外,对于初始同时合并心肺衰竭的患者,尤其是脓毒性休克患者,可以直接启动VAV-ECMO。根据ELSO的国际总结报告,混合ECMO约占所有的ECMO运行记录的2%。

26.2.4　杂合式ECMO患者的过程管理

在ECMO支持其间,应用额外的置管应谨慎考虑,因为ECMO运行其间持续抗凝,具有较高的出血风险,特别是在动脉血管系统。此外,除了血管并发症外,选择第3个或第4个套管可能增加感染或血栓形成的风险。混合方法虽然可以满足生理需求,但也存在一些实际操作上的挑战。氧合器后的血液通过Y型连接器分流至静脉和动脉回流肢体,血液会自然地沿阻力较小的路径(即静脉)流动。因此,需要在静脉回流肢体上使用霍夫曼钳来平衡血液回流到动脉和静脉循环的比例。单独的流量探头也是有必要的,以实时监测每条回路上的流量,同时监测整个电路的流量。过紧的霍夫曼钳会导致静脉回流不足,并可能导致全身缺氧;而过松的霍夫曼钳会减少动脉回流,并可能导致低血压和循环支持不足。作为一般指南,每条肢体的最小的流量至少应保持在1L/min,以避免血栓形成。

将VA-ECMO转换为VAV-ECMO,首选的方法是经颈内静脉置入灌注导管,以提供最佳的脑和冠状动脉供氧。常用的导管规格为12Fr至17Fr,并通过Y形连接与供血导管相连。在VAV-ECMO中,回流入体循环和肺循环的流量取决于股动脉和颈内静脉2个灌注导管之间的分配,这与导管直径、管道长度及压力差有关。根据患者的心肺状态,通过霍夫曼钳不断调整流量分布,从而保证转流量,避免发生Harlequin综合征。

研究表明,直径15Fr、长度15cm的颈内静脉导管与直径17Fr、长度23cm的股动脉导管可以实现大致相等的流量;直径17Fr、长度15cm的颈内静脉导管与直径19Fr、长度23cm的股动脉导管也能获得类似的流量。

26.2.5　杂合式 ECMO 患者的撤机流程

目前,尚无专门针对 VAV-ECMO 的具体的撤机流程,临床实践中通常参照 VA-ECMO 和 VV-ECMO 的撤机流程。撤机策略应根据患者原发疾病的恢复情况而定。在患者原发疾病有所好转时,可以先将 VAV-ECMO 转换为 VA-ECMO 或 VV-ECMO,然后再逐步撤机;或者在条件允许的情况下,直接同时撤除 VAV-ECMO。撤机的具体步骤包括逐步减少 ECMO 的流量,监测患者的生命体征,确保在撤机过程中患者的血流动力学和呼吸功能稳定。在撤机前,需要进行全面评估,包括血流动力学的状态、氧合能力、心肺功能等。如果患者的心肺功能已显著恢复,可以考虑逐步减少 ECMO 的支持强度,直至完全撤除。撤机过程中,需要密切监测患者的血气分析、心电图、血流动力学参数等,确保患者能够维持足够的氧合和循环稳定。在逐步减少 ECMO 支持的过程中,应根据患者的具体情况调整流量,确保患者能够逐渐过渡到自主呼吸和循环。如果患者在减少 ECMO 支持时出现任何不稳定的迹象,应立即恢复原支持水平,并重新评估撤机时机。撤机成功的关键与否在于综合评估患者的呼吸和循环状态、原发疾病的进展情况以及是否存在任何可能影响撤机的因素。

也可以同时对患者进行的动脉-静脉逆流和试停机测试来评估 VAV-ECMO 撤机的准备情况。进行测试时,应将 ECMO 流量降至最低,总流量约为 2.5L/min,以防止在低流量条件下发生凝血。在整个过程中,每分钟旋转次数的设置将保持在恒定值。减少 ECMO 流量后,将流量传感器连接动脉管路。然后,打开静脉回流管路的霍夫曼夹,直到动脉管路中的流量逆转。通过打开霍夫曼夹,静脉回流管路中的流量增加,静脉回流管路中的压力降低。一旦压力低于平均动脉压,动脉管路中的血流就会逆转。为避免 ECMO 设备切换到防止回流的模式,此时应将流量传感器旋转 180°,使其与动脉流出方向一致。进一步打开静脉回流管路的霍夫曼夹,使动脉管路中的反向流量达到约 5mL/(kg·min)。此时的设置相当于常规的逆流测试。逆流试验评估患者是否能够耐受取消循环支持,并为右心室提供额外的负荷。由于此时没有从 ECMO 流入动脉循环的血流,因此可以关闭氧供,以便同时进行试停机测试。在这种配置下,既没有呼吸支持,也没有循环支持,因此,可以进行全面撤机的评估。

•

参考文献

龙村.体外膜肺氧合的临床应用现状和发展趋势.内科急危重症杂志,2013,19(3):132-134.

吕金如,张劲松,陈旭锋,等.静脉-动脉-静脉体外膜肺氧合三例经验分享并文献复习.中华急诊医学杂志,2021,30(10):1202-1205.

田李均,徐俊贤,曹志龙,等.静脉-动脉-静脉体外膜肺氧合治疗8例危重症患者的临床分析.中国急救医学,2023,43(3):213-218.

BYUN J H,KANG D H,KIM J W,et al. Veno-arterial-venous extracorporeal membrane oxygen-ation in a critically ill patient with coronavirus disease 2019. Medicina(Kaunas,Lithuania),2020,

56(10): 510.

CAKICI M, GUMUS F, OZCINAR E, et al. Controlled flow diversion in hybrid venoarterial-venous extracorporeal membrane oxygenation. Interactive Cardiovascular and Thoracic Surgery, 2018,26(1):112-118.

CHAN-DOMINY A C F, ANDERS M, MILLAR J, et al. Extracorporeal membrane modality conversions. Perfusion, 2015, 30(4):291-294.

HEYMER J, HEIN A, OTT M, et al. Weaning assessment of veno-arteriovenous (VAV) extracorporeal membrane oxygenation (ECMO). Intensive Care Medicine Experimental, 2023, 11(1):47.

KUKIELSKI C, JARRETT DAVIS C, SABERI A, et al. Veno-arteriovenous (VAV) ECMO configuration: a single-center experience. Journal of Cardiac Surgery, 2022, 37(5):1254-1261.

LEE S Y, JU M, KIM J. Back flow arteriovenous shunt test for weaning of venoarterial extracorporeal membrane oxygenator. The Journal of Heart and Lung Transplantation, 2020, 39(4):S101.

NGUYEN K, ALTIBI A, PRASAD P, et al. Outcomes of adult patients with covid-19 transitioning from venovenous to venoarterial or hybrid extracorporeal membrane oxygenation in the extracorporeal life support organization registry. [2024-09-05]. https://journals.lww.com/asaiojournal/abstract/9900/outcomes_of_adult_patients_with_covid_19.496.aspx.

PARK J I, JUNG B H, LEE S G. Veno-arterial-venous hybrid mode of extracorporeal membrane oxygenation for acute respiratory distress syndrome combined with septic shock in a liver transplant patient: a case report. Transplantation Proceedings, 2017, 49(5):1192-1195.

SAXENA A, CURRAN J, AHMAD D, et al. Utilization and outcomes of VAV ECMO: a systematic review and meta-analysis. Artificial Organs, 2023, 47(10):1559-1566.

SOROKIN V, MACLAREN G, VIDANAPATHIRANA P C, et al. Choosing the appropriate configuration and cannulation strategies for extracorporeal membrane oxygenation: the potential dynamic process of organ support and importance of hybrid modes. European Journal of Heart Failure, 2017.

WERNER N L, COUGHLIN M, COOLEY E, et al. The university of michigan experience with veno-venoarterial hybrid mode of extracorporeal membrane oxygenation. ASAIO Journal, 2016, 62 (5):578-583.

ZHANG H, XU Y, HUANG X, et al. Extracorporeal membrane oxygenation in adult patients with sepsis and septic shock: why, how, when, and for whom. Journal of Intensive Medicine, 2024, 4 (1):62-72

（章　贤　徐俊龙　楼天正）

附　录
ECMO 的操作流程规范

一、置　管

1. 超声评估血管条件,确定动静脉的穿刺部位并备皮。

2. 确认引流管和灌注管的型号,测量引流管的置入长度。

3. 自身用物准备:洗手,戴口罩、帽子。准备消毒用物,进行消毒。

4. 穿戴无菌手术衣、无菌手套,铺巾,铺无菌台面。

5. 超声引导,建立血管通路(灌注端和引流端),确认导丝的位置,逐级扩皮后置入灌注管和引流管。再次确认导管的位置,阻断钳夹管。

6. 打水固定,连接管路,调节合适的流量。

二、预　充

1. 确认 ECMO 的机器型号、套包型号。开机自检,检查机器的性能完好,手摇泵的性能完好,水温箱自检,检查空氧混合器的性能完好。

2. 打开膜式氧合器,连接氧合器与离心泵,安装至 ECMO 主机上,调零。

3. 重力预充,使生理盐水充满泵前负压段和泵,排水排气,使管路大致充满生理盐水,缓慢调节转速至 3000r/min,共 2min,排出大气泡。调节转速至 4000r/min,排出附壁气泡。

4. 用 2 把阻断钳分别夹住流量传感器的前后,调零,松阻断钳,重置气泡报警。

5. 连接变温水箱,调节至患者所需的温度。

6. 连接空氧混合器,打开氧流量 5L/min,调节氧浓度 100%。

三、抗　凝

1. 目标:ACT180~220S,APTT60~80s;出血时 ACT130~160s,APTT50~60s。

2. 常用的药物:肝素。

3. 出血监测:颅内、插管和手术部位、内脏出血。积极筛查出血原因,尽早治疗。

4. 血栓监测:置管处的动静脉、下腔静脉引流口处、膜肺、离心泵。

5. 血小板定量小于 50×10^9 时,需要补充。

6. 根据临床和实验室的检查结果补充凝血因子(血浆、纤维蛋白原、冷沉淀等)。

四、撤　机

1. 撤机筛查、评估。

(1)原发疾病有改善或得到控制。

(2)肺部X线影像好转,氧合良好。

(3)ECMO的血流速降低至1.5～2L/min。

(4)最低剂量的正性肌力药物。

(5)心脏指数>2.0L/(min×m²)。

(6)肺动脉嵌顿压和/或中心静脉压<16mmHg。

(7)血气结果分析良好,无组织灌注不足的表现。

2. 撤机前进行ECMO自主循环试验(spontaneous circulation trial,SCT)和自主氧合试验(spontaneous oxygenation trial,SOT),进行心脏功能和呼吸功能的评估。

(1)心脏功能评估:心室辅助流量≤1L/min;进行自主循环试验。将血流速降为1L/min,观察6h,血压、心率较基础值变化大于20%的继续行ECMO支持,如呼吸循环各项指标变化低于20%,无明显组织灌注不足的表现,可考虑撤离心脏辅助。

(2)肺功能评估:进行自主氧合试验(SOT,ECMO血流速不变,关闭进气口和出气口,膜肺停止氧合),FiO_2≤60%;PEEP≤5cmH_2O;观察10min,如动脉血氧饱和度>92%,动脉血二氧化碳分压小于50mmHg;静态肺顺应性≥0.5mL/(cm·kg),$ScvO_2$维持在70%以上,心率、血压、氧合波动小于20%,继续观察6～24h,心率、血压、氧合波动小于20%,血气分析未有明显的恶化,组织灌注良好,可考虑撤离VV-ECMO。

(3)将体外循环的血液经自体血回输装置回输到患者的体内或器区,动脉插管需行动脉缝合术,防止远端组织缺血;对于股静脉、颈内静脉插管,可直接拔管,拔管后需要按压1h以上;并予以鱼精蛋白中和肝素,使ACT恢复到正常的水平;注意穿刺点局部有无出血。

五、肢体缺血的观察处理

1. 观察患者的四肢末梢的血运情况,画线、拍照记录并做对比,关注四肢皮肤张力的情况;对张力高的皮肤,及时请外科会诊,必要时切开减压;对于皮肤温度低的,予以保暖等。

2. VA-ECMO常规建立侧支灌注管。对灌注管侧的下肢皮肤,观察血运情况,如出现奢灌情况,则应及时调整侧支血流速。

六、感染预防与监测

1. 定义:ECMO相关血流感染定义为发生于ECMO开始48h后与ECMO停机48h内的血流感染。

2. 报告制度:发现ECMO相关血流感染24h内,汇报科主任、院感监控医师,在病历系统中向院感科汇报。

3. 处理。

（1）分析感染的来源：根据感染病原体、其他部位的感染情况，分析病原体的来源，处理原发灶。

（2）管路处理：每日评估撤离ECMO的可能性，如患者能撤离ECMO，则予以撤离ECMO，并在撤离ECMO后拔除、更换可能发生感染的导管；如不能撤离ECMO，则评估其他导管（深静脉导管、血液透析导管等）更换的可能性，尽可能更换可疑的导管。

（3）抗感染治疗：根据病原体的耐药性、抗感染部位，选择抗感染治疗的方案。

发现ECMO的相关血流感染时，首先向院感科报告，再予以调整抗感染药物。管路的相关定义为可能与ECMO管路、中心静脉管路、IABP、动脉管路相关的感染，如为管路以外的感染，可先处理局部原发灶，再评估撤离ECMO的可能性，予以调整抗感染药物治疗；如为管路相关，予去除感染的导管，再评估撤离ECMO的可能性。

七、转运流程

1. 院内转运

（1）人员准备：1名ICU医生和2名护士，护士的工作年限≥5年。

（2）物品准备。

有足量的小量氧气筒2瓶（1瓶为ECMO使用，1瓶为转运呼吸机使用）；改良式ECMO推车1台；管道钳2把；血管活性药物；监护仪1台，带有创监测；转运呼吸机1台；双道微泵；呼吸皮囊面罩；病历、急救药物；其他：视患者的情况准备。

（3）运送流程。

①事先确认检查或手术的转运时间，告知对方科室的患者的疾病的严重程度，通知家属检查或手术时间，告知家属病情。

②预计转运的路线，确认床＋ECMO能否进入电梯。

③运送前的患者准备：a. 停肠内营养，检查胃残余量；b. 药物准备，撤除不必要的药物、三通、延长管等，确保静脉通路保持畅通可用，如遇增强CT检查，确认是否留置静脉通路；c. 预计检查或手术时间，确保维持药物的余量，备足镇静、镇痛、血管活性的药物。

④检查所有的转运仪器，包括ECMO的蓄电功能，查看蓄电时间，带手摇泵。

⑤对各引流管予以夹闭，固定良好，防止逆行感染。

⑥气道管理，设置外送呼吸机的参数，检查气管插管的刻度及固定情况。

⑦确认ECMO置管是否固定妥善，评估管子的长度是否适合转运。

⑧确认氧气瓶中的氧气充足。

（4）人员分工。

①护士1：观察意识状态，监测瞳孔，记录监护仪上的生命体征的变化，维护动静脉管路，检查管路无折叠，遵医嘱用药，调整药物走速。

②护士2或呼吸师：负责人工气道、转运呼吸机的管理及患者呼吸情况的监测。

③医生：负责评估患者的整体情况是否适合外出检查，以及监测整个转运其间的患者的病情。

④ECMO小组成员：负责ECMO管道检查及加固，在转运途中监测，确保转运正常。

（5）运送患者。

①将 ECMO 推车移至患者的床尾。ECMO 小组成员一手扶住床尾板，一手扶住 ECMO 推车，同时固定住 ECMO 的 A 及 V 管路（避免行进间拉扯）。

②开始运送患者时，以 ECMO 推车为首，病床在后，向前行。

③进电梯，先将 ECMO 进入靠墙，留出最大的空间让病床慢慢推入，医护人员和 ECMO 在同侧。

④出电梯，将病床缓慢拉出电梯，将 ECMO 移回床尾位置，注意不可拉扯 ECMO 的 A 及 V 管路，再次以 ECMO 推车为首，病床在后，向前行进。

⑤到达检查室，将患者移动到检查台上。移动时，ECMO 小组成员负责 ECMO 管线及机器，拉住管路与患者进行移动，避免牵扯，接上呼吸器。

⑥测试检查时患者前后移动的距离，调整 ECMO 适当的位置，确认管路不会被拉扯，插上 ECMO 主机插头，报警开启，氧合器及转运监护仪转向可观察到的方向，固定推车的位置。

⑦检查其间，密切观察 ECMO、心电监护仪有无发出警告音。

⑧检查完毕，将患者移回病床，再次检查所有的管路与患者的生命体征，让患者接上转运呼吸机，将患者运送回 ICU。

2. 院外转运

（1）人员准备：1 名 ICU 医生和 2 名护士，护士的工作年限≥5 年。

（2）物品准备。

有足量的小量氧气筒 2 瓶（1 瓶为 ECMO 使用，1 瓶为转运呼吸机使用）；改良式 ECMO 推车 1 台；管道钳 2 把；血管活性药物；监护仪 1 台，带有创监测；转运呼吸机 1 台；双道微泵；呼吸皮囊面罩；病历、急救药物；其他：视患者的情况准备。

（3）运送流程。

①事先和转入医院科室确认转院时间，并了解对方患者的疾病的严重程度，使用 ECMO 及其他重要的维护生命的仪器等，并尽快启动。

②确定将已转运的风险病情告知。

③运送患者至救护车后（参考院内转运方案），确认气源、电源保障，再次确认患者的生命体征平稳。

④确认道路通畅、进院通道通畅、电梯通畅。

⑤到院前 20min 告知病房接诊医护人员并准备相关的抢救药物、设施。

⑥转运至 ICU 病区，详细交班及检查 ECMO 的运行情况。

（周　勐　吴霞云　张伟文）

缩略词表

缩略词	英文全称	中文全称
ABG	arterial blood gas	动脉血气分析
ACLS	advanced cardiovascular life support	高级心脏生命支持
ACT	activated clotting time	活化凝血时间
AD	aortic dissection	主动脉夹层
AED	automated external defibrillator	自动体外除颤器
AMI	acute myocardial infarction	急性心肌梗死
APTT	activated partial thromboplastin time	活化部分凝血活酶时间
ARDS	acute respiratory distress syndrome	急性呼吸窘迫综合征
BP	blood pressure	动脉血压
CA-MRSA	community-associated methicillin-resistant staphylococcus aureus	社区获得性耐甲氧西林金黄色葡萄球菌
CCPR	continuous high-quality cardiopulmonary resuscitation	高质量持续心肺复苏
CCU	coronary care unit	心脏重症监护病房
CESAR	conventional ventilatory support vs extracorporeal membrane oxygenation for severe adult respiratory failure	常规机械通气与体外膜氧合治疗成人重度呼吸衰竭
CHIP	complex high-risk and indicated patient	冠状动脉病变复杂高危且有介入治疗指征的患者
CPOT	critical-care pain observation tool	重症监护疼痛观察工具
COVID-19	coronavirus disease 2019	新型冠状病毒感染
CPB	cardiopulmonary bypass	体外循环
CPR	cardiopulmonary resuscitation	心肺复苏
CRRT	continuous renal replacement therapy	连续性肾脏替代治疗
CS	cardiogenic shock	心源性休克
CS-ROSC	cardiogenic shock after return of spontaneous circulation	自主循环恢复后心源性休克
CTA	computed tomography angiography	计算机断层扫描血管造影

续表

缩略词	英文全称	中文全称
CTPA	computed tomography pulmonary angiography	计算机断层扫描肺动脉造影
CVP	central venous pressure	中心静脉压
CVVH	continuous veno-venous hemofiltration	序贯连续性血液滤过治疗
DLVV	double lumen veno-venous	双腔静脉－静脉导管
DSA	digital subtraction angiography	数字减影血管造影
DVT	deep vein thrombosis	深静脉血栓形成
ECPR	extracorporeal cardiopulmonary resuscitation	体外心肺复苏
EF	ejection fraction	射血分数
EPAP	expiratory positive airway pressure	呼气末正压
FAC	fractional area change	右室面积变化分数
FAST	focused assessment with sonography for trauma	创伤重点超声评估
FDP	fibrin degradation products	纤维蛋白降解产物
FIB	fibrinogen	纤维蛋白原
FS	fractional shortening	缩短率
GCS	glasgow coma scale	格拉斯哥昏迷评分
Hb	hemoglobin	血红蛋白
HCT	hematocrit	红细胞比容
HF	heart failure	心力衰竭
HFNC	high-flow nasal cannula	经鼻高流量氧疗
HGB	hemoglobin	血红蛋白
HIT	heparin-induced thrombocytopenia	肝素诱导的血小板减少症
HP	high-flux dialysis	高通量透析
IABP	intra-aortic balloon pump	主动脉球囊反搏
ICU	intensive care unit	重症监护病房
IPAP	inspiratory positive airway pressure	吸气正压气道压力
IVC	inferior vena cava	下腔静脉
IVUS	intravascular ultrasound	血管内超声
LV	left ventricle	左心室
LVAD	left ventricular assist device	左心室辅助装置
LVEDP	left ventricular end-diastolic pressure	左心室舒张末期压
LVEF	left ventricular ejection fraction	左心室射血分数
MAP	mean airway pressure	平均气道压
MCS	mechanical circulatory support	机械循环支持
MDT	multidisciplinary team	多学科团队
MIC	minimum inhibitory concentration	最小抑菌浓度

缩略词	英文全称	中文全称
MPAP	mean pulmonary artery pressure	平均肺动脉压
MR	magnetic resonance imaging	磁共振成像
NGS	next-generation sequencing	下一代测序技术
NPPV	non-invasive positive pressure ventilation	非侵入性正压通气
NSE	neuron-specific enolase	神经元特异性烯醇化酶
NSTEMI	non-st-elevation myocardial infarction	非 ST 段抬高型心肌梗死
OHCA	out-of-hospital cardiac arrest	院外心脏骤停
P	pulse	脉搏
PA	pulmonary artery	肺动脉
PBW	predicted body weight	预测体重
PC	pressure control	压力控制
PCI	percutaneous coronary intervention	经皮冠状动脉介入治疗
PCT	procalcitonin	降钙素原
PCWP	pulmonary capillary wedge pressure	肺毛细血管楔压
PEA	pulseless electrical activity	无脉性电活动
PEEP	positive end-expiratory pressure	呼气末正压
PiCCO	pulse contour cardiac output	脉搏轮廓心输出量监测
PIP	peak inspiratory pressure	吸气峰值压力
PLT	platelet	血小板
PP	pulse pressure	脉压
PV	prone ventilation	俯卧位通气
PT	prothrombin time	凝血酶原时间
PTCA	percutaneous transluminal coronary angioplasty	经皮冠状动脉成形术
PW	pulsed wave doppler	脉冲多普勒
PYCA	perioperative year coronary angiography	围手术期冠状动脉造影
R	respiration	呼吸
RASS	richmond agitation-sedation scale	Richmond 躁动－镇静评分
RBC	red blood cells	红细胞
ROSC	return of spontaneous circulation	恢复自主循环
RV	right ventricle	右心室
RVEF	right ventricular ejection fraction	右心室射血分数
SCD	sudden cardiac death	心源性猝死
SHD	structural heart disease	结构性心脏病
STEMI	st-elevation myocardial infarction	ST 段抬高型心肌梗死

续表

缩略词	英文全称	中文全称
T	temperature	体温
TAPSE	tricuspid annular plane systolic excursion	三尖瓣环平面收缩期位移
TBSA	total body surface area	总体表面积
TCD	transcranial doppler	经颅多普勒超声
TDI	tissue doppler imaging	组织多普勒成像
TEE	transesophageal echocardiography	经食管超声心动图
TEG	thromboelastography	血栓弹性图
TNI	troponin I	肌钙蛋白 I
VA	ventricular arrhythmia	室性心律失常
VAD	ventricular assist device	心室辅助装置
VAP	ventilator-associated pneumonia	机械通气相关性肺炎
VES	ventricular electrical storm	室性电风暴
VF	ventricular fibrillation	心室颤动
VT	ventricular tachycardia	室性心动过速
VTI	velocity time integral	速度—时间积分
WBC	white blood cells	白细胞